Kohlhammer

Der Autor

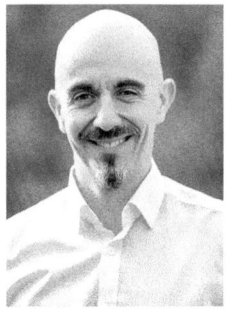

Matias Valente, Dr. sc. hum., ist ehemaliger Leitender Psychologe am Klinikum am Weissenhof sowie Mitgründer und Co-Leiter des Instituts für Schematherapie Stuttgart. Er ist in eigener Praxis für Verhaltenstherapie und Supervision in Schwäbisch Hall niedergelassen und Autor zahlreicher Bücher sowie wissenschaftlicher Publikationen.

Matias Valente

Prozessbasierte Therapie (PBT)

Theorie und Praxis moderner integrativer Psychotherapie

Mit Geleitworten von Steven C. Hayes und David P. Bernstein

Verlag W. Kohlhammer

Dieses Werk einschließlich aller seiner Teile ist urheberrechtlich geschützt. Jede Verwendung außerhalb der engen Grenzen des Urheberrechts ist ohne Zustimmung des Verlags unzulässig und strafbar. Das gilt insbesondere für Vervielfältigungen, Übersetzungen, Mikroverfilmungen und für die Einspeicherung und Verarbeitung in elektronischen Systemen.

Pharmakologische Daten, d. h. u. a. Angaben von Medikamenten, ihren Dosierungen und Applikationen, verändern sich fortlaufend durch klinische Erfahrung, pharmakologische Forschung und Änderung von Produktionsverfahren. Verlag und Autoren haben große Sorgfalt darauf gelegt, dass alle in diesem Buch gemachten Angaben dem derzeitigen Wissensstand entsprechen. Da jedoch die Medizin als Wissenschaft ständig im Fluss ist, da menschliche Irrtümer und Druckfehler nie völlig auszuschließen sind, können Verlag und Autoren hierfür jedoch keine Gewähr und Haftung übernehmen. Jeder Benutzer ist daher dringend angehalten, die gemachten Angaben, insbesondere in Hinsicht auf Arzneimittelnamen, enthaltene Wirkstoffe, spezifische Anwendungsbereiche und Dosierungen anhand des Medikamentenbeipackzettels und der entsprechenden Fachinformationen zu überprüfen und in eigener Verantwortung im Bereich der Patientenversorgung zu handeln. Aufgrund der Auswahl häufig angewendeter Arzneimittel besteht kein Anspruch auf Vollständigkeit.

Die Wiedergabe von Warenbezeichnungen, Handelsnamen und sonstigen Kennzeichen in diesem Buch berechtigt nicht zu der Annahme, dass diese von jedermann frei benutzt werden dürfen. Vielmehr kann es sich auch dann um eingetragene Warenzeichen oder sonstige geschützte Kennzeichen handeln, wenn sie nicht eigens als solche gekennzeichnet sind.

Es konnten nicht alle Rechtsinhaber von Abbildungen ermittelt werden. Sollte dem Verlag gegenüber der Nachweis der Rechtsinhaberschaft geführt werden, wird das branchenübliche Honorar nachträglich gezahlt.

Dieses Werk enthält Hinweise/Links zu externen Websites Dritter, auf deren Inhalt der Verlag keinen Einfluss hat und die der Haftung der jeweiligen Seitenanbieter oder -betreiber unterliegen. Zum Zeitpunkt der Verlinkung wurden die externen Websites auf mögliche Rechtsverstöße überprüft und dabei keine Rechtsverletzung festgestellt. Ohne konkrete Hinweise auf eine solche Rechtsverletzung ist eine permanente inhaltliche Kontrolle der verlinkten Seiten nicht zumutbar. Sollten jedoch Rechtsverletzungen bekannt werden, werden die betroffenen externen Links soweit möglich unverzüglich entfernt.

1. Auflage 2026

Alle Rechte vorbehalten
© W. Kohlhammer GmbH, Stuttgart
Gesamtherstellung: W. Kohlhammer GmbH, Heßbrühlstr. 69, 70565 Stuttgart
produktsicherheit@kohlhammer.de

Print:
ISBN 978-3-17-046075-1

E-Book-Formate:
pdf: ISBN 978-3-17-046076-8
epub: ISBN 978-3-17-046077-5

Geleitwort

von Steven C. Hayes

»Learning How to Make a Difference.«

Die Psychotherapie steht an einem Scheideweg: Sie hat sich als hilfreich erwiesen, aber es fällt ihr sehr schwer, sich zu verbessern. Interventionen zu personalisieren ist hilfreich, aber wir fangen erst an zu lernen, wie man dies erreichen kann. Wir stehen vor einer Zeit, in der wir es uns nicht mehr leisten können, die menschliche Komplexität mit allzu vereinfachten Diagnosekategorien oder starren, einheitlichen »One-Size-Fits-All«-Protokollen zu behandeln. Die Mission ist jetzt klar: eine effektivere, menschlichere und flexiblere Therapieform zu entwickeln, die die Einzigartigkeit jeder Person, jedes Paares, jeder Familie oder Organisation würdigt und gleichzeitig wissenschaftlich fundiert bleibt. Das ist das Versprechen der Prozessbasierten Therapie (PBT).

PBT ist nicht nur eine weitere Reihe von Techniken. Es ist ein grundlegender Wandel in der Art und Weise, wie wir über psychisches Leiden und Veränderungen denken. Verwurzelt in evolutionären Prinzipien und einer funktional-kontextuellen Perspektive, lädt es uns ein, nicht zu fragen: »Welche Störung ist das?«, sondern vielmehr: »Welche Prozesse sind hier am Werk – und wie können wir helfen, sie so zu verändern, dass sie dieser bestimmten Person helfen, ihre Ziele zu erreichen?« Diese Verschiebung führt uns über das kategorisierende Denken des DSM und ICD hinaus und hin zu einem idiografischen Ansatz, in dem jede Stimme gehört und jedes Leben mit der Würde einer personalisierten Betreuung behandelt werden kann.

Für mich ist diese Arbeit eine natürliche Weiterentwicklung der Akzeptanz- und Commitment-Therapie (ACT). ACT bot ein Modell der psychologischen Flexibilität; PBT verallgemeinert dies, indem es ein Metamodell der Veränderung anbietet, das die biophysiologische und soziokulturelle Ebene umfasst – und das verschiedene therapeutische Ansätze aufnehmen und integrieren kann, vorausgesetzt, es kann gezeigt werden, dass sie Schlüsselprozesse für bestimmte Menschen beeinflussen. Es ist keine Theorie, die verteidigt werden muss, sondern ein Rahmen, in dem nützliche Theorien leben können. Es ist eine Neudefinition dessen, worum es bei »evidenzbasierter Intervention« geht.

Matias Valente hat eine bemerkenswert klare und praktische Einführung in die PBT geschrieben, die ihren wissenschaftlichen Wurzeln treu bleibt und den Ansatz gleichzeitig für arbeitende Kliniker und Praktiker zugänglich macht. Basierend auf der Evolutionstheorie und angereichert durch Funktionsanalyse zeigt dieses Buch, wie dynamische, idiografische Modelle verwendet werden können, um personalisierte Interventionen zu steuern – ohne dabei auf Evidenz zu verzichten. Ich schätze besonders, wie das Buch Techniken aus verschiedenen Traditionen in ein einheitliches Metamodell integriert und gleichzeitig die psychologische Flexibilität und die Würde des Individuums betont. Ein wertvoller Beitrag für diejenigen, die bereit sind, über Protokolle hinauszugehen und die Prozesse zu behandeln, auf die es ankommt.

Wenn die Psychotherapie ihr Versprechen einlösen soll, müssen wir mutig genug sein, unsere Annahmen zu überdenken, und bescheiden genug, uns von Daten – und unseren Klienten – leiten zu lassen. PBT bietet einen Weg in die Zukunft. Dieses Buch hilft, den Weg zu erhellen.

Prof. Steven C. Hayes, Ph.D.
Gründer und Co-Entwickler der Akzeptanz- und Commitment-Therapie,
Co-Gründer und Co-Entwickler der Prozessbasierten Therapie

Geleitwort

von David P. Bernstein

Willkommen zu einer aufschlussreichen Reise in die Zukunft der Psychotherapie! Wenn Sie sich für integrative und praktische Ansätze begeistern, dann ist Matias Valentes Buch zur Prozessbasierten Therapie eins, das Sie nicht verpassen sollten. Es ist eine brillante Arbeit, die das bahnbrechende Modell der Prozessbasierten Therapie (PBT) – ursprünglich entwickelt von Prof. Stefan Hofmann und Prof. Steven Hayes – nicht nur einer deutschsprachigen Leserschaft vorstellt, sondern dieses Framework auch deutlich erweitert und adaptiert und seine immensen Vorteile mit anschaulichen Fallbeispielen aus der Praxis verdeutlicht.

Ich kenne Dr. Valente seit vielen Jahren durch unsere Arbeit auf dem Gebiet der Schematherapie und kann mit Zuversicht sagen, dass er ein wahrhaft innovativer Konzeptentwickler, ein außergewöhnlich kompetenter Psychotherapeut und ein begnadeter Dozent ist. Zu seinen vielen Stärken gehören nicht nur seine Aufgeschlossenheit und seine Fähigkeit, verschiedene Ansätze zu integrieren und zu synthetisieren, sondern auch sein tiefes klinisches Wissen – einschließlich seiner umfangreichen Erfahrung mit komplexen Fällen sowohl im stationären als auch im ambulanten Bereich – und die seltene Fähigkeit, komplexe Ideen klar zu formulieren und zugänglich zu machen.

Dr. Valentes eigener Weg zur PBT spiegelt seine lebenslange Suche nach einer effektiveren und individuelleren Patientenversorgung wider. Er begann seinen Werdegang in der Psychoanalyse und wechselte später zur Verhaltenstherapie, wo er in Ansätzen wie der Schematherapie, der Dialektisch-Behavioralen Therapie (DBT) und der Akzeptanz- und Commitment-Therapie (ACT) eine »methodische Heimat« fand. Seine umfangreiche Erfahrung mit Klienten mit komplexen Problemen und sich überschneidenden Symptomen, die sich oft über verschiedene diagnostische Kategorien erstrecken, beflügelten seine Suche nach integrativen Methoden. Diese Suche führte ihn zu den frühen Veröffentlichungen zur PBT. Dabei wurde ihm klar, dass dieses Modell die Integration in der Psychotherapie einen entscheidenden Schritt weiterbringt.

Ein wesentlicher Vorteil von PBT ist, wie Dr. Valente betont, ihre Flexibilität. Jede evidenzbasierte Technik kann eingesetzt werden, sofern sie zur funktional-analytischen Fallkonzeption des Individuums passt und strategisch betrachtet Veränderungsprozesse effektiv unterstützt. PBT funktioniert dabei als Metamodell: Es bietet einen umfassenden Rahmen und eine gemeinsame Sprache, die einen Austausch über verschiedene Therapieschulen hinweg ermöglicht, ohne bestehende Theorien zu ersetzen. So wird dieses Buch für Therapeuten aller Methoden und Verfahren von großem Nutzen sein, da es eine flexible Struktur bietet, um ihr vorhandenes Wissen und ihre Techniken in eine präzisere und effektivere klinische Arbeit zu integrieren.

Das Buch befasst sich auch mit der theoretischen Tiefe von PBT, einschließlich des Erweiterten Evolutionären Metamodells (EEMM), seiner VSRK-Prinzipien (Variation, Selektion, Retention, Kontextsensitivität) und seiner neurobiologischen Grundlagen. Auch wenn diese Ideen auf den ersten Blick sehr komplex erscheinen, erklärt Dr. Valente sie klar und zeigt vor allem ihren klinischen Nutzen anhand einer Fülle von Fallbeispielen. Ob es sich um Herrn Müller und Herrn Meyer mit ihren unterschiedlichen Formen von Depressionen handelt, Sandra mit komplexem Trauma oder Heike, die mit Zwangsgedanken und einem Mangel an Selbstfürsorge zu kämpfen hat, diese Illustrationen machen PBT konkret und praktisch und zeigen, wie abstrakte Prinzipien in maßgeschneiderte Interventionen umgesetzt werden.

Der PBT liegt die Anerkennung der Grenzen von Diagnosesystemen wie ICD und DSM zugrunde – und das ist ein zentrales Thema in diesem Buch. Traditionelle kategoriale Ansätze sind oft nicht valide und führen zu »One-Size-Fits-All«-Behandlungen. Die Forschung zeigt auffällige individuelle Unterschiede innerhalb derselben Diagnose: So wiesen 80% der traumatisierten Soldaten mit PTBS einzigartige oder sehr seltene Symptomprofile auf, und 85% der Patienten mit einer schweren depressiven Störung wiesen sehr individuelle Konstellationen auf. Darüber hinaus ist eine hohe Komorbidität die Norm, wobei fast 40% der Patienten die Kriterien für vier oder mehr Diagnosen erfüllen. Solche Systeme verschleiern die individuelle Heterogenität und machen es schwierig, die einzigartige Bedeutung von Symptomen und Verhaltensweisen für die einzelne Person zu verstehen.

Dr. Valente stellt eine überzeugende Alternative vor: einen prozessorientierten Ansatz, der es Therapeuten ermöglicht, Interventionen auf das Individuum zuzuschneiden, indem er sich auf das gesamte Spektrum evidenzbasierter Methoden stützt und sich von einem einheitlichen Rahmen leiten lässt. Dieses Buch ist ein wichtiger Beitrag zu dieser Vision. Es wird Praktiker inspirieren, herausfordern und ausrüsten, um ihre Arbeit zu vertiefen und ihren therapeutischen Horizont zu erweitern.

Ich empfehle dieses Buch allen Therapeuten, die ihre Praxis weiterentwickeln und die Zukunft der integrativen Psychotherapie annehmen möchten.

Prof. David P. Bernstein, Ph.D.
Co-Entwickler der Schematherapie, insbesondere der Anwendung mit forensischen Patienten,
Gründer und CEO des SafePath Instituts

Inhalt

Geleitwort **5**
von Steven C. Hayes

Geleitwort **7**
von David P. Bernstein

Bevor wir beginnen **13**
    Mein persönlicher Weg zum prozessbasierten Therapieansatz 13
    Wie integrativ darf Psychotherapie sein? 14
    Ist PBT eine neue Methode? 16
    Über dieses Buch 16

I Der Weg zu einem prozessbasierten Ansatz

1   Wir müssen unser diagnostisches Verständnis erweitern **21**
    1.1   Kategorial-klassifikatorische Diagnostik in der Kritik 21
    1.2   Dynamische Netzwerkmodelle als mögliche Alternative zu
            den Symptom-Checklisten 25
    1.3   Eine prozessorientierte Sichtweise: Komplexe
            Störungsdynamiken 27
    1.4   Sollten wir auf ICD verzichten? 32
    1.5   »Die funktionale Analyse ist tot ... lang lebe die
            funktionale Analyse!« 33

2   Wir müssen unser Psychotherapieverständnis erweitern **35**
    2.1   Grenzen störungsspezifischer Therapiemanuale 35
    2.2   Die Grenzen nomothetischer Forschungsmethoden 37
    2.3   Ideografisches Denken und die Neugeburt der funktionalen
            Analyse 40
    2.4   Der ideonomische Forschungsansatz 41
    2.5   Sollten wir auf Therapiemanuale verzichten? 43
    2.6   Zusammenfassung 44

II Theoretische Grundlagen

3 Prozesse 49
3.1 Ein häufig verwendeter Begriff 49
3.2 Verschiedene Prozessebenen und das biopsychosoziale Modell 50
3.3 Wesentliche Eigenschaften relevanter Prozesse in der Psychotherapie 54
3.4 Störungsprozesse 59
3.5 Veränderungsprozesse 62
3.6 Therapeutische Interaktionsprozesse 65

4 Das Erweiterte Evolutionäre Metamodell (EEMM) 67
4.1 Evolutionstheoretische Konzepte 68
4.2 Das EEMM als Metamodell 69
4.3 Störungsprozesse im EEMM 71
4.4 Veränderungsprozesse im EEMM 74
4.5 Kontextsensitivität und psychologische Flexibilität 78

5 Mikro und Makroebene der funktionalen Analyse: SORC und EEMM im Dialog 79
5.1 Funktionaler Kontextualismus 79
5.2 Funktionale Analyse im psychologischen Flexibilitätsmodell 81
5.3 Mikro- und Makroebene als Zeit- und Komplexitätsdimension 83
5.4 Das SORC-Modell 85
5.5 Erweitertes SORC-Modell 88

6 Die Neurobiologie psychologischer Prozesse 90
6.1 Die Biologie einer Mikroanalyse 90
6.2 Das Netzwerkparadigma 96
6.3 Die Biologie der Aufmerksamkeitsprozesse 100
6.4 Die Biologie emotionaler Reaktionen 102
6.5 Die Biologie motivationaler Prozesse 107
6.6 Impulskontrolle, emotionale Regulation und freie Entscheidungen 110

7 Die biophysiologische Ebene 112
7.1 Der Körper in der funktionalen Analyse 113
7.2 Beispiele für therapierelevante körperliche Prozesse 116

8 Die soziokulturelle Ebene als Kontext 122
8.1 Makroanalytischer Kontext 123
8.2 Mikroanalytischer Kontext 125

9	**Die O-Variable und die Verarbeitungsprozesse**	**129**
	9.1 Das Persönlichkeitskonstrukt als »O-Variable«	130
	9.2 Verarbeitungsprozesse: Predictive Coding	133
	9.3 Das Schema-Konstrukt	136
	9.4 Die Bezugsrahmentheorie (Relational Frame Theory, RFT)	143
	9.5 Neurobiologie, Predictive Coding, Schematheorie und RFT: Vier Seiten der gleichen Medaille?	149
	9.6 Verarbeitungsprozesse in einer Störungsdynamik	150
10	**Aufmerksamkeitsprozesse**	**151**
	10.1 Dimensionen innerhalb einer Dimension	152
	10.2 Aufmerksamkeitsprozesse in einer Störungsdynamik	154
11	**Emotionale Prozesse**	**156**
	11.1 Emotionale Prozesse unter der Lupe	156
	11.2 Emotionale Prozesse in einer Störungsdynamik	160
12	**Kognitive Prozesse**	**163**
	12.1 Kognitives Bewerten als Prozess	163
	12.2 Kognitive Prozesse in der Störungsdynamik	165
13	**Selbstprozesse**	**168**
	13.1 Selbst-Dimensionen in der Psychotherapie	169
	13.2 Selbstprozesse in einer Störungsdynamik	171
14	**Die motivationalen Prozesse**	**175**
	14.1 Annäherungsmotivation: Ziele und Werte	175
	14.2 Vermeidungsmotivation	177
	14.3 Emotionale Bedürfnisse als Motivation	177
	14.4 Motivation aus evolutionärer und lerntheoretischer Sicht	180
	14.5 Motivationsprozesse in der Störungsdynamik	181
15	**Sichtbare Handlungsprozesse**	**183**
	15.1 Nicht (primär) interaktionelle Handlungen	184
	15.2 Interaktionsprozesse	185
	15.3 Handlungsprozesse in einer Störungsdynamik	189
III	**Praxis**	
16	**Prozessbasierte Diagnostik**	**195**
	16.1 Die Diagnostik im Überblick	195
	16.2 Anamnestische Datensammlung mittels Fragebögen	197
	16.3 Die Makroperspektive der funktionalen Analyse	201
	16.4 Die Mikroebene der funktionalen Analyse	205
	16.5 Erstellung eines dynamischen Netzwerkmodells	209

	16.6	EMA-Daten und empirisch gewonnene Netzwerke	210
	16.7	Lösungsanalyse und Formulierung einer hypothetischen Veränderungsdynamik	215
	16.8	Beurteilung der Netzwerkstabilität	217
17	**Prozessbasierte Behandlung**		**220**
	17.1	Netzwerktheorie der Veränderung	220
	17.2	Behandlungsplanung und Suche nach geeigneten Veränderungsprozessen	222
	17.3	Allgemeine Empfehlungen	224
	17.4	Behandlungsstruktur	230
	17.5	Veränderungsprozesse und VSRK-Prinzipien	231
	17.6	Wie kann Variation eingeleitet werden?	233
	17.7	Veränderungsprozesse und Interventionen im Überblick....	240
	17.8	Selektion und Retention	246
	17.9	Kontextsensitivität...	248
	17.10	Verlaufskontrolle und Therapieende	248
18	**Therapeutische Interaktionsprozesse**		**250**
	18.1	Proaktive Prozesse in der Beziehungsgestaltung	250
	18.2	Reaktive Prozesse in der therapeutischen Beziehung	253
	18.3	Konfliktlösung in der therapeutischen Beziehung...........	254
19	**Wie können Sie praktisch beginnen?**		**257**

IV Anhang

Literatur **261**

Sachwortregister... **267**

Bevor wir beginnen

An erster Stelle möchte ich mich herzlich bei Ihnen dafür bedanken, dass Sie sich für dieses Buch interessieren (oder es sogar bereits erworben haben). Mit hoher Wahrscheinlichkeit interessieren auch Sie sich für integrative und möglichst praxisorientierte Ansätze. Denn insbesondere die ambulante Patientenversorgung stellt uns häufig vor das Dilemma, Patientinnen und Patienten evidenzbasiert und leitlinienkonform, jedoch gleichzeitig fokussiert, lösungsorientiert und im Rahmen möglichst kurzer Behandlungsverläufe zu behandeln, um damit so vielen Menschen wie nur möglich helfen zu können.

Mein persönlicher Weg zum prozessbasierten Therapieansatz

Erlauben Sie mir, Ihnen ein bisschen mehr über meinen persönlichen Weg zum prozessbasierten Ansatz zu erzählen. Lange bevor ich aus überwiegend praktischen Gründen zur Verhaltenstherapie »wechselte«, war ich ein überzeugter angehender Psychoanalytiker. Nach diesem »Hochverrat« verwandelte sich die Überwindung dogmatischer Positionen innerhalb der großen Psychotherapieschulen für mich in eine Art »psychohygienische Notwendigkeit«. Es ist nicht überraschend, dass ich vor inzwischen 20 Jahren noch während der VT-Ausbildung ein »methodisches Zuhause« in der Schematherapie nach J. Young (2005) fand, die einmal von einem der Patienten, an denen ich mich damals damit »ausprobierte« und selbst sehr viel Therapieerfahrung vor unserer gemeinsamen Arbeit gesammelt hatte, witziger- und zugleich passenderweise als »tiefenpsychologisch fundierte Verhaltenstherapie« bezeichnet wurde. Parallel dazu durfte ich lange Jahre auf einer Station arbeiten, die überwiegend mit Dialektisch-Behavioraler Therapie (DBT) nach M. Linehan (1996) Menschen mit Borderline-Erkrankungen behandelte und lernte nicht lange nach dem Beginn meiner Schematherapieausbildung auch die Akzeptanz- und Commitment-Therapie (ACT) von Steven Hayes (2007) kennen. Seit fast 20 Jahren bemühe ich mich gemeinsam mit mehreren Kolleginnen und Kollegen, Möglichkeiten zu erarbeiten, diese Techniken und Methoden in der Behandlung von Menschen mit komplexen Problemen und Kombinationen aus Symptomen verschiedener ICD-Kategorien, interpersonalen Schwierigkeiten und Persönlichkeitsstörungen sinnvoll zu integrieren, um nicht zwischen ihnen entscheiden zu müssen – und damit den Menschen in unserer Behandlung[1] vielleicht hilfreiche Interventionen vorzuenthalten. Es war genau diese Suche nach neuen integrativen Entwicklungen, die mich vor inzwischen drei Jahren in Kontakt mit den ersten PBT-Publikationen brachte.

> PBT verfolgt diese Intention, bringt sie jedoch einen entscheidenden Schritt weiter. Denn jede evidenzbasierte Technik kann prinzipiell in einer Behandlung angewendet werden, sofern sie im Rahmen der funktionalanalytischen individualisierten Fallkonzeption für die Person relevant erscheint und sich im Sinne der Aktivierung wirksamer Veränderungsprozesse als strategisch günstig erweist.

Interessanterweise lässt sich die Gründung dieses Paradigmas auf die langjährige Zusammenarbeit von Prof. Stefan Hoffmann aus Marburg, einem kognitiven Verhaltenstherapieforscher, und dem ACT-Gründer Prof. Steven Hayes aus Nevada zurückführen. Und in der Tat zeigten sich jahrelang heftige Kontroversen zwischen kognitiven und kontextuellen Psychotherapeuten. Insbesondere der zunächst unüberwindbar erscheinende Unterschied zwischen der metakognitiven Haltung der kognitiven Defusion und der inhaltsorientierten Haltung der kognitiven Umstrukturierung mittels Disputationstechniken lud zu fast dogmatisch wirkenden Disputen ein. Die Annäherung konnte erst durch das Erreichen einer weiteren, gewissermaßen höheren Metaebene erzielt werden, was zur Gründung des PBT-Ansatzes führte. Die ersten Publikationen erfolgten international im Jahr 2018 (Hayes und Hofmann), in Deutschland im Jahr 2019 (Stangier).

Wie integrativ darf Psychotherapie sein?

Integrative Bewegungen in der Psychotherapie sind natürlich nichts Neues. Bereits in den 1990er Jahren beschäftigte sich Klaus Grawe (1994) mit der Notwendigkeit einer »Allgemeinen Psychotherapie« und der Überwindung dogmatischen Denkens zugunsten einer evidenzbasierten Indikation und Anwendung psychotherapeutischer Verfahren, Methoden und Techniken. *Aber wie integrativ darf Psychotherapie wirklich sein?* Das ist in der Tat eine potenziell kontroverse Frage, insbesondere auf der Ebene der übergeordneten Psychotherapieverfahren. Aber zunächst zur Begriffsklärung.

---

1 Häufig wird in diesem Buch eine geschlechtsneutrale Formulierung wie »Person« oder »Mensch« verwendet. Wenn bei bestimmten Begriffen, die sich auf Personengruppen beziehen, nur die männliche Form gewählt wurde, so ist dies nicht geschlechtsspezifisch gemeint, sondern geschah ausschließlich aus Gründen der besseren Lesbarkeit.

Psychotherapieverfahren

In unseren deutschen Psychotherapierichtlinie (2024) werden *Psychotherapieverfahren* gekennzeichnet durch:

> »eine umfassende Theorie der Entstehung und Aufrechterhaltung von Krankheiten und ihrer Behandlung, eine darauf bezogene psychotherapeutische Behandlungsstrategie (bzw. mehrere darauf bezogene psychotherapeutische Behandlungsmethoden) für ein breites Spektrum von Anwendungsbereichen, sowie darauf bezogene Konzepte zur Indikationsstellung, zur individuellen Behandlungsplanung und zur Gestaltung der therapeutischen Beziehung«.

Verhaltenstherapie, psychoanalytisch begründete Verfahren und Systemische Therapie gelten als anerkannte Verfahren.

Auch wenn es international häufig anders gehandhabt wird, sollen Psychotherapieverfahren laut § 19 der Psychotherapierichtlinie in Deutschland nicht kombiniert werden, weil »die Kombination der Verfahren zu einer Verfremdung der methodenbezogenen Eigengesetzlichkeit des therapeutischen Prozesses führen kann«.

Sie bemerken bereits den oben erwähnten potenziellen Konflikt. Denn vielleicht haben auch Sie in einer Klinik gearbeitet, die diese »unerwünschte« Kombination nicht nur praktisch mit gewissem Erfolg umsetzte, sondern auch mit dieser Integration im Sinne eines Merkmals moderner Psychotherapie geworben hat. Und das ist in der Tat in der stationären Psychotherapie keine Seltenheit – ganz anders als in der ambulanten Patientenversorgung.

Dahingegen wird die Integration verschiedener Interventionen und Methoden innerhalb der Verfahren als explizite Möglichkeit oder sogar Notwendigkeit in der Richtlinie erwähnt. Das bringt uns zur Klärung der nächsten Begriffe:

Psychotherapiemethoden und -techniken

Eine *Psychotherapiemethode* zur Behandlung einer bestimmten Störung ist gekennzeichnet durch:

> »eine Theorie der Entstehung und der Aufrechterhaltung dieser Störung oder Störungen und eine Theorie ihrer Behandlung, Indikationskriterien einschließlich deren diagnostischer Erfassung, die Beschreibung der Vorgehensweise und die Beschreibung der angestrebten Behandlungseffekte«.

Psychotherapeutische Techniken bilden die letzte Ebene und werden definiert als:

> »eine konkrete Vorgehensweise mit deren Hilfe die angestrebten Ziele im Rahmen der Anwendung von Verfahren und Methoden erreicht werden sollen«.

Ist PBT eine neue Methode?

Obwohl der prozessbasierte Therapieansatz in Deutschland als Methode innerhalb der Verhaltenstherapie verstanden wird, hat er im Grunde den Anspruch, als Metamodell verschiedene Methoden und Techniken über die Grenzen der Verfahren hinweg zu integrieren. Jenseits unserer deutschen Psychotherapierichtlinie ist PBT international bemüht, allen empirisch belegten Techniken und Methoden prinzipiell offen gegenüberzustehen und geht über die Grenzen der Verhaltenstherapie hinaus. PBT ist aber keine neue Therapie und keine eigenständige Methode.

> PBT ist kein spezifisches Behandlungsprotokoll und keine neue Behandlungsmethode, sondern ein »schulenübergreifendes«, transdiagnostisches Behandlungsverständnis. Häufig »Process Based Approach« genannt, handelt es sich um eine »Herangehensweise« und nicht um eine konkrete Methode. Im PBT wird eine »Metatheorie« der Entstehung und Behandlung psychologischen Leidens postuliert. Metatheorie bedeutet, dass methodenspezifische Theorien nicht ersetzt, sondern integriert werden. Evidenzbasierte Interventionen werden verschiedenen Prozessebenen und -dimensionen zugeordnet und nicht störungsspezifisch, sondern prozessspezifisch angewendet. Eine möglichst individualisierte funktionalanalytische und prozessorientierte Diagnostik stellt dann die Basis, um in der Behandlung die passenden Techniken für eine spezifische Person wählen und durchführen zu können.

Über dieses Buch

PBT-Forschung befindet sich in den Anfängen, ebenfalls die Entwicklung computergestützter diagnostischer Instrumente zur Erhebung und Errechnung individualisierter dynamischer Netzwerke. Die Entwicklung ist rasant, mit teilweise mehreren Publikationen pro Woche. Wie Steve Hayes selbst sagt: »*We are building a boat in the water*« – wir bauen gerade ein Boot im Wasser. Mit anderen Worten: Dieses Buch wird eine Einführung sein. Geben Sie sich bitte nicht allein damit zufrieden und folgen Sie auf PubMed und ResearchGate Steve Hayes, Joseph Ciarrochi, Stefan Hofmann und Ulrich Stagnier, um die Weiterentwicklung zu verfolgen.

Das Buch ist in drei Teilen geordnet. *Teil I* beschäftigt sich mit dem *Weg zum prozessbasierten Therapieansatz*, insbesondere mit den empirischen Erkenntnissen aus der Psychotherapieforschung, den Grenzen kategorialer Diagnostik und der Rolle der funktionalen Analyse und neuer Forschungsmethoden. *Teil II* beschäftigt sich mit den theoretischen Grundlagen prozessbasierten Denkens. Dazu gehören das allgemeine Konzept von Prozessen, das erweiterte evolutionäre Metamodell und spezifische Grundlagen zu allen Prozessebenen und -dimensionen. *Teil III* beschäftigt sich mit der *Praxis*, insbesondere mit der prozessbasierten Diagnostik, der Therapieplanung und dem Umgang mit bereits evaluierten Techniken und Methoden.

I Der Weg zu einem prozessbasierten Ansatz

1 Wir müssen unser diagnostisches Verständnis erweitern

Die Kritik am taxonomisch-klassifikatorischen Ansatz der Diagnosesysteme ICD und DSM spielte eine wesentliche Rolle bei der Entstehung des prozessbasierten Therapieansatzes. Aufgrund sowohl theoretischer Inkonsistenzen, wie etwa der unzureichenden Validität vieler spezifischer Diagnosen als auch vor dem Hintergrund praktischer Schwierigkeiten und Einschränkungen in der konkreten Arbeit unter Verwendung solcher diagnostischen Kategorien, versuchen wir in PBT die übliche ICD/DSM-Diagnostik mit funktionaler Prozessdiagnostik zu erweitern oder gar zu überwinden. Insbesondere bei komplexen Fällen mit einer Kombination verschiedener Symptome und Problembereiche zeigen sich die Grenzen taxonomischer Diagnostik und der sowohl diagnostische als auch praktische Gewinn durch ein individualisiertes prozessbasiertes Psychopathologieverständnis.

In diesem Kapitel beschäftigen wir uns mit verschiedenen konkreten Kritikpunkten an taxonomischer Diagnostik, aber auch mit konkreten Alternativen zur Erarbeitung funktionaler Analysen und individualisierter Fallkonzepte komplexer Fälle.

1.1 Kategorial-klassifikatorische Diagnostik in der Kritik

Deskriptive Taxonomien in der Diagnostik – dynamische Erklärungsmodelle in der Behandlung

In Abgrenzung zu früheren Versionen der Klassifikationssysteme bemühen sich die aktuellen Versionen von DSM und ICD um möglichst deskriptive Beschreibungen von Symptomen. Daraus ergeben sich mehrere Vorteile:

1. Wir bekommen Checklisten von zu erfüllenden Kriterien zur Verfügung gestellt, was die Diagnostik prinzipiell vereinfacht.
2. Unterschiedliche theoretische Grundlagen werden bei der Diagnosestellung überwunden (denken wir z.B. an DSM-III und die Unterscheidung zwischen einer »neurotischen« und einer »reaktiven« Depression).

3. Checklisten ermöglichen höhere Präzision in der Diagnosevergabe und vereinfachen die Erstellung und Evaluierung von Therapiemanualen. Die Anwendung indizierter evidenzbasierter Techniken und Methoden ist wünschenswert und verbessert die Qualität einer Behandlung (das ist prinzipiell die Idee hinter den AWMF-Leitlinien (Arbeitsgemeinschaft der Wissenschaftlichen Medizinischen Fachgesellschaften)).

> Dahingegen finden sich aber im traditionellen Verständnis praktisch aller Psychotherapieverfahren nicht deskriptive Beschreibungen, sondern eine dimensionale und an dynamischen Prozessen orientierte Denkweise.

Im Falle der Verhaltenstherapie ist das die funktionale Analyse problematischer Verhaltensweisen, auch wenn dabei die Betrachtung unterschiedlicher Dimensionen verschiedene Schwerpunkte aufweisen kann. In analytischen und tiefenpsychologischen Theorien finden wir ebenfalls dynamische prozessbasierte Hypothesen, wie etwa Freuds Trieblehre, die Erkundung unbewusster Motive oder auch das modernere dimensionale Verständnis der Operationalisierten Psychodynamischen Diagnostik (OPD). Auch systemische Theorien stellen ebenfalls Prozesse innerhalb eines sozialen Systems bzw. zwischen verschiedenen Systemen in den Mittelpunkt der Betrachtung. So stehen Psychotherapiemethoden derzeit grundsätzlich vor der Herausforderung, mit eigenen Theorien kongruente dynamische Erklärungsmodelle für die Entstehung und Aufrechterhaltung kategoriell erstellter Diagnosen zu erstellen – also die beschriebenen Syndrome im Sinne der Operationalisierung für die Therapie in die eigene Sprache zu »übersetzen«.

> Pointiert formuliert arbeiten wir mit Diagnosekategorien und Kriterien-Checklisten in der Diagnostik, verwenden jedoch als praktische Grundlage für psychotherapeutische Arbeit dynamische Erklärungsmodelle, die mit deskriptiven Taxonomien nur begrenzt übereinstimmen.

Die Validität klassifikatorischer Diagnosen wird zunehmend infrage gestellt

Unabhängig von spezifischen Diagnosen oder Diagnosekategorien kann die Homogenität kategorialer Diagnosen infrage gestellt werden. Dalgleish et al. (2020) errechnen, dass es 16.400 mögliche Störungsprofile gibt, wenn man die Gesamtheit der möglichen Kombinationen aus Einzelsymptomen und Kategorien im DSM-5 betrachtet. Aber auch spezifische Diagnosekategorien sind in den letzten Jahren zunehmend in die Kritik geraten.

Bryant et al. (2023) führten bspw. eine Studie mit 3.511 US-Soldaten mit Posttraumatischer Belastungsstörung durch und beschäftigten sich mit den befundenen Konstellationen von Symptomen im PCL (Posttraumatic Stress Disorder Checklist for DSM). Es ergaben sich 2.181 verschiedene Konstellationen, wobei 1.935

(55,1 %) der Probanden eine einzigartige Konstellation hatten, 358 (18,5 %) eine Konstellation, die sich nur zweimal in der Stichprobe ergeben hatte, und 126 (6,5 %) eine, die sich dreimal gezeigt hatte. *Mit anderen Worten hatten 80 % der traumatisierten Soldaten einzigartige oder sehr seltene Konstellationen von Symptomen.*

Hornstein et al. (2021) untersuchten in ähnlicher Weise die Symptomkonstellationen von 1.757 Patientinnen und Patienten mit der Diagnose einer Major Depression nach DSM-5. 780 Probanden hatten eine leichte Depression und zeigten 168 verschiedene Symptomkonstellationen, 635 Probanden hatten eine mittelgradige Depression und zeigten 116 verschiedene Konstellationen. 342 Probanden hatten eine schwere Depression, was zwangsläufig entsprechend der diagnostischen Kriterien mit einer größeren Anzahl an möglichen Symptomen einhergeht. Auch hier zeigten sich 34 unterschiedliche Symptomkonstellationen. *Sie fanden insgesamt 231 unterschiedliche Symptomkonstellationen, wobei 85 % der Probanden eine so einzigartige Konstellation zeigten, dass maximal 4 % der Gesamtprobe die gleichen Symptome aufwies.* Ähnliche Ergebnisse hatten bereits Fried und Nesse (2015) mit einer Stichprobe von 3.703 depressiven Probanden.

Auch die Validität der spezifischen Persönlichkeitsstörung ist zunehmend in die Kritik geraten. *Fast jede einzelne Persönlichkeitsstörungsdiagnose im kategorialen System DSM-IV und ICD-10 ist mit Ausnahme der Ängstlich-vermeidenden und der Emotionalinstabilen PS unzureichend valide* (Stieglitz & Freyberger, 2018; Hauser et al., 2021). Persönlichkeitsstörungen sind zudem *nicht wie früher angenommen zeitstabil und schwer beeinflussbar.* Die »Collaborative Longitudinal Personality Study« (Gunderson et al., 2000) zeigte, dass 32 % der Betroffenen mit ursprünglicher PS-Diagnose bereits nach zwei Jahren nur noch zwei, eines oder keines der Kriterien ihrer ursprünglichen Störungen erfüllten und somit keine Störung mehr hatten. Diese Erkenntnisse führten insgesamt zu einer wesentlichen Überarbeitung der Diagnose im ICD-11.

Hohe Komorbiditätsraten sind die Regel und nicht die Ausnahme

Evidenzbasierte manualisierte Behandlungsempfehlungen beziehen sich in der Regel auf einzelne Störungsbilder. Komplexe Störungsbilder mit einer Kombination aus zwei oder mehr kategorial definierten Störungen sind in Praxen und Kliniken jedoch eher die Regel als die Ausnahme.

> Nur 11 % der Patienten in Deutschland haben nur eine Behandlungsdiagnose, fast 40 % hingegen eine Kombination aus mindestens vier psychischen Diagnosen (Jacobi et al., 2015).

Schauen wir uns hierzu zwei konkrete Beispiele an:

Fallbeispiel

Herr Müller ist 35 Jahre alt, er erreicht im BDI 32 Punkte und liegt auf der GSI-Skala vom SCL90 bei T65. Herr Meyer ist 36 Jahre alt, erreicht im BDI 30 Punkte und liegt auf der GSI-Skala bei T67. Beide Patienten berichten depressive Symptome seit 6–8 Monaten, ohne frühere Episoden in der Anamnese. *Wenn wir nur die Ergebnisse dieser zwei standardisierten Fragebögen anschauen, dann könnten wir beide Patienten prinzipiell mit dem gleichen Therapieprogramm behandeln.* Die funktionale Analyse von Herrn Müllers Rückzugsverhalten zeigt jedoch, dass er sich überwiegend Selbstvorwürfe aufgrund eines vermeintlichen beruflichen Versagens macht und vor dem Hintergrund des häufigen Grübelns sich nicht erlaubt, schöne Momente zu erleben, Hobbys zu betreiben und sich mit Menschen zu treffen. Insbesondere die Vorstellung, mit Freunden über Arbeit zu reden, geht mit sehr viel Scham einher. Stattdessen arbeitet er Überstunden und häufig am Wochenende. Herr Müller ist seit der frühen Kindheit sehr leistungsorientiert und ganz überwiegend erfolgreich; er kennt keinen anderen Umgang mit Fehlern als Strafe und Erhöhung des Leistungsanspruchs. Herr Meyer dahingegen fing an, sich zurückzuziehen, nachdem Konflikte am Arbeitsplatz sich zunehmend zuspitzten. Der Umgang der Kollegen miteinander hatte sich in den letzten Monaten sehr verschärft, dabei erlebte er vor allem Angst, starkes Schwitzen und manchmal Zitteranfälle. Um potenziell gefährliche Begegnungen zu vermeiden, arbeitete er zunächst wann immer möglich im Home-Office, wobei er seit inzwischen gut zwei Monaten krankgeschrieben ist. Er erlebte in der Kindheit häufiges Mobbing und fühlt derzeit allein bei der Vorstellung, unter Menschen zu sein, sehr hohe Anspannung im ganzen Körper. Zu Hause verbringt er die meiste Zeit vor seinem Rechner, an dem er spielt, Filme anschaut oder in sozialen Medien herumstöbert.

Sowohl Herr Meyer als auch Herr Müller erfüllen die ICD-10-Kriterien einer mittelgradigen depressiven Episode und erreichen eine fast gleiche Punktzahl im BDI. Würden Sie beide Patienten mit dem exakt gleichen Therapiemanual behandeln? Mit hoher Sicherheit nicht. Sie werden vermutlich jetzt denken: *Herr Valente, die Depression ist in beiden Fällen nur ein Teil des Problems, vielleicht sogar das Geringste. Es sind reaktive Depressionen* (das ist übrigens eine Reise zurück in die Zukunft der DSM-III-Diagnosen). *Herr Müller hat wahrscheinlich auch eine Persönlichkeitsstörung, evtl. anankastisch und möglicherweise auch soziale Ängste. Herr Meyer hat mindestens eine Panikstörung oder sogar eine Posttraumatische Belastungsstörung, vielleicht auch eine Computersucht.* Wunderbar! Ich gehe mit. Es sind komplexe Störungen und keine »einfachen Depressionen«. Aber wie häufig begegnen Ihnen »einfache Depressionen« im klinischen Alltag oder in Ihrer Praxis? Das deckt sich mit der o. g. Statistik gut. Wir könnten also sowohl Herrn Müller als auch Herrn Meyer nicht nur eine mittelgradige Depression, sondern auch andere Diagnosen geben.

Wie gestalten Sie eine manualisierte Behandlung bei den Patienten? Es existieren Behandlungsempfehlungen und -protokolle für jede der genannten Diagnosen, aber kein Manual für eine kombinierte Behandlung. Mit welcher Diagnose arbeiten

Sie zuerst? Verwenden Sie bestimmte Kriterien, um Prioritäten zu setzen? Spätestens jetzt spielt die Individualität des Menschen vor Ihnen und Ihre klinische Einschätzung und Erfahrung eine entscheidende Rolle. Denn es sind diese zwei Menschen in einem Behandlungsraum, die letztendlich entscheiden, welche Interventionen und in welcher Reihenfolge diese sinnvollerweise erfolgen sollten.

Wir finden bei der Gesamtbetrachtung dieser Beispiele deutliche funktionalanalytische Unterschiede. Mit anderen Worten zeigen sich Differenzen hinsichtlich der Dynamik, die zur Entstehung und Aufrechterhaltung der Depression jeweils führen. Diese Erkenntnis dürfte in der Praxis zu unterschiedlichen Behandlungsschwerpunkten führen, sogar wenn wir ein stringent behavioristisches Aktivitätsaufbauprogramm zur Depressionsbehandlung durchführen. Denn wir versuchen in der Behandlung, den Personen Herr Meyer bzw. Herr Müller gerecht zu werden.

> Kein manualisiertes Behandlungsprotokoll mit vorgegebenen Übungen und Sitzungsinhalten würde beiden Patienten gleichermaßen gerecht werden können.

1.2 Dynamische Netzwerkmodelle als mögliche Alternative zu den Symptom-Checklisten

Die Netzwerktheorie

Die Netzwerktheorie ist ein Zweig der Mathematik, der bereits sehr erfolgreich in der Markt- und der Klimaforschung, der Unternehmensorganisation sowie in der Physik, Chemie, Biologie und Informatik eingesetzt wird. Wie bereits Klaus Grawe mit seinem Attraktorenmodell (1994) und der Konsistenztheorie, greift PBT auf einen gut etablierten theoretischen Denkrahmen außerhalb der Psychologie und der Medizin zurück, um psychopathologische und Veränderungsphänomene darzustellen.

Eine Netzwerkanalyse zeigt dynamische Verbindungen innerhalb eines Systems. Dabei werden Elemente in der Regel als Kreise mit einer Legende dargestellt (*Knoten*, Ecken oder »Nodes«). Die dynamische Interaktion zwischen Elementen wird durch Verbindungslinien dargestellt (*Kanten*, Relationen oder »Edges«). Diese Verbindungslinien zeigen die Korrelationen zwischen einzelnen Elementen, die positiv wie negativ sein können, wobei die Unterscheidung durch unterschiedliche Farben oder Strichmuster dargestellt werden kann, wie in ▶ Abb. 1.1. Häufig wird auch die Stärke der Korrelation durch die Stärke der Linie und auch Kausalitätsrichtung durch Pfeile angezeigt, wobei bidirektionale Pfeile das Vorliegen einer Wechselwirkung zwischen den Knoten darstellen. Man spricht über Autoregression oder »Self-Loop«, wenn Einflüsse dargestellt werden, die von einem Knoten ausgehend wieder auf denselben Knoten wirken und sich somit selbst verstärken.

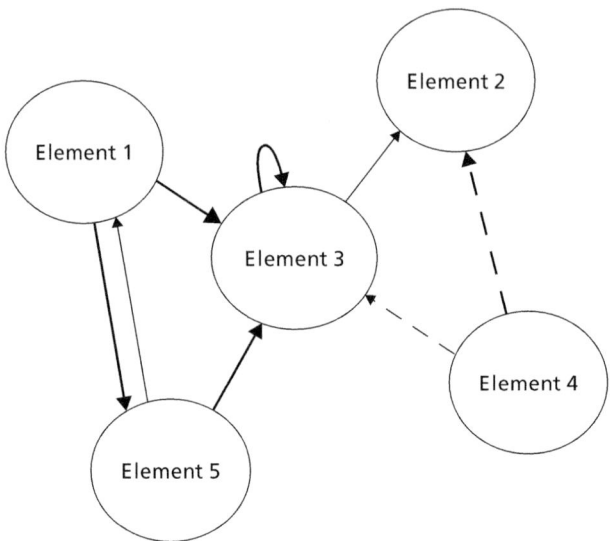

Abb. 1.1: Netzwerkelemente

Die Netzwerk-Darstellung zeigt visuell zunächst die »quantitativen Aspekte des relationalen Systems« (Schumacher, 2018), denn man nimmt in erster Linie die Anzahl von Knoten, Verbindungslinien und Verknüpfungen wahr. Zentrale Elemente werden visuell hervorgehoben und können als Basis einer qualitativen Analyse dienen – in dem man sich im zweiten Moment mit den Inhalten der Knoten beschäftigt.

Um die Flexibilität und Stabilität eines Netzwerkes zu beurteilen, wird die Konnektivität des Modells betrachtet. Je höher die Anzahl der Verbindungen (»Kanten«) zwischen den Elementen (»Knoten«) des Systems und je stärker diese Verbindungen, umso mehr kann von einem stabilen und entsprechend veränderungsresistenten System ausgegangen werden. Die sogenannte Zentralität der verschiedenen Knoten zeigt dahingegen die dynamische Relevanz eines einzelnen Elements. Je mehr Verbindungen ein Knoten hat, umso mehr kann angenommen werden, dass eine Veränderung dieses Elements zu einer Veränderung des Gesamtsystems führen kann.

> Mathematische Netzwerkmodelle ermöglichen uns, verschiedene Elemente eines komplexen Systems zu visualisieren und in dynamische Beziehung zueinander zu setzen. In PBT wird damit die individuelle Dynamik zwischen verschiedenen biophysiologischen, soziokulturellen und psychologischen Prozessen erfasst, dargestellt und für die Behandlung operationalisiert.

Netzwerkmodelle und psychopathologische Forschung

Dynamische Netzwerkmodelle haben in der psychopathologischen Forschung der letzten Jahre zunehmend an Popularität gewonnen. Der Umgang mit dem Modell ist jedoch unterschiedlich. In manchen Fällen werden sehr vereinfacht verschiedene Störungsbilder oder auch einzelne Symptome eines Störungsbildes als Knoten dargestellt und in Verbindung zueinander gebracht. Forbush et al. (2022) untersuchten 6.856 Probandinnen und Probanden und verwendeten beispielsweise Netzwerkmodelle, um die verschiedenen Konstellationen von Symptomen des Eating Disorder Examination Questionnaire (EDE-Q) bei Anorexia Nervosa, Bulimia und Binge-Eating darzustellen. ▶ Abb. 1.2 zeigt den Vergleich zwischen einer einfachen Auflistung von Symptomen (links) und der grafischen Darstellung der Korrelation zwischen Symptomen bei Probandinnen und Probanden mit der Diagnose einer Anorexia Nervosa mit einer Netzwerkanalyse (rechts).

> **Netzwerkmodelle in der funktionalen Analyse**
>
> Das ist die wesentliche Anwendung der Netzwerktheorie für die praktische prozessorientierte Arbeit. Wir werden uns immer wieder mit konkreten Netzwerkmodellen beschäftigen und im ▶ Kap. 16 bekommen Sie die konkrete Anleitung für die Erstellung und Interpretation.

1.3 Eine prozessorientierte Sichtweise: Komplexe Störungsdynamiken

40 % der Menschen in psychiatrisch-psychotherapeutischer Behandlung in Deutschland haben wie bereits erwähnt vier oder mehr komorbide Störungen – also ein komplexes Störungsbild. Stellen wir uns einen Patienten mit einer ängstlichen Persönlichkeit, einer Agoraphobie, Handlungszwängen und einer Depression vor. Kann das phänomenologische Erscheinungsbild der Persönlichkeitsstörung von der spezifischen Symptomatik der komorbiden Angststörung, der Zwangsstörung und der Depression auseinandergehalten werden?

Teilweise. Wir finden sichtbare Handlungen, die zum einen oder anderen Diagnosekonstrukt passen: Die Persönlichkeitsstörung beschreibt im Wesentlichen problematische zwischenmenschliche Interaktionsmuster, die Depression andererseits Rückzugsverhalten, die Agoraphobie im Wesentlichen die Vermeidung von Menschenmengen bspw. der Nutzung öffentlicher Verkehrsmittel und die Zwangsstörung das ritualisierte Händewaschen in bestimmten Situationen (▶ Abb. 1.3). Bei den sichtbaren Handlungen sehen wir bis zu einem gewissen Grad also unterschiedliche »Störungen« – auch wenn hier Überlappungen durchaus denkbar sind. Aber wie gut lassen sich zum Beispiel emotionale Regulationspro-

I Der Weg zu einem prozessbasierten Ansatz

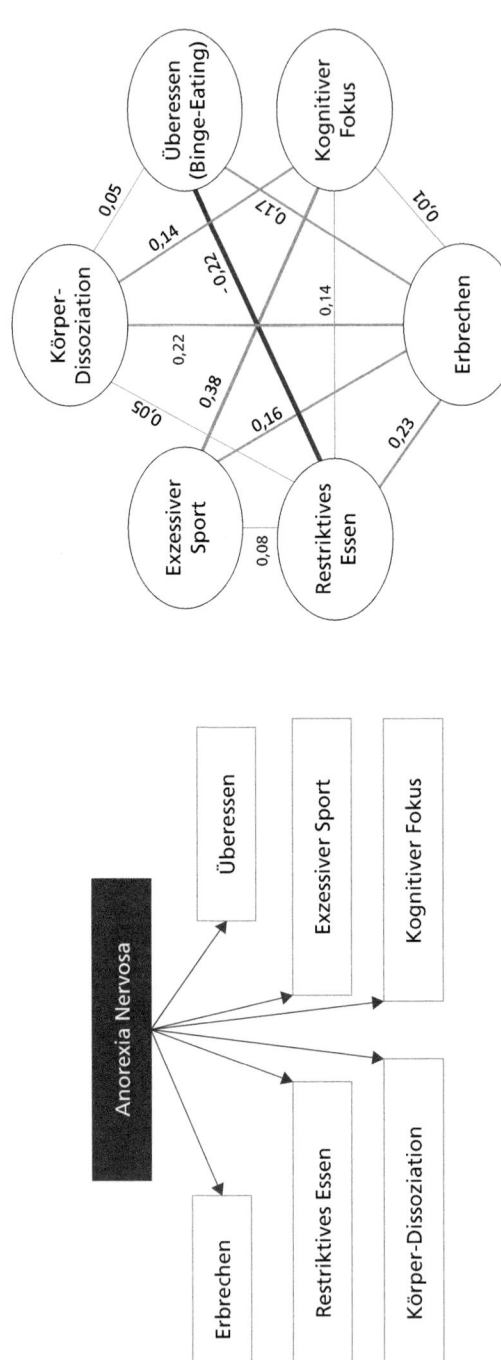

Abb. 1.2: Symptome der Anorexia Nervosa (modifiziert nach Forbush et al., 2022)

1 Wir müssen unser diagnostisches Verständnis erweitern

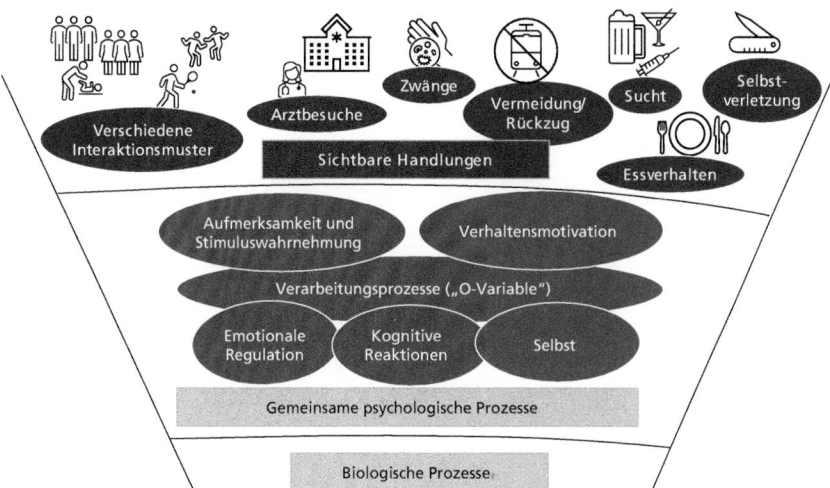

Abb. 1.3: Verschiedene Handlungen, gemeinsame psychologische Prozesse

zesse, Selbstbilder, kognitive Reaktionen, Aufmerksamkeitslenkung und motivationale Prozesse den jeweiligen Störungsbildern distinktiv zuordnen?

> Sowohl aus psychotherapietheoretischer Sicht als auch im Sinne der klinischen Erfahrung im Umgang mit komplexen Fällen, zeigen sich hohe Überschneidungen in den funktionalen Analysen der verschiedenen sichtbaren Verhaltensweisen.

Die Angst »hinter« der Zwangsstörung finden wir auch bei der Agoraphobie, der Vermeidung sozialer Situationen, als Symptom der Persönlichkeitsstörung und dem sozialen Rückzug im Rahmen der Depressionsdiagnose. Das gilt ebenfalls für die anderen Elemente der SORC-Schleife. Um das komplexe Zusammenspiel verschiedener psychologischer Prozesse, sozialer Bedingungen und Interaktionen sowie biophysiologischer Prozesse darzustellen, brauchen wir eine Möglichkeit zur individualisierten Fallkonzeption, die sich mit einem dynamischen Netzwerk viel besser darstellen lässt.

Fallbeispiel

Sandra ist 34, Arzthelferin und seit ca. zwei Monaten krankgeschrieben. Als ICD-10-Diagnosen wurden eine Posttraumatische Belastungsstörung, eine mittelgradige depressive Episode und eine Borderline-Persönlichkeitsstörung diagnostiziert. ▶ Tab. 1.1 (auf Seite 31) zeigt die erfüllten Kriterien.

I Der Weg zu einem prozessbasierten Ansatz

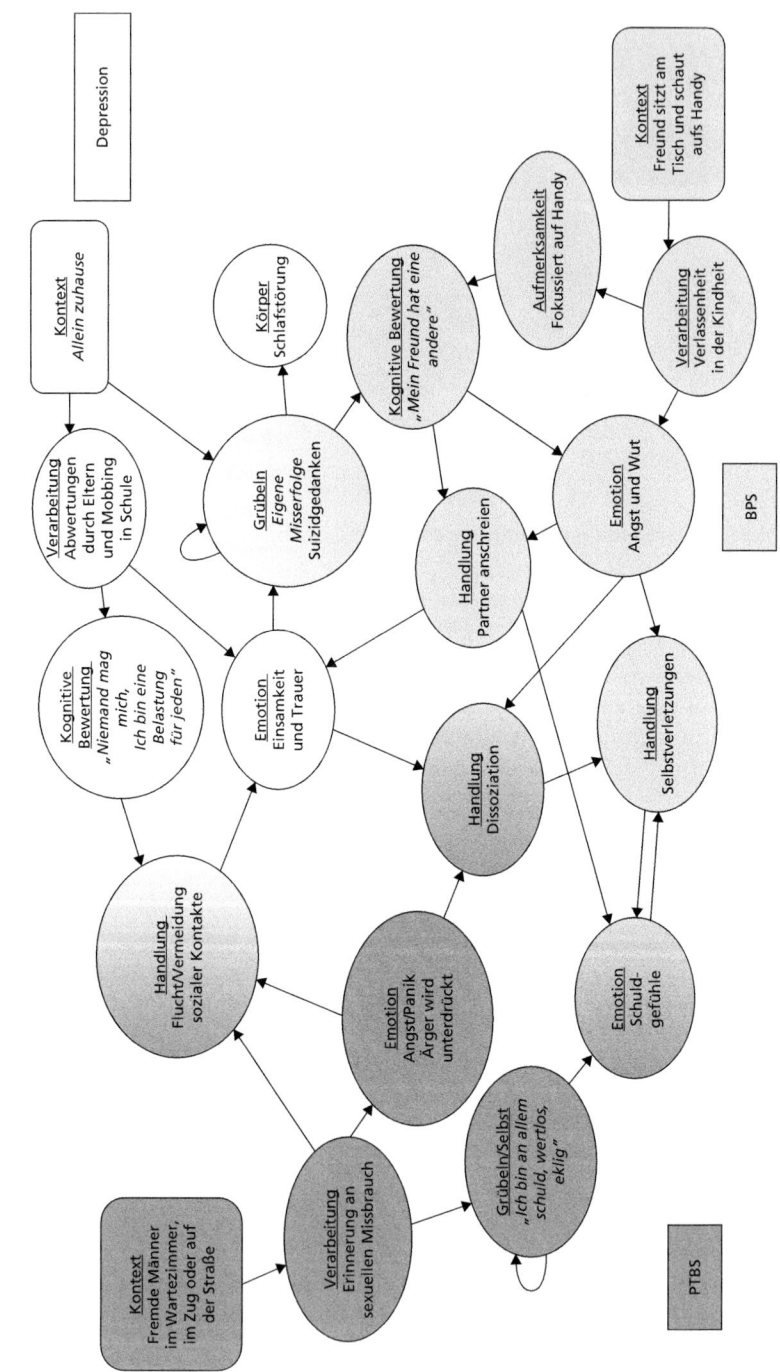

Abb. 1.4: Sandras komplexes Netzwerkmodell

Sind Ihnen Überschneidungen aufgefallen? Sicherlich. Sie denken automatisch prozessorientiert und nicht deskriptiv. Sie suchen vor dem Hintergrund Ihrer eigenen klinischen Erfahrung die möglichen Zusammenhänge zwischen den Störungskomplexen und fangen möglicherweise sogar an, zu priorisieren. Das ist die Brücke zu einer funktionalen Analyse, nicht nur einer einzigen Handlung, sondern des gesamten Fallkonzepts. Schauen wir uns ▶ Abb. 1.4 an.

Die Grafik ergibt ein komplexes Bild, das einen durch die hohe Menge an Knoten und Kanten beim ersten Blick durchaus überfordern kann. Dieses Modell zeigt jedoch die funktionale Analyse von vier problematischen Verhaltensweisen in Verbindung zueinander: Der soziale Rückzug, die Dissoziation, die Selbstverletzungen und die Impulsivität in der Beziehung zum Partner. Gewissermaßen sehen wir hier eine Art Verbindung zwischen einer mikro- und einer makroanalytischen Betrachtung der Probleme unserer Patientin. Denn auch wenn die Symptomkomplexe jeweils eigene spezifische Knoten und Kanten haben, zeigt sich durch gemeinsame Elemente und Wechselwirkungen eine dynamische Interaktion zwischen ihnen. Wir haben ein personalisiertes dynamisches Schaubild anstatt drei verschiedene Symptom-Checklisten, wie auf ▶ Tab. 1.1. Dies wird der Komplexität psychopathologischer Phänomene und menschlichen Leides im Allgemeinen deutlich gerechter und ermöglicht auf einer praktischen Ebene eine bessere Planung von Interventionen unter Betrachtung der möglichen Konsequenzen und Auswirkungen auf alle, und nicht nur die direkt adressierten Symptomkomplexe.

Tab. 1.1: Sandras Diagnosen

PTBS	Depression	BPS
• mehrmaliger sexueller Missbrauch durch Lehrer in der Kindheit • Vermeidung potenziell gefährlicher sozialer Situationen • häufige intrusive Erinnerungen mit Panik und Schuldgefühlen • Schlafstörungen und Albträume • dissoziative Reaktionen bei Intrusionen	• Niedergeschlagenheit und depressive Verstimmung • Antriebsstörung und Lustlosigkeit • sozialer Rückzug • pathologisches Grübeln und vermindertes Selbstwertgefühl • Ein-/Durchschlafstörung • Suizidgedanken	• starke Verlassenheitsängste und Eifersucht • Instabilität in Beziehungen • Selbstverletzungen • Suizidgedanken • Identitätsprobleme und dissoziative Symptome • Wutausbrüche

1.4 Sollten wir auf ICD verzichten?

Nein. Und das aus praktischen Gründen. Zum einen müssen wir zumindest im Bereich der Richtlinienpsychotherapie in unseren Praxen eine gesicherte ICD-Diagnose vergeben, bevor wir eine Behandlung beginnen dürfen. Auch im stationären Behandlungsbereich sind diese unabdingbar und spielen eine sehr wichtige Rolle in der leistungsorientierten Vergütung nach dem PEPP-Entgeltsystem. Zum anderen dürfen wir nicht außer Acht lassen, dass sich beinah die gesamte Psychotherapieforschung weltweit auf DSM-Diagnosekategorien bezieht. Und *ganz definitiv geht es nicht darum, auf die Ergebnisse von 50 Jahren Psychotherapieforschung zu verzichten. Es geht vielmehr um den Umgang damit.*

Mein guter Freund und geschätzter Kollege Prof. Stefan Smesny aus Jena greift hinsichtlich der Verwendung klassifikatorischer Diagnosen in der Psychiatrie auf eine Metapher zurück, die bei jungen Studenten sehr gut ankommt: Stellen Sie sich vor, Sie gehen in Ihr Lieblingsrestaurant und bestellen »ein Bier«. Es gibt in Deutschland 25 Bierstile und über 5.000 Biersorten. Die Wahrscheinlichkeit, dass Ihnen der Wirt ein Getränk bringt, mit dem Sie zufrieden sind, ist durchaus gering. Sie werden immerhin keinen Wein und keine Suppe bekommen, aber es braucht ein genaueres Gespräch mit Ihnen, um herauszufinden, welcher Bierstil Ihrem Geschmack entsprechen wird. Die Diagnose einer depressiven Episode ist nichts anderes als die Bezeichnung »Bier«: Eine grobe Orientierung, jedoch alles andere als präzise und in der Praxis nicht ausreichend.

Wir benötigen im Praxisalltag also eine Art »Hybrid-Modell«. ICD-Diagnosen geben eine grobe Orientierung und sind formell notwendig, für die Behandlung benötigen wir jedoch individualisierte Fallkonzepte, die einen ausreichenden Einblick in die Störungsdynamik, also in die Entstehung und Aufrechterhaltung der dysfunktionalen Reaktionen, ermöglichen. Im Kontext des prozessbasierten Ansatzes sind das die bereits ausführlich dargestellten Netzwerkmodelle.

> Wenn es uns gelingt, die in den gängigen Diagnosesystemen beschriebenen psychopathologischen Phänomene anhand von dynamischen Prozessbeschreibungen funktionalanalytisch zu erklären, und es uns zugleich gelingt, aus den gut untersuchten, empirisch belegten Therapieansätzen konkrete Techniken und Veränderungsprozesse im Sinne wesentlicher Wirkfaktoren herauszulesen, die mit den erwähnten Störungsprozessen einzeln korrelieren, dann können wir diese Techniken individualisiert einsetzen und sinnbildlich der Person vor uns »zuschneiden« und in der Behandlung kombinieren, ohne auf Evidenzbasis zu verzichten.

Sie merken es: Wir fangen in diesem Moment an, uns mit praktischem Psychotherapieverständnis zu beschäftigen. Denn Diagnostik und Behandlung gehen in moderner prozessorientierter Psychotherapie »Hand in Hand«. Das ist aber Inhalt des nächsten Kapitels, in dem ich primär auf die Grenzen manualisierter Behandlungen und die darunter liegenden Forschungsansätze eingehen werde.

1.5 »Die funktionale Analyse ist tot ... lang lebe die funktionale Analyse!«

Mit diesem Titel hielt Steven Hayes im September 2023 einen Vortrag im Rahmen der ersten virtuellen internationalen PBT-Tagung, in dem er sich mit der Geschichte der funktionalen Analyse und ihrer wesentlichen Rolle sowohl in der Akzeptanz- und Commitment-Therapie (ACT), als auch im Prozessbasierten Ansatz (PBT) beschäftigte. Die funktionale Analyse war in den Anfängen behavioristischen Denkens das wesentliche diagnostische Instrument und die Basis für die Planung von Therapieinterventionen. Im Laufe der Zeit und insbesondere mit der Einführung kategorial-klassifikatorischer Diagnosesysteme verlor die funktionale Analyse diese wichtige Rolle und wurde überwiegend durch Fragebögen und strukturierte Interviews ersetzt, die im Wesentlichen diagnostische Kriterien systematisiert abfragen. Solche Instrumente lassen sich einerseits sehr gut standardisieren, lassen jedoch wenig Raum für individualisierte Störungsdynamik und funktionales Verständnis. Aus diesem Grund *brauchen wir ein neues Psychopathologieverständnis und eine Erweiterung unseres psychologischen Diagnostikverständnis*. Die Gründe dafür sind im Wesentlichen praktischer Natur. Denn das kategorial-klassifikatorische System ist zu einem großen Teil nicht ausreichend valide und bietet keine für den Praxisalltag relevanten Vorteile. Störungsspezifische Ansätze wurden in der Regel nicht für komplexe Störungen, sondern für einzelne Störungsbilder konzipiert. In Kliniken und Praxen sind komplexe Störungen mit unterschiedlichen Symptomkomplexen jedoch die Regel und nicht die Ausnahme. Welche Antworten liefert der prozessbasierte Therapieansatz?

Funktionale Analyse statt Klassifikation

Der diagnostische Fokus wird auf die Erfassung der wichtigsten Prozesse gelegt, die bei der Entstehung und Aufrechterhaltung der individuellen psychopathologischen Phänomene beteiligt sind, die für die spezifische Person vor uns relevant sind und zum Leidensdruck und Einschränkungen führen. Die funktionale Analyse eines Verhaltens erfolgt v. a. anhand von dynamischen Netzwerken, die im Idealfall mit empirisch gewonnenen Daten erstellt werden. Idealerweise im Rahmen einer EMA-Datenerhebung (»Ecological Momentary Assessment«) werden hohe Mengen an Daten in Alltagssituationen erhoben und computergestützt analysiert. Solche empirischen Netzwerke zeigen die Interaktion zwischen situativ-perzeptiven, attentionalen, emotionalen, kognitiven, motivationalen und behavioralen Prozessen (im Prinzip die Elemente der SORC-Schleife) in Verbindung mit sozialen und biologischen Bedingungen. Je nach Person und Kontext lassen sich dadurch sehr individualisierte funktionalanalytische Fallkonzepte erstellen.

Fokus auf wesentliche Störungs- und Veränderungsprozesse

Die zentralen Prozesse in der funktionalen Analyse eines Problemverhaltens werden individuell erarbeitet – sog. »Störungsprozesse« – und in der Behandlung adressiert. Netzwerkanalytisch handelt es sich um die Knoten mit den stärksten Verbindungen mit den restlichen Elementen im System. Ebenfalls individualisiert werden »Veränderungsprozesse« erarbeitet – die funktionalen Alternativen zu den relevanten Störungsprozessen.

> Im positivpsychologischen Sinne (Seligman, 2011) suchen wir ein funktionales Netzwerk, das im Idealfall mit dem dysfunktionalen Netzwerk nicht zu vereinbaren ist. Man kann bspw. nicht vor dem Fernseher sitzend intensiv über eigene berufliche Misserfolge grübeln und sich gleichzeitig mit einem Freund über Fußball unterhalten oder gar mit ihm im Garten Fußball spielen.

2 Wir müssen unser Psychotherapieverständnis erweitern

2.1 Grenzen störungsspezifischer Therapiemanuale

Manualisierte Behandlungsprotokolle werden Individuen nicht immer gerecht

Behandlungsmanuale mit vorgegebenen Sitzungsinhalten ermöglichen in der klinischen Forschung eine höhere Kontrolle verschiedener Variablen. Die wesentliche zu kontrollierende Varianzquelle stellt dabei die »Improvisationskunst« der Studientherapeuten dar, die eine geringere Rolle spielt, wenn die Interventionen im Rahmen eines Manuals klar vorgegeben sind. Aber auch in der Praxis haben Manuale Vorteile, insbesondere bei Patienten mit einer einzigen Diagnose und einem umschriebenen Problem, für das es ein spezifisches Therapieprotokoll gibt. Sie erhöhen nicht nur die Behandlungsqualität, sondern geben uns Orientierung und Sicherheit während einer Behandlung. Aber was passiert mit den restlichen 89 % der Menschen in unserer Behandlung, die mehr als eine Diagnose erfüllen? Was geschieht, wenn wir die am Ende des letzten Kapitels erwähnten Patienten Herr Müller und Herr Meyer in die gleiche manualisierte Gruppentherapie aufnehmen?

> Nach einem Manual zu arbeiten, bedeutet faktisch, dass Menschen eine Reihe an im Voraus festgelegten Interventionen durchlaufen müssen, ungeachtet dessen, ob alle Interventionen für die jeweiligen Individuen wirklich notwendig und sinnvoll sind.

Dies stellt einerseits ein Problem hinsichtlich der *Effizienz und Wirtschaftlichkeit* dar: Behandlungen könnten nämlich kürzer und entsprechend weniger kostenintensiv sein, wenn diese »maßgeschneidert« und fokussiert geplant werden. Aber auch *ein ethisches Problem* ist nicht zu übersehen, wenn wir an Patienten denken, die unter Umständen zu lange mit nicht zwingend notwendigen Interventionen behandelt werden und entsprechend erst zu einem späteren Zeitpunkt der Behandlung die Therapieelemente erfahren, die im spezifischen Fall tatsächlich zur Besserung beitragen.

Sind transdiagnostische Methoden per se besser?

Unter anderem vor dem Hintergrund dieser verschiedenen praktischen Schwierigkeiten entstanden in den letzten 30 Jahren zahlreiche störungsübergreifende transdiagnostische Methoden innerhalb der Verhaltenstherapie, wie etwa die Akzeptanz- und Commitment-Therapie (ACT), die Schematherapie (ST), die Compassion Focused Therapie (CFT) und verschiedene achtsamkeitsbasierte Methoden. Aber auch die ursprünglich zur Behandlung der Borderline-Störung konzipierte Dialektisch-Behaviorale Therapie (DBT) und die zur Behandlung chronischer Depression entwickelte Cognitive Behavioral Analysis System of Psychotherapy (CBASP) werden transdiagnostisch erweitert. Solche Ansätze versuchen nicht an der Reduktion spezifischer Symptome und der Bekämpfung von Syndromen zu arbeiten, sondern trainieren spezifische Fertigkeiten und Kompetenzen und stärken Ressourcen und Gesundheit. Dadurch sollen verschiedene Symptome gleichzeitig und quasi implizit adressiert werden. Ein Training emotionaler Kompetenzen im Sinne des Erlernens eines funktionalen Umgangs mit subjektiv herausfordernden Gefühlen wie Angst oder Traurigkeit wirkt sich bspw. sowohl auf die sozialen Ängste als auch auf die Depression, die Persönlichkeitsstörung und das Suchverhalten positiv aus. Das gleiche gilt auch für das Training interpersonaler Kompetenzen, die Besserung des Umgangs mit dysfunktionalen Grundannahmen oder das Training bewusster Verhaltenssteuerung. Auch die Entstehung künftiger Symptome soll dadurch präventiv verhindert werden, wenn man Symptome als Ventile eines aus der Balance geratenen Systems betrachtet – eine Annahme, die nicht nur in analytischen und tiefenpsychologischen Theorien zu finden ist.

> In der Theorie führt dies zu einer Verkürzung der Behandlungsdauer, denn man benötigt dann nicht vier aufeinanderfolgende manualisierte Behandlungen, sondern nur eine.

Die Überlegenheit transdiagnostischer Vorgehensweisen ist in der Psychotherapie jedoch alles andere als unumstritten. Heidenreich und Michalak (2023) beschäftigen sich ausführlich mit Vor- und Nachteilen beider Herangehensweisen und sehen hinsichtlich des Effektivitätsvergleichs zwischen transdiagnostischen und störungsspezifischen Ansätzen ein »komplexes noch unklares Forschungsfeld«. Die Effektgröße störungsspezifischer Ansätze in Bezug auf ein umschriebenes psychopathologisches Phänomen ist in der Regel größer als die eines transdiagnostischen Ansatzes, was theoretisch dadurch ausgeglichen wird, dass man durch die kombinierte Behandlung verschiedener Störungen insgesamt effizienter arbeitet als mit der sequenziellen Behandlung der einzelnen Störungsbilder. Dagegen wird jedoch auch argumentiert, dass evidenzbasierte störungsspezifische Behandlungsprotokolle auch positive Effekte auf komorbide Störungen haben dürften – was naheliegt, wenn man gemeinsame zugrundeliegende Prozesse vermutet.

> Auch transdiagnostische Methoden können teil- oder vollständig manualisiert durchgeführt werden. Wenn sie nach einem »Gießkannenprinzip« angewendet werden, dann unterscheiden sich diese nicht von störungsspezifischen Manualen.

2.2 Die Grenzen nomothetischer Forschungsmethoden

Protokolle in der Forschung und Improvisation in der Praxis?

Nehmen wir an, Sie behandeln einen Patienten mit einer ängstlichen Persönlichkeitsstörung und folgen dabei dem evidenzbasierten schematherapeutischen Behandlungsprotokoll zur Therapie von »Cluster-C-Persönlichkeitsstörungen« von Arnoud Arntz et al. (2010). Das Protokoll besteht aus 45 Sitzungen, wobei in den ersten 15 Sitzungen mit Fokus auf Vergangenheit unter Anwendung von Imaginationsübungen und historischen Rollenspielen gearbeitet wird. Würden Sie an einer klinischen Studie teilnehmen, dann würden Sie es auch genauso machen. Wie machen Sie es aber in der eigenen Praxis? Wie gehen Sie damit um, wenn ihr Patient bereits nach sieben Sitzungen mit Vergangenheitsfokus deutlich flexibler erscheint und möglicherweise bereit wäre für die nächste Behandlungsphase? Und was machen Sie, wenn ihr Patient mehr als 15 Sitzungen zu benötigen scheint? Mit hoher Wahrscheinlichkeit werden sie die Behandlung der Individualität des Menschen vor ihnen anpassen, und nicht den Menschen in das Behandlungsprotokoll »hineinquetschen« wollen. Sie werden jetzt möglicherweise denken: »*Lieber Herr Valente, Sie erzählen ja nichts Neues*«. Das stimmt, und es freut mich, um ehrlich zu sein, wenn Sie so denken.

> Aber wäre es nicht sinnvoll und für uns Menschen aus der Praxis hilfreicher, wenn wir Instrumente hätten, um nicht im Alltag improvisieren zu müssen? Wenn Leitlinien und Behandlungsempfehlungen bereits möglichst viel Raum für individuelle Unterschiede und nicht störungs- sondern patientenspezifische Anpassungsmöglichkeiten im Therapieverlauf einräumen würden?

Die Arbeitsgruppe um Steve Hayes, Stefan Hoffmann und Joseph Ciarrochi (2023) beschäftigt sich seit Jahren mit den Grenzen unserer gängigen statistischen Forschungsmethoden und versucht, diese Dichotomie zwischen Forschung und Praxis zu überwinden. Dabei entstand eine fundamentale Kritik an unserem Verständnis evidenzbasierter Psychotherapie, auf die ich jetzt kurz eingehen möchte.

The Protocol for Syndroms Game

Unser gängiges Denken ist sowohl hinsichtlich der an taxonomischen Kategorien orientierten Diagnostik als auch im Hinblick auf die Wirksamkeitsforschung in der Psychotherapie *nomothetisch: Wir übertragen Ergebnisse der Untersuchung einer Gruppe von Probanden »Top-Down« auf die einzelnen Gruppenmitglieder.* Übernommen aus anderen medizinischen Gebieten stellen in der psychotherapeutischen Wirksamkeitsforschung sogenannte »randomisierte klinische Studien« (Randomized Clinical Trials, RCT) den Goldstandard dar. Im sogenannten »Protocol for Syndroms Game« (Hayes et al. 2023) werden Therapiemethoden an klinischen Stichproben hinsichtlich deren Wirksamkeit untersucht und in aller Regel miteinander verglichen.

Nach über 50 Jahren Psychotherapieforschung lassen sich wichtige (durchaus ernüchternde) Erkenntnisse gewinnen, die sowohl eine grundsätzliche Richtungskorrektur klinischer Forschung nahelegt als auch uns »Praxismenschen« dazu einladen (sollten), über unsere alltägliche Tätigkeit nachzudenken.

> **Eine kritische Betrachtung von über 50 Jahren Psychotherapieforschung: Was zeigen Metaanalysen?**
>
> - »Etablierte Psychotherapiemethoden« sind trotz durchschnittlicher Wirksamkeit unter Forschungsbedingungen in der Patientenversorgung viel weniger effektiv, als wir denken. Lambert (2017) stellte in einer großen Metaanalyse fest, dass, während ca. 30 % der Patientinnen und Patienten in klinischen Studien keine Veränderung erleben (»Nonresponse«), über 65 % der Menschen in naturalistischen Studien die Behandlung ohne nennenswerte Besserung verlassen.
> - Die Effektivität stagniert. Obwohl in den letzten 20 Jahren zahlreiche neue Therapiemethoden und Techniken entwickelt wurden, zeigt sich keine wesentliche Überlegenheit im Vergleich mit den traditionellen Methoden (Brakemeier & Herpertz, 2019).
> - Die Wirkmechanismen bleiben mit unseren gängigen Forschungsmethoden in der Regel unklar. RCT sind Outcome-Studien und untersuchen primär die Wirksamkeit von Interventionen. Dabei werden vermutete Wirkmechanismen theoretisch diskutiert, jedoch selten empirisch identifiziert und gemessen.

An einem konkreten Beispiel: Nehmen wir an, wir möchten ein Achtsamkeitstraining mit zehn protokollierten Sitzungen wissenschaftlich untersuchen. Unser Protokoll wird dann an einer Gruppe von Menschen (N = 100) erprobt, die Kontrollgruppe (ebenfalls N = 100) macht stattdessen zehn Sitzungen Progressive Muskelentspannung. Die Zuteilung in die eine oder andere Gruppe erfolgt randomisiert. Wir möchten zeigen, dass sich das Achtsamkeitstraining positiv auf die allgemeine Lebenszufriedenheit auswirkt, und lassen die Probanden einen standardisierten Fragebogen vor und nach der jeweiligen Behandlung ausfüllen (ein sogenanntes »Prä-Post-Messung«-Design). Die Berechnung der Effektstärken ergibt dann Cohens d = 0,8 für das Achtsamkeitstraining und d = 0,4 für PMR. Dies zeigt, dass das Achtsamkeitstraining nicht nur sehr effektiv hinsichtlich der Erhöhung von Lebenszufriedenheit, sondern auch effektiver als das Entspannungstraining ist. Im nomothetischen Verständnis gehen wir davon aus, dass diese Ergebnisse auf alle Menschen übertragbar sind. Anders gesagt: Im sogenannten »Normalfall« profitiert jeder Patient mehr von unserem Achtsamkeitstraining als vor der PMR und es führt immer zur Besserung der Lebenszufriedenheit. Individuelle Abweichungen von den Ergebnissen der Untersuchung der Gesamtgruppe (d. h. bspw. des Mittelwerts) werden methodisch als Standardfehler/-abweichung oder Varianz dargestellt.

> Auf die Tatsache, dass manche Probanden vom untersuchten Achtsamkeitstraining nicht nur nicht profitierten, sondern sich sogar während der Untersuchung verschlechterten, wird keine Rücksicht genommen – diese Fälle werden statistisch »normalisiert«. Aber was bedeutet es für diese Menschen, wenn sie in Psychotherapie gehen? Sie werden in der Regel als »Non-Responder« dargestellt.

Kann eine repräsentative klinische Stichprobe wirklich »repräsentativ« sein?

Anders formuliert geht es jetzt um die Frage, wie gut sich Ergebnisse von RCT auf unsere Patientinnen und Patienten im Psychotherapiealltag übertragen lassen. In seinem sehr populären »Manifest einer Psychologie als ideografische Wissenschaft« weist Peter Molenaar (2004) auf die fehlende Ergodizität der allermeisten zu untersuchenden psychologischen Phänomene hin und stellt somit die Validität sowohl der psychometrischen Testkonstruktion, als auch psychotherapeutischer Wirksamkeitsforschung infrage – etwas, was von PBT-Forschungsteams in den letzten Jahren weiter aufgegriffen und untersucht wurde (z. B. Hofmann et al., 2016; Hayes et al., 2022, 2023). Falls auch Sie im ersten Moment Schwierigkeiten erleben, sich an Ihren Statistikkurs im Studium zu erinnern: *In Mathematik und Statistik spricht man über Ergodizität (Boltzman, 1884), wenn im Rahmen eines Veränderungsprozesses die Variationen des dynamischen Systems und der einzelnen Elemente dieses Systems äquivalent sind. Entstanden ist die sogenannte Ergodenhypothese in der Physik und der Chemie, während man bspw. Gasmoleküle untersuchte und die Hypothese aufstellte, Gase seien grundsätzlich ergodisch* – was nach heutigem Wissen falsch ist.

> Genau diese fundamentale Annahme der nomothetischen Forschung wird grundsätzlich infrage gestellt: Ergebnisse der Untersuchung einer Gruppe können nicht auf die Gruppenmitglieder direkt übertragen werden. Intrapersonale Veränderungsprozesse sind hoch komplex, individuell und folgen nicht allgemeinen Gesetzmäßigkeiten.

Dabei spielt die Zeitdimension eine wesentliche Rolle, denn Untersuchungen zeigen, dass einzelne Symptome intraindividuell betrachtet alles andere als stabil und vielen Schwankungen unterworfen sind. Steven Hayes kritisiert den nomothetischen Ansatz in seinen Vorträgen und argumentiert provokant, *da wir nicht mit eingefrorenen Zombies arbeiten, benötigen wir ein grundsätzliches Umdenken und neue Forschungsansätze.*

2.3 Ideografisches Denken und die Neugeburt der funktionalen Analyse

Svitak und Hofmann (2022) vergleichen die diagnostische Arbeit unter Verwendung kategorialer Störungsmodelle sinnbildlich mit dem Versuch, nur unter Betrachtung des Standbildes eines Fußballspiels das Funktionieren einer Mannschaft auf dem Platz zu verstehen. Aber auch zur Verdeutlichung der Schwierigkeiten bei der anschließenden Behandlung lässt sich mit diesem treffenden Vergleich sehr gut argumentieren. Vielleicht lassen Sie sich auf ein kleines Gedankenexperiment mit mir ein und stellen sich jetzt vor, Sie sind Trainer einer Fußballmannschaft, die am vergangenen Samstag ein wichtiges Spiel verloren hat und müssen die Spielstrategie für das nächste Spiel erarbeiten. Dafür bekommen Sie das Standbild von einem kassierten Tor am vergangenen Wochenende. Sogar wenn Sie eine hochauflösende 3D-Aufnahme des Augenblicks erhalten, in dem der Ball über die Linie ging, dürfte dies eine sehr komplizierte Aufgabe werden. Denn wenn Sie analysieren möchten, wie Ihre neue Mannschaft spielt und anschließend neue Taktiken ausprobieren wollen, dann brauchen Sie eine längere Videosequenz aus einer Vogelperspektive, sodass Sie die dynamischen Prozesse und die Interaktion zwischen den verschiedenen Spielern in Bewegung betrachten können. Und das nicht nur während des erwähnten Tores, sondern im Laufe vieler Spielmomente.

> Auch angelehnt an Molenaars wird diese Betrachtung »Ideografisch« genannt. Dabei geht es nicht um die Beobachtung einer Gruppe und *der interpersonellen Variation (IEV)* in einem bestimmten Zeitrahmen, sondern um die Erfassung der *individuellen intrapersonellen Variation (IAV).*

Wenn wir bei der Fußballmetapher bleiben möchten, dann kann die nomothetische Analyse zum Beispiel zeigen, dass jeder der ersten vier Mannschaften auf der Tabellenspitze der Liga in den letzten fünf Spielen durchschnittlich 3,2 Tore geschossen hat. Jetzt wissen Sie also ganz genau, was Sie mit Ihrer neuen Mannschaft zu tun haben: Am besten vier Tore pro Spiel schießen lassen. Sie haben sich die Arbeit mit der Videoanalyse gespart! Was meinen Sie, wie groß Ihre Erfolgsaussichten als Trainer sein dürfen, wenn Sie so arbeiten? Dann probieren wir eine ideografische Herangehensweise aus: Sie bekommen Videosequenzen zahlreicher Spiele Ihrer Mannschaft in der laufenden Saison und können das Verhalten Ihrer Mannschaft auf dem Spielfeld im Umgang mit unterschiedlichsten Gegnern in verschiedenen Spielsituationen analysieren. Sie können das Zusammenspiel verschiedener Spieler dynamisch betrachten und sogar Statistiken errechnen, welche Spieler sich am häufigsten den Ball einander zuspielen. Sie suchen nach erfolgreichen und weniger erfolgreichen Spielstrategien im Umgang mit bestimmten Situationen und beobachten die Entwicklung der Mannschaft als lernendes System von Spiel zu Spiel. Auch hier könnten Sie sagen: »*Lieber Herr Valente, das ist ja ganz normale Verhaltensanalyse, das mache ich doch andauernd!*«. Und ich würde erneut antworten, dass mich das sehr freut. Die nomothetische Psychotherapieforschung liefert Ihnen jedoch kaum Erkenntnisse, die Ihre Fähigkeit zur präzisen Erstellung solcher funktionalen Analysen unterstützt.

2.4 Der ideonomische Forschungsansatz

Mit dem Begriff der »Ideonomischen Forschung« (»Idionomic Approach«; Hayes et al., 2022) wird aktuell versucht, den ideografischen und den nomothetischen Ansatz zu kombinieren. Die PBT-Forschungsgruppe arbeitet in hohem Tempo an der Erprobung von Designs und statistischen Berechnungen, welche sowohl die »Bottom-Up«-Generalisierung vom Individuum zur Gruppe als auch die »Top-Down«-Übertragung von Gruppendaten auf die Individuen ermöglichen. Bei solchen Designs werden zunächst hohe Mengen an individuellen Daten gesammelt und mit den Einzelfällen ideografisch gearbeitet, um zuverlässige Modelle zu entwickeln. Erst in einem zweiten Schritt werden diese Modelle auf die Gruppe nomothetisch generalisiert. Die dadurch entstandenen Erkenntnisse sollen dadurch auf die gesamte Stichprobe übertragbar sein.

Solche Designs untersuchen nicht die Wirksamkeit eines bestimmten Manuals bei der Behandlung einer spezifischen Störung oder Störungskategorie, sondern beschäftigen sich in aller Regel mit spezifischen Interventionen, deren Wirkmechanismen (Verändungsmediatoren) und den Bedingungen, unter denen diese Interventionen positive Effekte zeigen und erwünschte Veränderungsprozesse in Gang setzen (Veränderungsmoderatoren).

Schauen wir uns am besten ein konkretes Beispiel an: Sahdra et al. (2023) untersuchten an einer Gruppe von 154 Psychotherapiepatienten gemischten Geschlechts und unterschiedlicher Diagnosen den Zusammenhang zwischen Mitgefühl und Wohlbefinden und verglichen dabei die Ergebnisse einer herkömmlichen nomothetischen und einer idionomischen Herangehensweise.

Mit herkömmlichen Methoden und der Ermittlung von Selbst-Mitgefühl, Mitgefühl mit anderen Menschen und Wohlbefinden mit Hilfe standardisierter Fragebögen, stellte sich eine positive Korrelation auf Gruppenebene zwischen beiden Formen von Mitgefühl und der Lebenszufriedenheit heraus. Auch wenn es sich um keine interventionelle Studie handelte, könnte daraus die Erwartung abgeleitet werden, dass ein spezifisches Mitgefühlstraining einen positiven Effekt auf Wohlbefinden haben könnte. Anders betrachtet, könnte Mitgefühl mit sich und/oder mit anderen als Mediator bei der Erhöhung von Wohlbefinden dienen.

Der idionomische Ansatz begann dahingegen mit der Sammlung hochfrequenter individueller Daten mit Hilfe eines kurzen Fragebogens zur Einschätzung des unmittelbaren Selbstmitgefühls, des Mitgefühls mit anderen sowie des Wohlbefindens, wobei diese Fragen sechs Mal am Tag während einer Woche am eigenen Smartphone und im normalen Alltag beantwortet wurden (Ecological Momentary Assessment, EMA). Erst nach der individuellen bzw. ideografischen Fallbetrachtung erfolgte die statistische Generalisierung. Das Ergebnis zeigte, dass beide Varianten von Mitgefühl mit Wohlbefinden nur dann positiv korrelierten, wenn Selbst- und Fremdmitgefühl für die jeweiligen Personen subjektiv/emotional harmonierten. Bei denjenigen, die Selbst- und Fremdmitgefühl als unabhängig (d. h. keine Korrelation) oder disharmonisch (d. h. negative Korrelation) erlebten, war das Ausmaß des Mitgefühls weitgehend unabhängig vom Wohlbefinden. Für diese Personen hätten Interventionen zur Stärkung der Fähigkeit zum Mitgefühl möglicherweise keinen Nutzen hinsichtlich der Besserung des Wohlbefindens. Der Zusammenhang zwischen Mitgefühl und Wohlbefinden wird von der Harmonie zwischen beiden Subkategorien von Mitgefühl moderiert (s. ▶ Abb. 2.1).

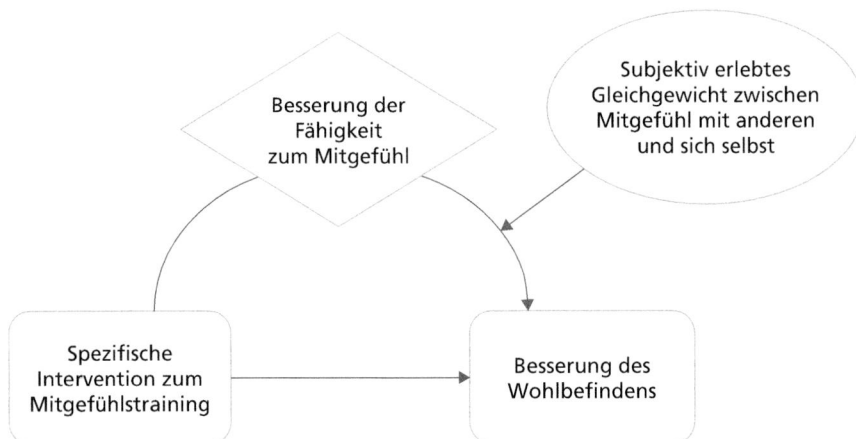

Abb. 2.1: Veränderungsmediation und -moderation

> Sie sehen den praktischen Unterschied: Mit dem Gießkannenprinzip hätten sieben bis acht von zehn Patienten von einem Mitgefühlstraining profitiert. Die anderen zwei bis drei Personen hätten jedoch keine nennenswerte Veränderung erlebt. Denn die Praxisregel »Mitgefühl führt zu mehr Wohlbefinden« lässt sich »Top-Down« nicht auf alle Menschen übertragen. Die Regel »Mitgefühl führt zu mehr Wohlbefinden, vorausgesetzt die Balance zwischen Mitgefühl mit sich selbst und anderen ist für die Person subjektiv harmonisch« gilt für voraus-

sichtlich eine deutlich höhere Anzahl von Personen und hat praktische Konsequenzen für unsere Therapieplanung. So könnten wir bspw. das Zusammenspiel zwischen selbst- und nach außen orientiertem Mitgefühl mit Hilfe von Mikroanalysen auf Stühlen untersuchen und möglicherweise eine intensive Selbstbeobachtung unter Alltagsbedingungen einleiten, bevor wir spezifische Interventionen zum Training von Mitgefühl durchführen.

2.5   Sollten wir auf Therapiemanuale verzichten?

Auch diese Frage würde ich mit einem klaren »Nein« beantworten. Wie bereits in ▶ Kap. 1 dargestellt, geht es sicher nicht darum, auf die Ergebnisse von 50 Jahren Psychotherapieforschung zu verzichten. Wir möchten evidenzbasiert und effizient arbeiten, aber auch Möglichkeiten zur Wirksamkeitserhöhung schaffen. Und die sind aktuell – wenn wir den Metaanalysen Glauben schenken – nicht gegeben. Es geht also vielmehr um den Umgang mit gut untersuchten Methoden und Manualen. Und dafür möchte ich Sie nun wieder auf die Unterscheidung zwischen Verfahren, Methoden und Techniken aufmerksam machen, die in unserer Psychotherapierichtlinien verankert ist. Techniken sind Werkzeuge und per se weder gut noch schlecht. Es ist wie immer eine Frage des Kontextes – oder anders gesagt der Indikation. Und diese Indikation kann nicht nur kategoriell-störungsspezifisch gestellt werden, sondern muss funktionalanalytisch zu stellen sein.

Mit anderen Worten geht es in einem PBT-Verständnis darum, die wesentlichen individualisierten Störungsprozesse herauszufinden und Techniken gezielt einzusetzen, um diese zu adressieren und neue sogenannte Veränderungsprozesse in Gang zu setzen. Evidenzbasierte Techniken können mit Hilfe neu gewonnenen Wissens über spezifische Wirkfaktoren, Mediatoren und Moderatoren für Veränderung sinnbildlich der Person vor uns »zugeschnitten« und in der Behandlung nach Bedarf kombiniert werden, um der Person gerecht zu werden und sowohl wirksam als auch effizient zu arbeiten, ohne auf Evidenzbasis zu verzichten.

Um methodenübergreifend arbeiten und verschiedene evidenzbasierte Techniken aus verschiedenen Methoden gezielt kombinieren und einsetzen zu können, brauchen wir eine Theorie der psychologischen Veränderung, die die bestehenden methodenspezifischen Theorien nicht ersetzt, jedoch aus einer Metaperspcktive integrativ »übersetzen« kann. Eine gemeinsame neutrale Sprache oder auch eine Art symbolische »Plattform«, auf der integratives Denken stattfinden kann. Das Erweiterte evolutionäre Metamodell (EEMM) ist in der PBT diese Metaperspektive, die von Hayes et al. (2018) vorgestellt wurde und inzwischen eine zentrale theoretische Säule des PBT-Ansatzes darstellt. Damit

> beschäftigen wir uns im Teil II dieses Buches sehr ausführlich. Lassen Sie uns zunächst eine kleine Zusammenfassung dieses Kapitels machen.

2.6 Zusammenfassung

Wir brauchen ein neues Psychotherapieverständnis, denn störungsspezifische Manuale werden Individuen in vielen Fällen nicht gerecht, verlängern ggf. die Länge einer Behandlung unnötig und sind wahrscheinlich nur für den geringen Anteil an Patientinnen und Patienten geeignet, für die nur eine Diagnose den Anlass der Behandlung darstellt. Auch wenn transdiagnostische Ansätze die Einschränkungen durch die »Klassifizierung« von ICD und DSM überwinden, sind sie aus ähnlichen Gründen problematisch, wenn sie manualisiert und nach dem sog. »Gießkannenprinzip« angewendet werden. 50 Jahre Psychotherapieforschung zeigen in metaanalytischen Studien, dass Psychotherapie über die Zeit nicht effektiver wurde und insgesamt deutlich weniger Wirksamkeit entfaltet, als wir denken. Wir müssen also unser Verständnis von Psychotherapie insgesamt erweitern und verändern. Wie lauten die konkreten Vorschläge des prozessbasierten Therapieansatzes?

Theoretische Integration: Das »EEMM« als Metatheorie der Verhaltenssteuerung

Um die Integration unterschiedlichster Interventionen und Modelle zu ermöglichen, entwickelten Hayes et al. (2018) angelehnt an der Evolutionstheorie und dem Modell der Psychologischen Flexibilität aus der Akzeptanz- und Commitment-Therapie eine Metatheorie zur Entstehung und Veränderung menschlichen Verhaltens: Das bereits erwähnte »Erweiterte evolutionäre Metamodell« (EEMM). In der Essenz bildet das EEMM einen »Denkrahmen« ab und bietet eine gemeinsame Sprache, wodurch der Austausch zwischen verschiedenen Therapieschulen und -modellen vereinfacht werden soll. Als Metatheorie hat das EEMM nicht den Anspruch, andere Theorien und Modelle zu ersetzen, sondern diese in eine gemeinsame Sprache zu »übersetzen«.

Idionomische Forschung und Fokus auf evidenzbasierte Interventionen

Die zu wählenden Interventionen sollen evidenzbasiert sein, denn das ist ein weiteres Qualitätsmerkmal moderner Psychotherapie, die wirksam und effizient sein möchte. Anders als nomothetische Ansätze, fokussiert aber der sogenannte idionomische Ansatz die Aufmerksamkeit zunächst auf die Gewinnung funktionalanalytischer Daten pro Individuum und verfolgt mit Hilfe neuer statistischer Methoden das Ziel, auf der Basis dieser Daten Erkenntnisse und Outcomes auf Gruppenebene zu generieren, die auf möglichst alle Individuen in der Studien-Stichprobe zurückübertragbar sind. Auf dieser Weise lassen sich keine manualisierten Behandlungsprotokolle mit klar strukturierten vorgegebenen Sitzungsinhalten erstellen. Der Fokus wird vor allem auf konkrete Interventionen sowie auf die Suche nach Mediatoren und Moderatoren für Veränderung gelegt. Interventionen sind die konkreten Techniken, die eine bewusste Aktivierung von Veränderungsprozessen ermöglichen und die Person wieder in die Lage versetzen, bewusste Kontrolle über das eigene Leben zu erlangen.

II Theoretische Grundlagen

3 Prozesse

3.1 Ein häufig verwendeter Begriff

Der Begriff »Prozess« hat lateinische Wurzeln (»processus«) und wird in allen möglichen Kontexten verwendet. Wir sprechen in Medizin und Psychologie sehr häufig über Prozesse. Und hormonelle, metabolische, gedankliche, kognitive, emotionale, soziale, Lern-, Wachstums- und Entwicklungs- oder unbewusste Prozesse haben in der Tat etwas Gemeinsames: Sie deuten Bewegung und Veränderung an. Wenn Sie im Duden nachschlagen, so finden Sie diese Definition: »*sich über eine gewisse Zeit erstreckender Vorgang, bei dem etwas [allmählich] entsteht, sich herausbildet*«.

> Ein Prozess stellt eine Abfolge von Ereignissen dar und führt von einem momentanen Zustand zu einem anderen. Im Kontext der Psychotherapie geht es um dynamische Phänomene biologischer, psychologischer und sozialer Natur.

Prozesse im PBT-Verständnis

Hofmann, Hayes und Lorscheid (2021) definieren einen Prozess im Allgemeinen als »eine Folge von Ereignissen mit Einfluss auf das Wohlbefinden eines Menschen«.

> Prozesse sind dynamische, multidimensionale, biopsychosoziale Vorgänge.

Das klingt etwas abstrakt und theoretisch, auf den folgenden Seiten werden wir uns aber sehr viele Beispiele und konkrete Fallvignetten anschauen, um das Konzept konkreter darzustellen.

Im PBT-Verständnis unterscheiden wir in einer ersten Kategorisierung verschiedene Prozessebenen und -dimensionen. Das sind allgemeingültige Kategorien, die als theoretischer Rahmen herangezogen werden, um für die Behandlung potenziell relevante Prozesse darzustellen.

Eine zweite Kategorisierung, die allerdings nur in der individuellen Betrachtung eines Einzelfalles erfolgen kann und für die praktische Fallkonzeptualisierung und

Behandlungsplanung von hoher Bedeutung sein wird, unterscheiden wir Störungs-, therapeutische Veränderungs- und Interaktionsprozesse.

3.2 Verschiedene Prozessebenen und das biopsychosoziale Modell

Es liegt fast in der Natur der Sache, dass psychologische Modelle primär den Fokus auf psychologische Vorgänge und Phänomene legen. Die Schwerpunkte variieren abhängig vom theoretischen Hintergrund und im Kontext psychotherapietheoretischer Modelle natürlich auch von der praktischen Zielsetzung. Viele Denkmodelle legen einen höheren Wert auf emotionale Elemente und Prozesse, andere auf kognitive, manche auf motivationale und andere auf Verhaltens- und Selbstregulationsprozesse. Konstruktivistische Theorien legen bspw. einen höheren Wert auf Prozesse der Informationsverarbeitung, in tiefenpsychologischen Modellen werden unbewusste Prozesse und Motive fokussiert. Einige Theorien messen vor allem sozialen Interaktionsprozessen und Systemen eine höhere Bedeutung bei. Manche Modelle beschäftigen sich stärker mit der Beeinflussung oder gar Determinierung durch Umweltfaktoren und externe Stimuli, während sich andere Modelle mit organischen, psychosomatischen und insgesamt biologischen Komponenten beschäftigen.

Der übermäßige Fokus auf psychologische Phänomene verbirgt die Gefahr, diese ggf. zu überbewerten und wesentliche Elemente einer Störungsdynamik zu übersehen. Depressive Symptome können bspw. mit hormonellen Dysfunktionen zusammenhängen (erniedrigter Testosteronspiegel bei Männern, Veränderung von Östrogen, Progesteron und Cortisol während der Menopause bei Frauen, Hypothyreosen). Unruhe und Angstsymptome können von medikamentösen Behandlungen (mit)ausgelöst werden (z. B. von Kreislaufmedikamenten und blutgefäßerweiternden Substanzen). Ein chronischer Schlafmangel, das Fehlen von Bewegung und eine einseitige Diät wirken sich auf unsere Stimmungslage aus. Aber auch soziale Aspekte im Sinne einer Makroanalyse können übersehen werden, wie etwa soziokulturelle Besonderheiten, Migrationshintergründe, die Art der sozialen Interaktionen und Kontakte.

> Im PBT-Verständnis werden nicht nur psychologische, sondern auch biophysiologische und soziokulturelle Phänomene und Prozesse betrachtet.

Diese Erweiterung der Sichtweise über die psychologischen Dimensionen hinaus ist auch notwendig, um eine theoretische Integration der ACT-geprägten psychologischen Prozessdimensionen und dem funktionalanalytischen Denken der Verhaltenstherapie zu ermöglichen. Denn in ACT werden die biologischen Komponenten der sogenannten »O-Variable«, die situativen Aspekte im Sinne der »S-Variable« und die Nuancen der interpersonalen Interaktionen, sowohl im Sinne der S-Variable als auch der Kontingenzen/Konsequenzen, im Prinzip der großen Kategorie »Kontext« zugeordnet, was aus Sicht eines KVT-Therapeuten durchaus eine zu geringe Differenzierung bzw. zu hohe Simplifizierung darstellt.

Die biopsychosoziale Perspektive

Das »biopsychosoziale Modell von Gesundheit und Krankheit« wurde in den 1970er Jahren vom amerikanischen Internisten und Psychiater George L. Engel (1976) eingeführt. Als Krankheitsmodell genießt es heute noch eine breite Akzeptanz und beinhaltet einen integrativen Blick auf interagierende biologische, psychische und soziale Faktoren, in derer Wechselwirkung Gesundheit oder Krankheit entstehen und aufrechterhalten werden. Dieses Modell kontrastiert historisch mit mechanistischen Theorien in der Medizin, die monokausale Verbindungen zwischen organischen Vorgängen und Krankheitsentstehung aufstellten. Gleichzeitig öffnet diese integrative Denkweise sinnbildlich die Tür für psychosomatische und interdisziplinäre Krankheitsmodelle.

> Unser Ziel in einer prozessbasierten Herangehensweise besteht nicht darin, die Totalität aller biopsychosozialen Prozesse darzustellen, denn theoretisch kann es eine unendliche Zahl an Prozessen geben, welche teilweise koordiniert, teilweise gegensätzlich in einer und derselben Person zum gleichen Zeitpunkt wirksam sind. Es geht vielmehr darum, während der Arbeit mit einem konkreten Menschen, der sich aufgrund psychologischen Leidens in unsere Behandlung begibt, die Kernprozesse seiner individuellen Störungsdynamik zu identifizieren und mit spezifischen Interventionen zu adressieren und verändern.

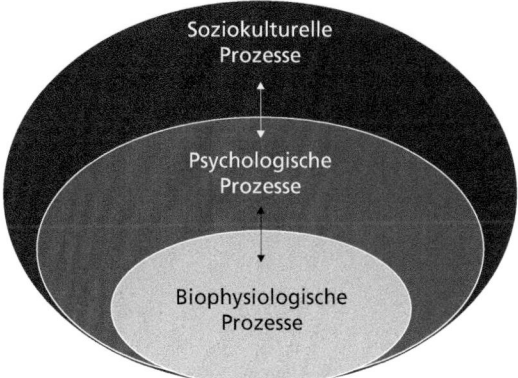

Abb. 3.1: Das biopsychosoziale Prozessmodell

Die drei Prozessebenen (▶ Abb. 3.1) können auch als interagierende Systeme verstanden werden und zeigen auch eine sehr gute Übereinstimmung mit dem Ihnen möglicherweise bekannten Konzept des erweiterten Geistes (»Extended Mind«) von Clark & Chalmers (1998), in dem ebenfalls drei Systeme von Prozessen beschrieben werden: *die hirnphysiologischen Prozesse, die mentalen bzw. Selbst-konstituierenden Prozesse und das System der Wechselwirkungen mit der lokalen Umwelt.* Schauen wir uns die Ebenen etwas genauer an.

Die biophysiologische Prozessebene

Diese Ebene stellt das Fundament des Lebens und auch des psychologischen Funktionierens dar. Im weitesten Sinne werden hier alle relevanten physiologischen und (neuro)biologischen Vorgänge eingeschlossen. Relevant bedeutet in diesem Kontext, dass es sich um Vorgänge mit einer Auswirkung auf das psychologische und soziale Funktionieren und somit auf das Wohlbefinden des Menschen handelt. Besonders relevant sind Prozesse und Vorgänge, die durch therapeutische Interventionen beeinflusst werden können. Schlaf, Ernährungsgewohnheiten, Bewegung/Sport, Umgang mit Schmerzen und anderen Erkrankungen sind wesentliche Beispiele.

Die psychologische Prozessebene

Innerhalb der Psychologischen Prozessebene werden die sechs Dimensionen des ACT-geprägten Psychologischen Flexibilitätsmodells unterschieden.

Tab. 3.1: Psychologische Prozessdimensionen

Dimension	Beschreibung	Mögliche Leitfragen
Aufmerksamkeit	Hier wird die Lenkung der Aufmerksamkeit auf externale und internale Ereignisse beschrieben.	Was wird fokussiert? Wie flexibel ist der Fokus? Wird die Aufmerksamkeit eher nach innen oder nach außen gerichtet? Selektive oder offene Wahrnehmung?
Emotional	Hier wird die Art des Umgangs mit emotionalen Reaktionen und Ereignissen beschrieben. Auch hier ist das »Wie« wichtiger als das »Was«.	Wie differenziert werden Emotionen wahrgenommen? Werden verschiedene Emotionen unterschiedlich behandelt? Findet eine inhaltlich-rigide oder kontextualisierte Betrachtung statt? Emotionale Akzeptanz oder Vermeidung? Wie gut funktioniert emotionale Regulation?
Kognitiv	Hier werden spezifische Inhalte, aber vor allem der Umgang mit dem Denken an sich betrachtet. Auch bei den kognitiven Prozes-	Ist die Attribution internal oder external? Kann ausreichend Abstand zu Gedanken und dem Denken an sich gefunden werden

Tab. 3.1: Psychologische Prozessdimensionen – Fortsetzung

Dimension	Beschreibung	Mögliche Leitfragen
	sen geht es weniger um das »Was«, sondern um das »wie man denkt«.	(Kognitive Distanzierung/Defusion)? Finden Fehlinterpretationen oder realistische Einschätzungen statt? Sind die Denkmuster hilfreich?
Selbst	Hier geht es um die Art, mit sich als Person, aber auch mit Selbstbildern und -konzepten umzugehen.	Erlebt die Person ein stabiles Selbstgefühl? Können Selbstprozesse der Situation angepasst werden? Wie geht die Person mit sich selbst um? Selbst-Mitgefühl oder Selbstabwertung?
Motivation	Hier geht es um die Entstehung der sichtbaren Handlung.	Was bewegt die Person zum sichtbaren Verhalten? Verfolgt die Person Annäherungs- oder Vermeidungsziele? Ist die Person in der Lage, eigene motivationale Ziele und Werte zu definieren und besteht ausreichendes Bewusstsein darüber in schwierigen Situationen?
Handlung	Hier wird das sichtbare Verhalten betrachtet.	Was tut und sagt die Person in einer spezifischen Situation? Was nicht? Wie werden diese Handlungen ausgeführt? Sind Handlungen impulsiv oder eher überkontrolliert/gehemmt? Findet ausreichende Flexibilität auf der Handlungsebene statt?

Die soziokulturelle Ebene

Auf dieser Ebene findet das Sozialverhalten eines Menschen und die Interaktion mit seiner Umwelt statt – sie stellt eine »breitere« Betrachtungsperspektive.

> Die sichtbare Handlung bildet sinnbildlich eine Art Brücke zwischen den biologischen, psychologischen und sozialen Prozessebenen.

Hier geht es um relevante mikroanalytische Faktoren im Sinne der »S-Variable« des uns bekannten SORC-Modells. Aus einer Makroperspektive geht es aber auch um den soziokulturellen Hintergrund, die soziale Integration, die berufliche Situation, die familiären und freundschaftlichen Beziehungen sowie vorhandene soziale Hilfsmechanismen und Unterstützung.

Die Metapher des Wohnhauses

Eine sehr anschauliche Möglichkeit, die verschiedenen Ebenen grafisch und verständlich in einer Therapie zu erklären, stellt die Metapher eines Wohnhauses dar. Die eigene Wohnung symbolisiert unsere psychologischen Prozesse, d.h. wie wir mit unseren Gedanken und Gefühlen, unseren Selbstbildern, unseren Plänen und Zielen umgehen. Aber auch, wie wir Ereignisse sowohl in der Wohnung als auch außerhalb wahrnehmen, was wir priorisieren und wie wir uns dort bewegen. Diese letzten zwei Elemente öffnen sinnbildlich die Tür und die Fenster der Wohnung nach außen. Wir verlassen häufig unsere vier Wände und treffen andere Menschen, gehen in andere Wohnungen des Gebäudes und andere Häuser. Das ist die soziale Ebene. Unsere Wohnung gehört einem größeren System an. Jedes Haus hat aber auch im Keller technische Räume, in denen bspw. Wasserzubereitung und -aufwärmung, Stromverteilung und Entsorgung stattfinden. Diese Vorgänge sind notwendig, um in der eigentlichen Wohnung gut leben zu können. Das sind biologische Prozesse, wie Schlaf, Ernährung und Aktivität. In manchen Fällen zeigen sich in der Wohnung Schwierigkeiten, die man nicht in der Wohnung beheben kann. Störungen im Technikraum beeinflussen die Lebensqualität in der Wohnung. In diesem Falle lohnt sich die Erweiterung des Blickes und der Besuch der unteren Etage.
(Eine grafische Darstellung finden Sie im ▶ Kap. 16, ▶ Abb. 16.1).

3.3 Wesentliche Eigenschaften relevanter Prozesse in der Psychotherapie

Prozesse sollen evidenzbasiert und erklärbar durch ein theoretisches Modell sein

Die Prozesse, die uns in einer Psychotherapie interessieren, basieren auf bewährten und empirisch evaluierten therapietheoretischen Modellen, wie etwa der SORC-Rückkopplungsschleife oder auch dem Modell der psychologischen Flexibilität von ACT. Dies unterstützt das Vorhaben, im Rahmen der Behandlung evidenzbasiert zu arbeiten und Techniken anzuwenden, die ebenfalls einen fundierten theoretischen Hintergrund haben.

Prozess bedeutet Dynamik

Das ist nicht immer selbstverständlich. Nehmen wir ein Phänomen, mit dem wir alle gut vertraut sind: das Erleben von Angst. Angst ist ein Gefühl – eine Basisemotion, um genauer zu sein. Mit der Bezeichnung »Angst« kann man jedoch sowohl einen momentanen Zustand als auch den Weg von einem Zustand »ohne Angst« zu einem Zustand »mit Angst« meinen, also den Vorgang der Emotionsgeneration. Im Sinne eines Prozesses meinen wir aber natürlich die zweite Perspektive und ganz besonders den Umgang damit.

> **Selbsterfahrungsübung**
>
> Wann hatten Sie zuletzt Angst? Versuchen Sie bitte, sich in diesen Zustand wieder hineinzuversetzen und beschreiben Sie bitte Ihre körperlichen Empfindungen dabei. Woran erkennen Sie dieses Gefühl? Vielleicht an einer erhöhten Unruhe und der psychovegetativen Aktivierung? Beschreiben Sie diesen Zustand. Und jetzt versuchen wir, die Situation zu rekonstruieren, vielleicht sogar imaginativ. Sie könnten bspw. die Augen schließen und sich in die Situation wieder hineinversetzen, in der Sie dieses Gefühl bemerkten. Was passiert gerade? Was nehmen Sie um sich herum wahr? Worauf achten Sie besonders aufmerksam? Wie reagiert Ihr Körper dabei? Welche Empfindungen bemerken Sie? Welche alten Bilder und Erinnerungen kommen Ihnen spontan in den Sinn? Was denken Sie dabei? Wie handeln Sie in der Situation? Was geschieht mit Ihren Körperempfindungen dabei?

Wenn wir uns mit der Entstehung und Aufrechterhaltung einer emotionalen Erfahrung beschäftigen, dann müssen wir fast zwangsläufig verschiedene Bedingungen und einen lebendigen Vorgang betrachten, der eine dynamische Veränderung darstellt. Das ist prozessorientiertes Denken.

Auf ähnlicher Weise können wir die Wahrnehmung der Situation, die Assoziation mit »alten Bildern« bzw. Erinnerungen, das Denken und das Handeln betrachten. Jedes Element könnte als solches statisch beschrieben werden, wenn wir es uns vornehmen. Sie konnten auch bei der Selbsterfahrungsübung jeweils diese Elemente beobachten und als momentane Erfahrung beschreiben, nicht wahr? Und jedes dieser Elemente veränderte sich jedoch in einer komplexen Wechselwirkung weiter über die Zeit der Beobachtung, teilweise innerhalb von Sekunden, wenn wir nicht ein Standbild, sondern eine Filmsequenz in ihrer Dynamik betrachten.

Ein Prozess ist ein Vorgang und nicht sein Ergebnis

Die Verhaltenstherapie ist auf dem Fundament der funktionalen Analyse bereits sehr prozessorientiert. Alle Kategorien des uns gut vertrauten SORC-Schemas sind prinzipiell Prozesskategorien.

> Prozesse sind jedoch nicht die Elemente per se, wie z. B. die konkreten Gedanken und inneren Bilder, die wahrgenommenen Gefühle und Körperempfindungen oder auch die konkreten Handlungen und deren Folgen. Es geht um die dynamischen Vorgänge »dahinter« und die Wechselwirkungen, die zu diesen phänomenologischen Erlebnissen führen.

▶ Tab. 3.2 zeigt anhand konkreter Beispiele die Unterschiede zwischen Inhalten/Elementen und Prozessen entlang verschiedener psychologischer Prozessdimensionen. Die Inhalte sind konkrete Erlebnisse, statisch, häufig das Ergebnis dynamischer Prozesse. Schauen wir uns ein konkretes Beispiel an: »Fokus auf bestimmte Gegenstände«. Schauen Sie sich gerade in dem Raum um, in dem Sie sich befinden. Was fällt Ihnen auf? Sehen Sie einen bestimmten Gegenstand, auf den sie ihre Aufmerksamkeit tendenziell fokussieren möchten? Halten Sie für einen Moment den Fokus der Aufmerksamkeit auf diesen Gegenstand gerichtet. Diese Momentaufnahme ist der Inhalt Ihrer unmittelbaren Wahrnehmung, gleichzeitig aber das Ergebnis eines Prozesses, bei dem Sie ihre Aufmerksamkeit von mir aufgefordert bewusst gelenkt haben. Die Wahrnehmung dieses Gegenstandes kann durchaus mit der Generation bestimmter Emotionen einhergehen. Was haben Sie bei sich wahrgenommen, während Sie sich den Gegenstand angeschaut haben? Auf allen anderen Dimensionen können sich potenziell weitere »Inhalte« im Sinne der Ergebnisse der Wechselwirkung zwischen den verschiedenen Reaktionen und Prozessen ergeben haben. Wenn wir uns mit dem Prozess »Grübeln« beschäftigen, dann stellen wir schnell fest, dass das Erleben »Grübeln« selten einen rein kognitiver, sondern in der Regel auch einen emotionalen Prozess darstellt, der auch mit der Entstehung von Selbstbildern einhergeht und bspw. konkrete motivationale Aspekte aufweisen kann. Während wir uns mit dem kognitiven Prozess beschäftigen, legen wir lediglich einen Aufmerksamkeitsfokus auf die kognitiven Prozessanteile.

Tab. 3.2: Beispiele Prozesse und Inhalte

Dimension	Inhalte (Beispiele)	Prozesse (Beispiele)
Aufmerksamkeit	Fokus auf bestimmte Gegenstände oder Elemente einer Situation.	Aufmerksamkeitslenkung Gegenwärtigkeit/Achtsamkeit
Emotional	Trauer, Freude, Scham, Stolz	Emotionswahrnehmung, -benennung, -regulation Emotionale Akzeptanz
Kognitiv	»Ich bin so einsam«	Kognitive (Fehl)Bewertung Grübeln, Sich Sorgen Kontextualisierung/Defusion
Selbst	Selbstbilder wie »wertloser Verlierer«, »talentierter Psychotherapeut«	Selbstmitgefühl Selbstabwertung
Motivation	Nicht auffallen, Ablehnung vermeiden, positive Anerkennung bekommen	Priorisierung bestimmter Bedürfnisse, Vernachlässigung anderer Orientierung an bewussten Zielen/Werte
Handlung	Joggen gehen	Verhaltensaktivierung

Prozesse sind multidimensional und biopsychosozial

Relevante Prozesse finden in der Psychotherapie auf mehreren Prozessdimensionen und -ebenen statt. Wie bereits in ▶ Kap. 1 ausführlich dargestellt, sind Störungsdynamiken in aller Regel sehr komplex und beinhalten zahlreiche Elemente (Knoten) auf verschiedenen Prozessdimensionen oder -ebenen. Das Phänomen »Angst bewusst wahrnehmen« zeigt genauso wie »Angst vermeiden« eine dynamische Rückkopplungsschleife, bei der sowohl situative, organische, attentionale, gedächtnisassoziative, emotionale, kognitive, motivationale, motorische und soziale Elemente eine Rolle spielen. Man kann selbstverständlich einzelne Elemente isoliert betrachten, ebenfalls bestimmte Elemente aus der Betrachtung ausschließen, dies entspricht jedoch selten der Realität dessen, was wir Menschen unter naturalistischen Bedingungen erleben.

> Wir erleben in der Regel ein »Konglomerat« an Reaktionen und Erfahrungen, die wir mit Modellen wie der SORC-Schleife oder Netzwerkdarstellungen versuchen zu verstehen und für die Therapie zu operationalisieren.

Dabei geht es wie schon erwähnt weniger um die Inhalte an sich, sondern um Vorgänge, die im Wesentlichen die Interaktion zwischen diesen Elementen darstellen. Denn genau da liegt in aller Regel die Individualität einer Störungsdynamik oder eines therapeutischen Veränderungsprozesses. Wenn wir beim Beispiel aus der Selbsterfahrungsübung bleiben, so könnten wir unseren Fokus auf die einzelnen Elemente legen und beispielsweise eine Darstellung dieser Phänomene entlang der Kategorien des SORC-Modells darstellen. Häufig werden Berichte an den Gutachter im Rahmen der Beantragung einer Richtlinienpsychotherapie auch wie in ▶ Tab. 3.3 geschrieben.

Tab. 3.3: SORC-Kategorien als Liste

SORC-Kategorie	Inhalt
Situation	Allein zuhause
O-Variable	In der Kindheit unbeständige Elternfiguren, häufig in der Wohnung alleingelassen. Ängstliche und misstrauische Tendenz.
R-emotional	Angst
R-physiologisch	Unruhe, trockener Mund, Schweißausbrüche, Zittern,
R-kognitiv	»Es ist mir alles zu viel, so kann ich mich niemandem zeigen«
R-motorisch	Vermeidung sozialer Kontakte
Konsequenz kurzfristig	Angstreduktion (C -/-)
Konsequenz langfristig	Einsamkeit

Ich vermute, es gelingt ihnen genau so wenig wie mir, diese Elemente voneinander wirklich losgelöst zu betrachten. Denn wir erleben mit den Menschen, die wir in unseren Praxen und Kliniken behandeln, genauso wie mit uns selbst im Kontext von Selbstbeobachtung und -erfahrung, ein völlig anderes Bild. Diese ganzen Elemente bilden ein System, beeinflussen sich einander in komplexen Wechselwirkungen und entfalten nur im Kontext des Gesamtsystems Bedeutung. Und es ist diese dynamische Denkweise, welche die Essenz der funktionalen Analyse darstellt und sich im Netzwerkmodell wiederfindet. Es ist nicht die Situation »In der Wohnung allein sein«, sondern die Wechselwirkung mit Wahrnehmungsprozessen vor dem Hintergrund prägender Erfahrungen im Sinne der O-Variable, konkreten Emotionen, inneren Bildern, Gedanken, Motivation, konkreter Handlung und deren Folgen. Manche Elemente haben stärkere Korrelationen zueinander als andere, und diese Verhältnisse ändern sich unter Umständen sehr schnell, und das nicht nur von Mensch zu Mensch (interpersonell), sondern zwischen Zeitpunkt 1 und 2 bei einer und der gleichen Person (intrapersonell).

Selbsterfahrungsübung mit zwei Stühlen (Fortsetzung)

Wir können jetzt die Selbsterfahrungsübung fortsetzen und ein kleines Experiment mit zwei Stühlen machen.

Versetzen Sie sich bitte noch einmal in die Situation hinein, die Sie in der vorherigen Übung imaginiert haben. Wir werden einen Stuhl verwenden, um emotionale Erlebnisse und Körperempfindungen darzustellen, und einen Stuhl für kognitive Bewertungen und Gedanken.

Setzen Sie sich bitte auf den Gefühlsstuhl hin und erlauben Sie sich, die körperlichen Empfindungen zu fühlen, die Sie in Verbindung mit dem Gefühl »Angst« bringen und in der Situation erlebt hatten. Versuchen Sie für einen Moment, ihre Aufmerksamkeit weniger auf die »Sätze und Selbstgespräche« im Kopf zu richten und mehr auf Ihren Körper zu achten. Was fühlen Sie? Wo genau? Welche Empfindungen machen sich bemerkbar, während Sie Ihre Aufmerksamkeit offen und gegenwärtig auf Ihre Brust richten? Oder vielleicht Ihren Bauch? Bleiben Sie eine Minute auf den Stuhl und beobachten Sie sich.

Jetzt gehen Sie bitte auf den anderen Stuhl – den Gedankenstuhl. Sie dürfen jetzt sehr bewusst das »Radio« Ihrer Gedanken wahrnehmen und zuhören. Oder sogar mitreden, wenn Sie das Bedürfnis dazu verspüren. Beobachten Sie, was jetzt geschieht. Wie denken Sie gerade über die Situation? Über Ihre Gefühle? Oder auch Ihr Verhalten? Achten Sie auf Ihre Bewertungen, auf die Verwendung von Begriffen wie »richtig – falsch«, »echt – unecht«, »wahr – unwahr«, »stark – schwach« etc.

Wechseln Sie erneut den Stuhl und erlauben Sie sich noch einmal, zu fühlen. Was fühlen Sie jetzt, nachdem Sie Ihre Gedanken so aufmerksam wahrgenommen haben oder sogar dieses Gespräch mit Ihrem Verstand führten? Was hat sich verändert? Welche Empfindungen können Sie in diesem Moment wahrnehmen? Möglicherweise finden Sie andere Worte für die Emotionen, die Sie jetzt wahrnehmen. Vielleicht Scham? Oder Schuld? Vielleicht bemerken Sie weitere

> Basisemotionen, wie Trauer, oder Ärger. Nehmen Sie diese Gefühle bitte ebenfalls aufmerksam wahr und geben Sie ihnen sinnbildlich Raum.
> Wechseln Sie noch einmal den Stuhl und hören Sie bewusst auf Ihre Gedanken und Bewertungen im Kopf. Was sagt Ihnen jetzt der Verstand? Wie bewerten Sie die neuen Emotionen und Empfindungen?
> In einem letzten Schritt stehen Sie bitte auf und versuchen Sie, von den emotionalen und kognitiven Elementen, die Sie auf den jeweiligen Stühlen wahrgenommen haben, »loszulassen«. Nehmen Sie bitte mit Ihrem »Beobachter-Ich« Kontakt auf und betrachten Sie die Stühle vor Ihnen. Sie könnten kleine Zettel verwenden, um die Beobachtung stichwortartig festzuhalten und auf den Stühlen liegen zu lassen. Auch wenn keine »sichtbaren Pfeile« im Sinne der Kanten einer Netzwerkdarstellung sichtbar sind, können Sie sich diese möglicherweise gerade sichtbar vorstellen. Die Zettelchen sind dazu die Knoten des Modells.

Wir haben uns bei der Übung im Wesentlichen »nur« auf emotionale und kognitive Reaktionen fokussiert. Wo finden die entscheidenden Prozesse statt? Auf den Stühlen? Sind es die Zettel, die Sie geschrieben haben? Oder vielmehr die nicht sichtbaren Verbindungslinien und Pfeile?

> Es ist die Interaktion zwischen den Elementen und die Reihenfolge der Ereignisse, was die Individualität Ihrer ganz persönlichen Dynamik ausmacht.

Mit den sehr wenigen Ausnahmen von Menschen, die bspw. aufgrund einer neurologischen Erkrankung nicht dazu in der Lage sind, kann jeder von uns Angst erleben, ebenfalls die anderen Emotionen und Empfindungen, die Sie auf die kleinen Zettel aufgeschrieben haben. Das gilt auch für alle Gedanken und Bewertungen, die Sie ebenfalls schriftlich festhielten. Die Verbindungen, die Wechselwirkungen und die verstärkenden/hemmenden Einflüsse eines bestimmten Elements auf bestimmte andere Elemente in einem spezifischen Kontext sind Prozesse im Sinne des prozessbasierten Therapieansatzes.

3.4 Störungsprozesse

Entlang dieser verschiedenen Ebenen und Dimensionen lassen sich mit Hilfe der in ▶ Kap. 1 vorgestellten Netzwerkmodelle dynamische Vorgänge in Verbindung zueinander setzen und als individualisierte funktionale Analyse grafisch darstellen. Im Rahmen der Netzwerkanalyse lässt sich bspw. die Konnektivität zwischen Systemelementen eruieren, was aus praktischer Sicht sehr wichtig für die Einschätzung ist, wie leicht sich das Netzwerk als Gesamtsystem aktivieren lässt. Mit anderen

Worten: Ein System mit zahlreichen Wechselwirkungen zwischen den Komponenten lässt sich im Prinzip durch die Aktivierung jeder dieser Komponenten in Gang setzen. Am Beispiel des bewussten Erlebens von Angst in unserer Selbsterfahrungsübung bedeutet das bspw., dass Sie das Netzwerk durch das Grübeln über ein spezifisches Thema (kognitive Dimension) aktivieren können, aber ebenfalls durch die Fokussierung auf bestimmte situative Aspekte oder auch Körperempfindungen (Aufmerksamkeit), durch ein bestimmtes Umgangsmuster mit Gefühlen (emotional) oder auch durch die Betrachtung bestimmter »alter Bilder«. Bei hoher Konnektivität bieten alle Elemente sinnbildlich »Eingangstüren« in das System. In anderen Fällen sind manche Elemente zentraler, denn sie zeigen mehr Verbindungen zu anderen Elementen. Auch die Stabilität der Dynamik lässt sich anhand der Netzwerkdarstellung einschätzen. Das gibt Aufschluss darüber, wie leicht eine Änderung erreicht werden kann (das schauen wir uns ausführlich in ▶ Kap. 16 an).

Wie Sie sehen, habe ich im letzten Absatz an keiner Stelle über Pathologie oder Gesundheit gesprochen.

> Netzwerkmodelle unterscheiden formell nicht zwischen Störungs- und Veränderungsdynamik.

Diese Unterscheidung ergibt sich aus der inhaltlichen Betrachtung und ist individuell. Lassen Sie uns an der Stelle ein konkretes Beispiel anschauen.

Fallbeispiel

Peter ist 32 Jahre alt, ledig und Informatiker. Anlass der Behandlung sind depressive Symptome wie Rückzug, Hoffnungslosigkeit, Grübeln und Schlafstörungen. Im Zuge der ersten diagnostischen Mikroanalysen mit einer Technik mit mehreren Stühlen (▶ Kap. 16) stellen wir aber auch auf der Makroebene interpersonelle Schwierigkeiten fest, einerseits mit Konflikten am Arbeitsplatz, insbesondere jedoch mit Vereinsamung, nachdem seine Freundin ihn vor einigen Monaten für einen anderen Mann verlassen hatte. Die Diagnostik ergibt aber auch in der Mikroanalyse des sozialen Rückzugs ein Suchtproblem mit stundenlangen Computerspielen und einem schädlichen Cannabiskonsum. Im Anschluss an der Aufstellung der Mikroanalyse mit Stühlen stellen wir eine hypothetische Netzwerkdarstellung dar (▶ Abb. 3.1), die eine hohe Konnektivität zwischen emotionaler Vermeidung, Grübeln und Suchtverhaltensweisen zeigt. Diese Elemente zeigen zugleich die höchste Zentralität. Mit anderen Worten scheinen diese Prozessdimensionen eine entscheidende Rolle bei der Entstehung und Aufrechterhaltung der Störungsdynamik zu spielen.

> Mit dem Begriff der »Störungsprozesse« werden diejenigen Prozesse gemeint, die in der funktionalen Analyse eines problematischen Verhaltens dieses im Wesentlichen aufrechterhalten. Das sind in der Regel die Elemente des Netz-

werkmodells mit der höchsten Zentralität (d. h. den meisten Verbindungen mit den anderen Elementen).

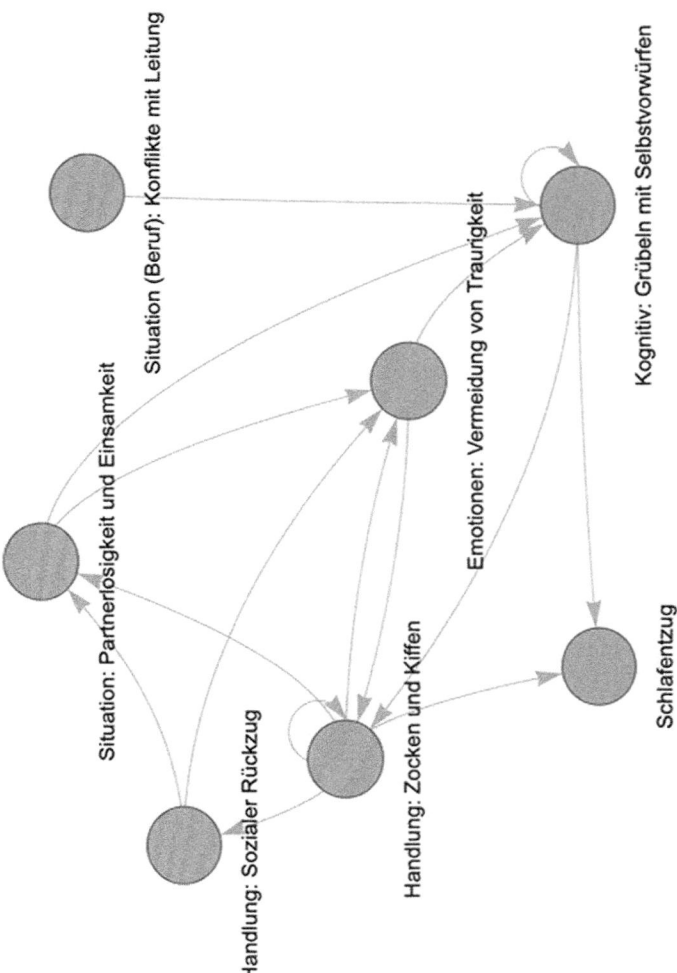

Abb. 3.2: Netzwerkanalyse von Peters Rückzug und PC-Sucht

Störungsprozesse sind im praktischen Sinne die Elemente, deren Entfernung aus dem System zur Destabilisierung oder gar Unterbrechung der Dynamik führen würde. Um bei der bereits verwendeten Metapher zu bleiben, bieten die Störungsprozesse die wichtigsten »Eingangstüren« in das System und funktionieren im Sinne der Konsistenztheorie von Klaus Grawe (2004) wie Attraktoren.

3.5 Veränderungsprozesse

Auch bei der Betrachtung einer funktionalen Dynamik, deren Einführung und Stabilisierung das wesentliche Veränderungsziel der Psychotherapie ist, lassen sich ebenfalls zentrale Knoten finden, die hohe Konnektivität mit anderen Elementen der neuen und wünschenswerten Reaktion aufweisen. Im Idealfall stellen dieser funktionale Verhaltenskomplex und die dazu gehörige Prozessdynamik eine nicht kompatible Alternative zum unerwünschten Verhalten. Anders formuliert handelt es sich um Prozesse, die nicht gleichzeitig auftreten können.

Unter dem Einfluss positivpsychologischer und ressourcenorientierten Theorien und verschiedener Methoden der dritten Welle der Verhaltenstherapie, insbesondere ACT, lässt sich bereits in den ersten Sitzungen – idealerweise mit Hilfe erlebnisorientierter Techniken, wie wir in ▶ Kap. 16 üben werden – nicht nur die Mikroanalyse eines Problemverhaltens, sondern auch eines positiven, erwünschten Verhaltens erarbeiten.

Fallbeispiel (Fortsetzung)

So erarbeiteten Peter und ich eine Dynamik, bei der weder der soziale Rückzug noch das Suchtverhalten einen Platz haben. Er berichtete über manche »Ausnahmen«, bei denen er nicht zuhause bleiben, über seine Fehler und Versagen nachdenken und lange Stunden am Rechner spielen und Cannabis rauchen würde, sondern lange Spaziergänge machte und dabei entweder einen Freund treffen oder ihn anrufen würde. Auch wenn dieses Verhalten in den letzten Monaten immer seltener geworden war, war es möglich, die verschiedenen Elemente mit Hilfe der Stühle-Technik zu eruieren und anschließend eine Netzwerkanalyse durchzuführen (▶ Abb. 3.3). Dabei stellten wir fest, dass während eines solchen Spazierganges seine Aufmerksamkeit deutlich stärker nach außen gerichtet und er merklich präsenter war, dass er während des Gespräches mit Gedanken und Gefühlen deutlich flexibler und offener umgehen konnte und er sich an diesen Tagen deutlich spontaner und lebendiger vorkam.

Im konkreten Beispiel wird es klar, dass Peter nicht seinen Freund treffen bzw. während eines Spazierganges anrufen und zum gleichen Zeitpunkt sich zurückziehen, suchtartig am Rechner »zocken« und Cannabis konsumieren wird. Diese Elemente sind nicht miteinander vereinbar. Bei der Betrachtung der positiven Schleife stellen wir fest, dass die Gegenwärtigkeit und der Kontakt mit dem Hier und Jetzt mit einer deutlich höheren kognitiven und emotionalen Flexibilität einhergehen. Zwischen diesen Elementen des Systems zeigt sich eine hohe Korrelation. In der Folge wurden zwei wesentliche Veränderungsprozesse vereinbart und mit verschiedenen Techniken gezielt trainiert: Gegenwärtigkeit in Sinne einer besseren Aufmerksamkeitsflexibilität und gezielte Handlungssteuerung – Interventionen, die in der ACT-Tradition und im Rahmen des Fertigkeitentrainings der DBT bei impulsiven Handlungen eine gute Evidenz aufweisen.

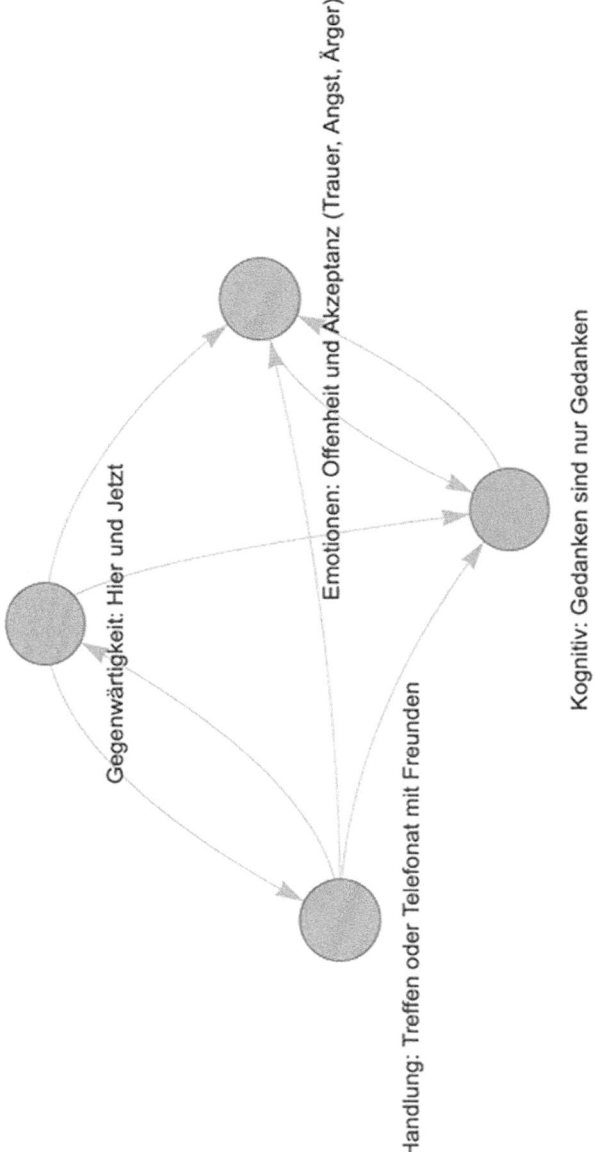

Abb. 3.3: Veränderungsdynamik

Sie werden sich vermutlich fragen: »*Und was passiert, wenn der arme Peter nicht spazieren gehen kann und aus welchem Grund auch immer doch zuhause bleiben muss?*« Das wissen wir zunächst nicht. Ganz im Sinne des funktionalen Kontextualismus (▶ Kap 5.1) wird sich im weiteren Verlauf durch die fortlaufende Selbstbeobachtung herausstellen, ob noch spezifische emotionsfokussierte Interventionen notwendig sein werden. Und tatsächlich wurden gegen mein eigenes Erwarten keine weiteren spezifischen Interventionen notwendig. Peter schien nach den Spaziergängen immer besser in der Lage zu sein, mit der situativen Bedingung zurechtzukommen – denn die emotionale und kognitive Flexibilität blieben auch nach der Rückkehr in seine Wohnung erhalten und er konnte dadurch seine Handlungen ebenfalls flexibler wählen.

In der Behandlung suchen wir konkrete evidenzbasierte Interventionen (Techniken und Methoden), die eine Aktivierung der erwünschten Dynamik ermöglichen und sinnbildlich eine Tür zwischen den dargestellten dysfunktionalen und funktionalen Mustern bilden. Diese Interventionen setzen Prozesse im Gang, die zu einer Veränderung führen und werden entsprechend Veränderungsprozesse genannt. So entsteht ein grundsätzlich individualisierter Behandlungsplan.

> Veränderungsprozesse sind aus theoretischer Sicht Mediatoren für Veränderung (▶ Kap. 2.4) und leiten den Wechsel in eine funktionale Alternative zur üblichen Störungsdynamik ein, die mit dieser nicht kompatibel ist.

Hofmann et al. (2021) beschreiben fünf Eigenschaften von therapeutischen Veränderungsprozessen, auf die ich kurz hinweisen möchte.

- Veränderungsprozesse sollen *theoretisch fundiert* sein. Das bedeutet, sie ergeben sich aus der konzeptuell formulierten Vorhersage hinsichtlich der Verbindung zwischen Ereignissen und Elementen. Der Zusammenhang zwischen emotionaler Vermeidung, Grübeln und Suchtverhalten in Peters Fallskizze stellt bspw. ein funktional-analytisches Konzept dar. Diese Vorhersage hat einen etablierten theoretischen Hintergrund und ist wissenschaftlich überprüfbar.
- Veränderungsprozesse sind *dynamisch.* Es handelt sich nicht um Ketten und lineare Abfolgen von Ereignissen, sondern um Rückkopplungsschleifen und komplexe Wechselwirkungen zwischen Elementen.
- Veränderungsprozesse sind *progressiv.* In einem fortlaufenden Therapieprozess finden sich aufeinander aufbauende Schritte. Die Wahl der Interventionen und auch die Reihenfolge werden einer konkreten Person im Rahmen eines individuellen Fallkonzepts zugeschnitten und im Verlauf angepasst.
- Veränderungsprozesse sind *kontextuell gebunden* und *modifizierbar.* Sie müssen durch Interventionen erreichbar sein. Wir können vergangene Ereignisse wie etwa Misshandlungen in der Kindheit nicht verändern, aber den Umgang damit im Sinne von Verarbeitungsprozessen oder auch emotionalen Reaktionen darauf, um Beispiele zu nennen.
- Veränderungsprozesse sind *multidimensional und biopsychosozial.* Die spezifischen Interventionen auf einer psychologischen Prozessdimension, wie etwa Achtsamkeitsübungen, um flexible Aufmerksamkeitslenkung und Gegenwärtigkeit zu trainieren, wirken sich bei Peter auch auf seine kognitive, emotionale und Handlungsflexibilität aus. Aber diese Intervention geht über die Ebene der psychologischen Prozesse hinaus. Beim Spazierengehen und insbesondere beim Telefonieren mit einem Freund oder sogar einem Treffen handelt Peter im sozialen Raum und interagiert aktiv mit der Welt um sich herum – mit anderen

Worten, verlässt er die symbolische Wohnung seiner intrapsychischen Vorgänge und begibt sich auf die interpersonale Ebene. Beim Spazierengehen finden auch Bewegung und eine körperliche Aktivierung statt, die ebenfalls in einer komplexen Wechselwirkung positive Effekte auf der psychologischen Prozessebene haben dürfte.

3.6   Therapeutische Interaktionsprozesse

Lassen Sie mich mit einer leicht provokanten Frage beginnen: *Was unterscheidet uns von unseren Patientinnen und Patienten, außer der Rolle, die wir in der Therapiesituation jeweils einnehmen?* Mit unserer Expertise und Erfahrung versuchen wir, in unseren Praxen und Kliniken Menschen zu helfen, die mit einem psychologisch bedingten Leidensdruck unsere Unterstützung und Hilfe aktiv aufsuchen. Von dieser unterschiedlichen Ausgangslage und der Rollenverteilung abgesehen, handelt es sich jedoch um zwei (oder mehr) Menschen, die bewusst oder nicht eine Beziehung miteinander eingehen. Diese Beziehung kann unterschiedlich tief oder emotional sein und ist in den meisten Fällen einseitig, denn in unserer Therapeutenrollen berichten wir in der Regel deutlich weniger über uns und unsere Lebenssituation, als unsere Patientinnen und Patienten es tun. Unsere eigenen Prozesse und Beziehungsmuster werden jedoch zwangsläufig aktiv und beeinflussen die therapeutische Beziehung und somit die Therapie.

Lassen Sie uns das uns bekannte SORC-Modell heranziehen und damit die Interaktion zwischen zwei Personen betrachten. Schauen Sie sich ▶ Abb. 3.4 an: Aus dem intrapersonellen Kreis im Sinne einer ständigen Rückkopplungsschleife wird im Prinzip eine »8« mit zwei Kreisen, welche in einem ständigen Fluss miteinander interagieren. Hier entfällt aus praktischen Gründen das Kästchen »Konsequenz«, denn die wesentliche Konsequenz des eigenen Verhaltens ist die Reaktion des Gegenübers.

Wir sind alle Menschen gewesen, lang bevor wir einen psychotherapeutischen Beruf ergriffen haben. Diese Menschlichkeit kann schwer aus dem Therapiezimmer herausgenommen werden und führt dazu, dass wir in einer emotional geprägten und unter Umständen herausfordernden Interaktion mit einem anderen Menschen auch menschlich, d. h. mit allen möglichen Aktivierungen auf allen Prozessdimensionen, reagieren.

Diese Betrachtungsweise ist in der Analyse der therapeutischen Beziehung, bspw. in Supervision, sehr wichtig und geht fast zwangsläufig mit Selbsterfahrungsübungen einher. Mit anderen Worten versuchen wir, unsere eigenen Reaktionsmuster und »Knöpfe« möglichst gut kennenzulernen und ggf. zu behandeln, um in der Therapie gegenwärtiger – d. h. mehr im Hier und Jetzt mit Fokus auf die Person vor uns – zu sein und mit ihr möglichst effektiv arbeiten zu können.

II Theoretische Grundlagen

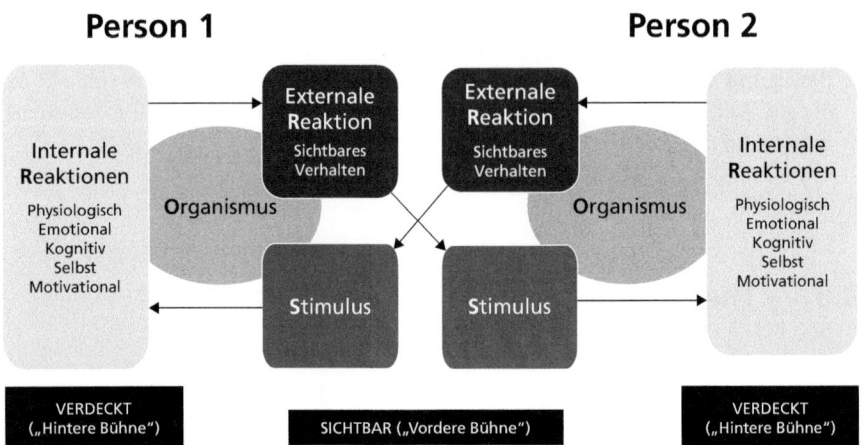

Abb. 3.4: Interpersonales SORC-Modell

> Interaktionsprozesse sind die dynamischen Wechselwirkungsmuster, die in der therapeutischen Beziehung wirksam sein können. Im funktionalen Sinne können diese Prozesse für den Therapieverlauf sehr günstig sein und die Rolle von Mediatoren für Veränderung einnehmen – im weniger günstigen Falle zeigen sich jedoch Störungsdynamiken in der Beziehung.

4 Das Erweiterte Evolutionäre Metamodell (EEMM)

Um die Integration unterschiedlichster Interventionen und Modelle zu ermöglichen, entwickelten Hayes und Hofmann (2018) angelehnt an der Evolutionstheorie, dem biopsychosozialen Prozessverständnis und dem ACT-Modell der Psychologischen Flexibilität eine Metatheorie zur Entstehung und Veränderung menschlichen Verhaltens: Das »Erweiterte evolutionäre Metamodell« (EEMM).

> Im PBT-Ansatz werden störungs- und behandlungsrelevante Prozesse entlang eines biopsychosozialen Spektrums in das sog. Erweiterte Evolutionäre Metamodell (EEMM) eingeordnet, um möglichst vielen Theorien einen übergeordneten Denkrahmen anzubieten.

Mit dem EEMM versuchen wir, zunächst scheinbar unüberwindbare Konflikte zwischen verschiedenen »Therapieschulen« aus einer Metaperspektive zu lösen. An dieser Stelle erlaube ich mir, eine historische Anekdote zu erzählen. Stefan Hofmann und Steven Hayes führten über Jahre einen wissenschaftlichen Disput. Hayes zeigte sich am Ende der 1990er und Anfang der 2000er Jahre häufig kritisch gegenüber der mechanistischen Philosophie hinter traditioneller Kognitiver Verhaltenstherapie. Seinerseits kritisierte Hofmann als Vertreter einer traditionelleren KVT Hayes' ACT und die Bezeichnung »Dritte Welle« bspw. in seinem Paper »ACT: New wave or Morita therapy?« (2008). Die Kontroversen hielten mehrere Jahre an. Ein medizinischer Notfall während eines Kongresses führte jedoch zur persönlichen Begegnung und zur emotionalen Annäherung in einem völlig anderen Kontext und zur Entstehung einer Freundschaft. Diese persönliche Erfahrung inspirierte beide Forscher, sich um eine Erweiterung der eigenen Sichtweisen gemeinsam zu bemühen. Wie lassen sich beispielsweise inhaltlich konträre Konzepte wie kognitive Umstrukturierung (KVT) und kognitive Defusion (ACT) integrieren? Durch die Etablierung einer Metaebene der kognitiven Veränderung, aus derer Perspektive beide Techniken und ihre Wirkmechanismen nebeneinanderstehen können.

Das ist die Essenz des EEMM: Die Suche nach Integration und gewissermaßen »Versöhnung«. Die Überwindung dogmatischen Denkens zugunsten einer Haltung der Offenheit gegenüber anderen Methoden und Theorien. Es bietet einen »Denkrahmen« und eine gemeinsame Sprache, wodurch der Austausch zwischen verschiedenen Therapieschulen und -modellen vereinfacht werden soll.

> Als Metatheorie hat das EEMM nicht den Anspruch, andere Theorien und Modelle zu ersetzen, sondern diese in eine gemeinsame Sprache zu »übersetzen« und zu integrieren.

4.1 Evolutionstheoretische Konzepte

Woran denken Sie, wenn Sie das Wort Evolutionstheorie hören? Vielleicht an genetische Theorien und Vererbungsprozesse? Oder möglicherweise an natürliche Selektion über Jahrtausende und das Überleben der Stärksten?

> Die Evolutionstheorie ist im Wesentlichen eine Theorie der Veränderung und wird nicht zuletzt aufgrund der hohen Akzeptanz, die sie über wissenschaftliche Disziplinen hinweg genießt, in der PBT herangezogen, um psychotherapeutische Prozesse (meta)theoretisch zu erklären.

Veränderung wird im Wesentlichen mit den Prinzipien der *Variation, Selektion, Retention und Kontextsensitivität* erklärt. Diese gleichen Prinzipien, mit denen Entwicklung und Veränderung über Generationen erklärt werden können, werden herangezogen, um Verhaltensänderung auf biologischer, psychologischer und sozialer Ebene zu erklären.

Variation erklärt zunächst die Entstehung einer neuen Reaktion, indem wir etwas tun, was sich nicht in unserem üblichen Repertoire befindet. Variabilität hängt bis zu einem gewissen Grad mit Zufall und unerwarteten Ereignissen zusammen. Stellen Sie sich bspw. vor, Sie fahren zur Arbeit und eines Morgens ist Ihr bekannter Weg gesperrt, sodass Sie eine andere Strecke fahren (müssen). Sie folgen dann den Anweisungen des Navis und finden dabei eine neue Strecke, die Sie nicht kannten und möglicherweise nicht ausprobiert hätten, wenn die Baustelle nicht gewesen wäre. Variabilität erklärt *Veränderung*.

Selektion erklärt das erneute Auftreten einer durch Variabilität und ggf. Zufall entstandenen Reaktion. Variation beschreibt die Erweiterung des Repertoires durch eine ggf. unerwartete Veränderung, erklärt aber nicht die Wiederholung der Reaktion zu einem späteren Zeitpunkt. Selektion beschäftigt sich mit *Funktionalität und Verstärkungsmechanismen* im Sinne der Lerntheorie. Nachdem Sie zufällig den neuen Weg gefunden haben, könnten Sie sich auch morgen für diesen Weg entscheiden – oder nicht. Selektion beschäftigt sich anders formuliert mit den Umständen, unter denen die neu erlernte Reaktion vor dem Hintergrund der veränderten/erweiterten Erfahrungswerte und deren Folgen reproduziert wird.

Retention meint den Prozess, der zum langfristigen Erhalt einer neuen Reaktion führt. Nach dem Zufallsbefund (Variation) und der wiederholten Entscheidung für den neuen Weg (Selektion), wird diese neue Fahrstrecke zunehmend Teil eines

Automatismus, sodass Sie irgendwann diesen Weg wählen, ohne darüber nachdenken zu müssen. Das stabilisiert das System und kostet den Organismus weniger Energie. Retention beschäftigt sich im Kontext der Verhaltensänderung mit *Übung und Training*.

Kontextsensitivität beinhaltet die fortlaufende Anpassung der Fahrweise auf die unmittelbaren Gegebenheiten: Die neue Strecke ist jetzt »Plan A«, wenn Sie direkt zur Arbeit fahren. Aber nicht, wenn Sie auf dem Weg zur Arbeit noch Ihre Kinder zur Schule bringen, denn in diesem Fall ist die alte Strecke immer noch schneller. Kontextsensitivität führt zur Flexibilität und zu einer höheren Anpassungsfähigkeit. Dahingegen ist das Fehlen von Kontextsensitivität problematisch. Sie könnten beispielsweise versuchen, die Baustelle völlig zu ignorieren und trotz Absperrung und Straßenlöcher den alten bekannten Weg zu nehmen, ungeachtet der Konsequenzen.

VSRK-Prinzipien in der Psychotherapie

Die Autofahrmetapher kann auf verschiedenen Ebenen und mit unterschiedlichen Komplexitätsansprüchen auf psychologische Phänomene angewendet werden. Das ist möglicherweise der besondere Nutzen der evolutionstheoretischen Konzepte: Sie sind sehr flexibel einsetzbar und bieten eine »Erklärungslogik« für die Entstehung sowohl sehr einfacher als auch sehr komplexer multidimensionaler Reaktionen. Das ist von besonderer Bedeutung, wenn man ein Modell sucht, mit dem teilweise sehr unterschiedliche Theorien und Methoden »unter einen Hut« gebracht werden können.

Elemente und Prozesse auf jeder Prozessebene und -dimension können im Prinzip mit den VSRK-Prinzipien in deren Entstehung und Aufrechterhalten erklärt werden, ebenfalls in deren Funktionalität bzw. Maladaptivität in einem bestimmten Kontext. Gleichzeitig bringt das EEMM eine wesentliche Eigenschaft der Prozessdefinition, mit der wir arbeiten: Multidimensionalität.

> **Multidimensionalität im EEMM**
>
> Ebenen und Dimensionen sind Eingangstüren in ein Modell, das per se mehrschichtig ist. Relevante Prozesse führen zu komplexen Veränderungen und können prinzipiell in der Gesamtbetrachtung eines Netzwerkes auf vielen oder gar allen Ebenen und Dimensionen des Systems stattfinden.

4.2 Das EEMM als Metamodell

Mit Hilfe der VSRK-Prinzipien und der drei Prozessebenen lassen sich psychopathologische Phänomene in deren *Entstehung und Aufrechterhaltung*, aber auch die

II Theoretische Grundlagen

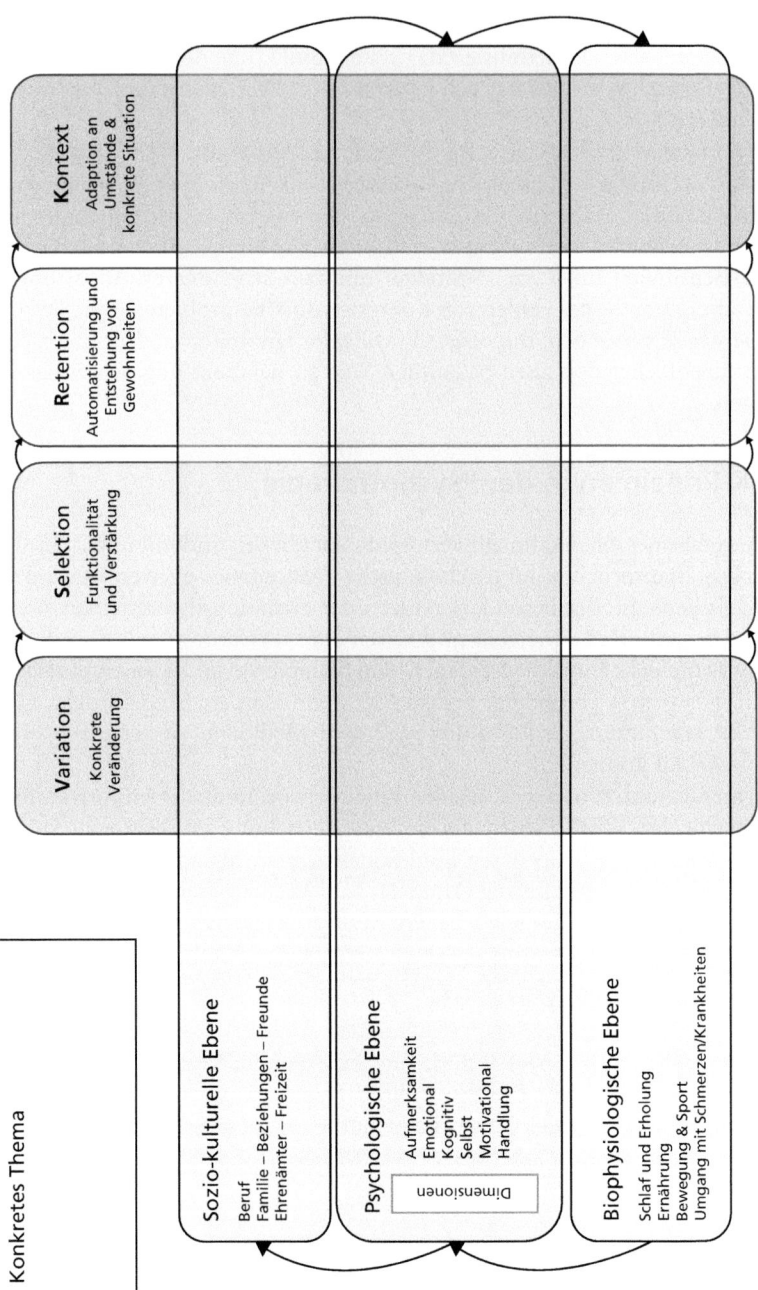

Abb. 4.1: Das Erweiterte Evolutionäre Metamodell (modifiziert nach Hayes und Hofmann, 2018)

Wirkmechanismen psychotherapeutischer Interventionen theoretisch erklären. Das EEMM stellt Fragen entlang der vier Prinzipien, gibt jedoch keine inhaltlichen Antworten. Es bietet lediglich den Denkrahmen und somit ein Metamodell.

Im Sinne einer Metatheorie stellt diese Betrachtung kein Widerspruch zu verschiedenen methodenspezifischen Störungstheorien. Sowohl verhaltenstherapeutische Lerntheorien als auch systemische Theorien, humanistische Ansätze und psychodynamische Theorien stellen Hypothesen zur Erklärung der Entstehung und Aufrechterhaltung psychopathologischer Symptome und menschlichen Leidens auf. Und in jeder dieser Theorien finden sich prinzipiell die Konzepte der Variation, Selektion, Retention und Kontextgebundenheit wieder. Anders formuliert können wir uns dann Fragen stellen wie etwa: »*Wie erklärt die Schematheorie emotionale Variation, Selektion, Retention und Kontextsensitivität im Vergleich zu Otto Kernbergs Übertragungsfokussierter Therapie?*«

Andererseits lassen sich aber auch Veränderungsprozesse ebenfalls in deren Entstehung und Aufrechterhaltung konzeptualisieren. Im praktischen Sinne können methodenspezifische technische Ressourcen und Interventionen ebenfalls eruiert, verglichen und kombiniert werden. Analog zu der Betrachtung von Störungsprozessen könnte die Frage lauten: »*Wie führt man methodenspezifisch in ACT kognitive Variation ein? Mit welchen Interventionen macht man es in DBT, ST, CFT, CBASP etc.?*«

> Vor allem bietet das EEMM in Kombination mit konkreten Netzwerkanalysen aber ein Instrument für die Erstellung individualisierter Fallkonzeptionen und Behandlungsplanungen.

4.3 Störungsprozesse im EEMM

Wir können also die VSRK-Prinzipien in der Fallkonzeptualisierung verwenden, um Hypothesen aufzustellen, wie Störungsprozesse entwickelt wurden. Lassen Sie uns an dieser Stelle mit Hilfe einer erneuten Selbsterfahrungsübung dieses Konzept vertiefen. Wir haben uns bereits mit einem emotionalen Prozess beschäftigt – dem Umgang mit Angst. Lassen Sie uns jetzt auf einer anderen psychologischen Prozessdimension mit einem potenziellen Störungsprozess arbeiten, der den meisten Menschen bekannt ist: Grübeln.

> **Selbsterfahrungsübung: Grübeln unter der Lupe**
>
> Mit dem Begriff Grübeln meinen wir in aller Regel eine *unproduktive Gedankenschleife*, bei der man sich mit einem bestimmten Thema ggf. sehr lange beschäftigt, ohne dass dabei eine Lösung gefunden wird. Passenderweise wird im

Englischen der Begriff »Rumination« dafür verwendet, was gleichzeitig »Wiederkäuen« bedeutet.

Über welches Thema haben Sie in den letzten Tagen nachgedacht und gegrübelt? Versuchen Sie sich dessen bewusst zu werden. Vielleicht ging es dabei um Ihre Karriere? Ihre Zukunftswünsche, oder vielleicht um den Umgang mit einem persönlichen privaten Konflikt? Vielleicht beschäftigten Sie sich mit einer schweren Entscheidung, die Sie noch nicht treffen konnten? Vergessen Sie nicht, dass wir uns hier mit dem Prozess des Grübelns an sich, und nicht mit den unmittelbaren Inhalten beschäftigen – für den Fall, dass Sie gerade anfangen, wieder zu inhaltlich über das Thema nachzugrübeln! *Es geht also um die Art und Weise, wie Sie sich mit einem Thema gedanklich beschäftigen.*

Beschäftigen wir uns zuerst mit der *Variation* – also mit der Entstehung. Wann fingen Sie an, die Strategie »Grübeln« methodisch einzusetzen? Können Sie sich eventuell an die Umstände erinnern, in denen Sie sich befanden? Was erlebten Sie im Umgang mit dieser Situation? Wie kam es zustande, dass Sie in jener Situation auf dieser Art und Weise anfingen, nachzudenken?

Hinsichtlich der *Selektion* würde ich Sie jetzt gerne dazu einladen, sich als nächstes damit zu beschäftigen, wie sich das Nachdenken damals auswirkte. Im lerntheoretischen Sinne könnten wir zum Beispiel jetzt fragen, welche Form von Verstärkung Sie erlebten. Geleitet durch das Konzept der emotionalen Grundbedürfnisse, wie es in der ST häufig angewendet wird, könnte ich jetzt aber auch fragen, welches Bedürfnis dadurch befriedigt wurde. Sie könnten prinzipiell sehr unterschiedliche methodische »Backgrounds« heranziehen, der Sinn der Frage bliebe jedoch konstant: *Was an der Erfahrung, die Sie damals machten, motivierte Sie dazu, die Strategie des Grübelns in anderen Situationen folglich anzuwenden?*

Im Hinblick auf die *Retention* können wir uns jetzt die Frage stellen, wie es Ihnen gelungen ist, über diese Zeit (möglicherweise Jahre) diese Strategie aufrechtzuerhalten. *Wie automatisiert findet Grübeln in Ihrem Leben inzwischen statt?* Wie kam es, dass Sie sich seit der Erfahrung, in der Sie Grübeln als erstmalige Variation erlebten, so häufig erneut für das Grübeln entschieden? *Wie schwer fällt es, in solchen Situationen heute etwas anderes zu tun?*

Zum Schluss die Frage nach der *Kontextsensitivität*. Unter welchen Bedingungen grübeln Sie nicht? Gibt es Situationen, in denen Ihre kognitive Flexibilität und die Fähigkeit, Ihre Gedanken anders zu organisieren oder sogar weniger ernst zu nehmen, höher ist? In welchen Situationen entscheiden Sie sich sogar bewusst dazu, konzentriert über ein bestimmtes Thema nachzudenken? Können Sie möglicherweise Unterschiede zwischen diesen verschiedenen Bedingungen feststellen? Falls dies der Fall ist, wie kommt es manchmal zur Reduktion oder gar zum Verlust Ihrer Fähigkeit, kontextabhängig zu entscheiden, ob Sie jetzt grübeln möchten oder nicht?

Es dürfte Ihnen aufgefallen sein, dass es sehr schwer ist, nur über die kognitiven Komponenten des Grübelns nachzudenken. Wie bereits erklärt, geht es bei Prozessen im PBT-Verständnis um dynamische Wechselwirkungen und Verbindungen zwischen verschiedenen Elementen auf unterschiedlichen Dimensionen und Ebenen. *Prozesse sind multidimensional!* Lassen Sie uns über diese Multidimensionalität an Ihrem konkreten Beispiel reflektieren.

Beim Grübeln sind fast zwangsläufig *Aufmerksamkeitsprozesse* beteiligt, denn wir richten in aller Regel währenddessen unsere Aufmerksamkeit auf die Innen- und entziehen diese der Außenwelt. Bewusstes Dasein im Hier und Jetzt und Gegenwärtigkeit gehen in der Regel dadurch verloren, was aber auch mit den VSRK-Prinzipien funktional gut erklärlich ist. Damit in Verbindung stehen aber auch *emotionale Elemente*. An dieser Stelle möchte ich uns wieder daran erinnern, dass es bei emotionalen Prozessen im Sinne der PBT nicht um die Emotionen an sich, sondern um den Umgang damit geht. Dies bedeutet, dass das Grübeln möglicherweise aufgrund der Auswirkung auf emotionale Reaktionen eine Verstärkung erlebt, die zum Beispiel Selektion und Retention erklären. Grübeln kann eine wirksame emotionale Vermeidungsstrategie sein. Wenn Sie sich bspw. Angst um Ihre finanzielle Zukunft machen und lange über mögliche Pläne und Szenarien reflektieren, führt dies unter Umständen zu einer Ablenkung und Beruhigung, auch wenn Sie nichts Konkretes entscheiden. Diese negative Verstärkung unterstützt den Selektionsprozess, kann zumindest teilweise die Retention der Strategie erklären und bringt auch einen *motivationalen Aspekt* ins Spiel: die Angstregulation – eines der häufigsten Vermeidungsmotive. Und das alles wäre nicht möglich, wenn die Aufmerksamkeit mit dem Fokus auf innere Elemente nicht »mitspielen« würde.

> Die Verwendung der Kategorien Variation, Selektion, Retention und Kontextgebundenheit bei der Betrachtung individueller Störungsprozesse ist zwangsläufig multidimensional.

Die implizierte O-Variable und die Rolle der Lebensgeschichte

Die Wahrscheinlichkeit ist nicht gering, dass Sie einen verhaltenstherapeutischen Hintergrund haben. In diesem Falle frage ich Sie direkt: »*Vermissten Sie bei der oberen Selbsterfahrungsübung die O-Variable im Sinne der Lerngeschichte?*«. Es gab in der Tat keine direkte »biografische Frage« und keine spezifische kategorische Unterscheidung zwischen unmittelbaren gegenwärtigen Reaktionen (den »R«-Variablen) und früheren Erfahrungen. Man könnte annehmen, dass das EEMM mit seinen drei Ebenen (biologisch, soziokulturell und psychologisch) und sechs psychologischen Dimensionen (Aufmerksamkeit, Emotion, Kognition, Selbst, Motivation und Handlung) sich nur für die Gegenwart interessiert. Und das ist definitiv nicht der Fall. Die »biografische Tiefe« der Betrachtung liegt eben in der Arbeit mit den VSRK-Prinzipien auf einer Zeitlinie. Unsere heutigen Reaktionsmuster können als eine Art »Erbe« unserer Lebenserfahrung angesehen werden. Wir sind – jedenfalls lerntheoretisch betrachtet – lernende Systeme und früh eingeprägte Erlebnisse funktionieren wie Referenzen, die uns helfen, das Hier und Jetzt besser einzuordnen und darauf zu reagieren.

> Die O-Variable ist in jeder einzelnen Prozessebene bzw. -dimension impliziert.

Eine »biografische Perspektive« hinsichtlich der Entstehung und Aufrechterhaltung von psychologischen Phänomenen meint natürlich nicht, dass die erwähnten Muster und die Organismusvariable in der Kindheit zu finden sein müssen. Die O-Variable sucht im Prinzip eine theoretische Antwort auf die Frage, weshalb eine bestimmte Person auf eine und die gleiche Situation anders reagiert als eine andere. Im Kontext der Lerntheorie ist das die Lernerfahrung und die Vorgeschichte situativ-kontextueller und verstärkender Bedingungen. Manche Muster können durchaus sehr alt sein, andere dahingegen nicht.

> Das EEMM impliziert die O-Variable. Um die praktische Arbeit mit »alten Bildern«, Schemata und Grundannahmen im Kontext der Therapie zu vereinfachen, lohnt es sich jedoch häufig die O-Variable als gesonderte Kategorie der »Verarbeitungsprozesse« in der grafischen Darstellung einer Mikroanalyse darzustellen – das schauen wir uns in ▶ Kap. 5 genauer an.

4.4 Veränderungsprozesse im EEMM

Im Behandlungsverlauf versuchen wir Veränderungsprozesse in Gang zu setzen. Veränderungsprozesse lassen sich genauso wie Störungsprozesse mit den biopsychosozialen Kategorien des EEMM und den VSRK-Prinzipien konzeptualisieren.

Variation bedeutet in einem psychotherapeutischen Kontext die bewusste Herstellung situativer Bedingungen, unter denen die Person eine veränderte Erfahrung machen kann. Das sind in den meisten Fällen die konkreten Interventionen während der Therapiesitzung, insbesondere wenn diese erlebnisorientiert sind. Das gemeinsame Hyperventilationstraining wird im Idealfall zu einer unmittelbaren neuen Erfahrung und dadurch zu einer kognitiven Neubewertung des Angsterlebens, einer Flexibilisierung der Aufmerksamkeit und einer Gewöhnung oder Habituation führen. Die Intervention ermöglicht eine unmittelbare neue Erfahrung und »erzwingt« eine neue Reaktion, analog zur Baustelle in der Metapher des Autofahrens. Manchen Techniken beabsichtigen eher die Herstellung von ebenfalls veränderten Bedingungen außerhalb der Therapiesitzung, sodass die Person eine neue Erfahrung in der Situation machen kann. Das ist beispielsweise der Fall bei der Vorbereitung von Verhaltensexperimenten.

Selektion meint die Strategien, mit denen wir in einer Psychotherapie die unmittelbaren Veränderungen nach der Intervention für die Person erlebbar machen und sie dazu motivieren, die neue Erfahrung eigenständig und möglichst gezielt zu wiederholen. Nach den gemeinsamen Übungen während der Sitzung zu Beginn eines Hyperventilationstrainings reflektieren wir gemeinsam über den neuen Gesamtzustand nach der Übung und motivieren die Person, diese Übungen selbstständig und unter Selbstbeobachtung mit Hilfe eines schriftlichen Protokolls fortzuführen. Somit erfolgt ein strukturiertes Training außerhalb der Therapie und der unmittelbaren Interaktion mit uns, welche eine hohe Dichte an Wiederholungen der positiven Erfahrung der ersten Übung ermöglichen soll. Dadurch erleben Patienten die eigene Freiheit, sich bewusst und gezielt für den neuen Weg zu entscheiden – analog zum bewussten Nehmen des neuen Weges in der Metapher.

Retention erklärt, wie eine neue Strategie längerfristig beibehalten wird. Wie lassen sich über das spezifische Training und die expliziten Übungen hinausgehend neue Reaktionsmuster längerfristig in das Repertoire aufnehmen? Das hat häufig mit der Entstehung neuer Automatismen zu tun, die analog zur Metapher des Autofahrens nicht mehr die bewusste Verwendung eines Navigationsgeräts oder ein gezieltes »Widersprechen« einer anderen automatisierten Handlungs- bzw. Reaktionstendenz erfordern.

Kontextgebundenheit ist der Weg zur Flexibilität, ein sehr hohes Gut in der Psychotherapie (im nächsten Punkt beschäftigen wir uns explizit mit der empirischen Grundlage dieser Aussage). Beinahe jede denkbare Reaktion kann im Prinzip funktional und ebenfalls dysfunktional sein. Das klingt im ersten Moment schwer nachvollziehbar, denn wir sind eher gewohnt, zwischen Symptomen einer Krankheit und gesunden Alternativen zu unterscheiden. Die »Adaptivität« oder die »Pathologie« von Reaktionen hat jedoch in den meisten Fällen weniger mit den Reaktionen per se, als mit den Folgen dieser Reaktionen in einem spezifischen Kontext zu tun.

Spezifische Techniken unter der Lupe

Lassen Sie uns erneut mit dem Selbsterfahrungsbeispiel weiterarbeiten. Stellen Sie sich für einen Moment vor, Sie würden mit sich selbst als Patientin bzw. Patienten arbeiten und sich mit dem Grübeln in der Psychotherapie beschäftigen. Mit welchen Techniken und Interventionen würden Sie versuchen, dieses Phänomen zu behandeln? Möglicherweise haben Sie in ihrer Laufbahn unterschiedliche Methoden kennengelernt und verfügen über ein Repertoire mit verschiedenen Techniken. Auch wenn die meisten Methoden diese Termini nicht verwenden, versuchen wir mit den VSRK-Prinzipien die Arbeitsweise – d. h. die Wirkmechanismen – verschiedener Techniken zu durchleuchten. ▶ Tab. 4.1 zeigt den Vergleich von drei gut etablierten Techniken entlang der konkreten VSRK-Schritte in der Anwendung.

Tab. 4.1: Veränderungsprozesse im EEMM

Technik	Kognitive Umstrukturierung (Methode: Kognitive Therapie)	Kognitive Defusion (Methode: ACT)	Kritiker-Entmachtung mit leerem Stuhl (Methode: ST)
Variation	Mit spezifischen Techniken, wie etwa der sokratischen Gesprächs-füh-	Mit erlebnisorientierten, humorvollen, spielerisch-konfrontativen	Die Externalisierung von Selbstabwertungen und dysfunktionalen selbst-

Tab. 4.1: Veränderungsprozesse im EEMM – Fortsetzung

Technik	Kognitive Umstrukturierung (Methode: Kognitive Therapie)	Kognitive Defusion (Methode: ACT)	Kritiker-Entmachtung mit leerem Stuhl (Methode: ST)
	rung, werden inhaltliche Widersprüche oder »Denkfehler« im Sinne von A. Beck aufgedeckt und emotionale Folgen aufgezeigt.	Interventionen wird metakognitiv nicht der Inhalt eines Gedankens betrachtet und verändert, sondern die Fähigkeit trainiert, eine grundsätzliche Distanziertheit zu kognitiven Reaktionsanteilen zu erleben.	bezogenen Grundannahmen sowie die Projizierung auf die symbolische Figur eines »inneren Kritikers«, der auf dem leeren Stuhl sitzt, ermöglicht der Person einerseits ein Gefühl der Distanz, gibt einem auf der anderen Seite die Möglichkeit, diese Figur und somit die Kognitionen zu konfrontieren und zu entkräften.
Selektion	Der Patient erlebt im Idealfall eine veränderte emotionale Reaktion und Offenheit für eine alternative Handlung.	Die Person erlebt dadurch eine subjektive Befreiung im Sinne der psychologischen Flexibilität auf mehreren Dimensionen, die bewusst wahrgenommen werden. Dabei entsteht auch Offenheit für alternative Handlungen.	Der Therapeut leitet die bewusste Wahrnehmung veränderter Emotionen auf den Gefühlsstühlen (»Kindmodi«) ein, wie etwa Erleichterung, Geborgenheit, emotionale Wärme, etc. Die Person erlebt durch das Wechseln der Stühle mehr Offenheit, Selbstakzeptanz und eine erhöhte Motivation für neue Handlungen (»Erwachsenenmodus«).
Retention	Motivation zur Führung eines Selbstbeobachtungs-protokolls mit der empirischen Disputation problematischer Gedanken und zu Verhaltensexperimenten. Die Wiederholung solcher Übungen führt zur Entstehung von neuen kognitiven Automatismen mit realistischeren Gedanken und empirischen Disputationsmustern, verstärkt durch den Erfolg im Rahmen von Verhaltensexperimenten.	Motivation zur regelmäßigen Wiederholung der Intervention bspw. mit Audioaufnahmen aus der Therapiesitzung. Das Training von psychologischer Flexibilität in ACT trainiert kognitive Defusion als Teil eines Gesamtkonzepts, auch wenn man gerade den Fokus auf andere Prozesse legt. Somit wird kognitive Defusion zumindest niederschwellig fortlaufend trainiert. Die drei	Motivation zur regelmäßigen Wiederholung bspw. mit einem leeren Stuhl zuhause, ggf. mit Hilfe einer Videoaufnahme der Übung in der Therapiesitzung. Die Distanzierung von Mustern der automatisierten Selbstabwertung oder auch Selbstüberforderung findet sich auch in zahlreichen anderen Techniken innerhalb der ST, wie etwa während Imaginationsübungen oder Übungen zur Besserung der emo-

Tab. 4.1: Veränderungsprozesse im EEMM – Fortsetzung

Technik	Kognitive Umstrukturierung (Methode: Kognitive Therapie)	Kognitive Defusion (Methode: ACT)	Kritiker-Entmachtung mit leerem Stuhl (Methode: ST)
		Schritte »Sei präsent, öffne Dich und tue, was wirklich wichtig ist« fassen als roter Faden wesentliche Prozesse während der gesamten Behandlung zusammen.	tionalen Regulation/Akzeptanz (z. B. während komplexerer Stühle-Übungen). Es finden über diese konkrete Technik hinaus implizite oder explizite Wiederholungen während der gesamten Behandlung statt.
Kontext	Die Fähigkeit zur Realitätsprüfung ist grundsätzlich kontextgebunden.	Die Betrachtung der Funktionalität kognitiver Prozesse erfolgt immer unter Betrachtung der Bedingungen und der Folgen (»funktionaler Kontextualismus«).	Eine kontextgebundene Fähigkeit zur kognitiven Bewertung der Situation und des eigenen Verhaltens wird im Rahmen des Trainings des sog. »Erwachsenenmodus« gestärkt. Sinnbildlich soll die Person lernen, flexiblere Bewertungsmuster anzuwenden und damit kontextsensitiver werden.

Welchen Nutzen haben wir von dieser Herangehensweise?

Meines Erachtens einen multidimensionalen Nutzen – um der Prozesssprache treu zu bleiben. Allein die Tatsache, dass man sich mit den VSRK-Kategorien einzelne Techniken exhaustiver, detailliert und systematisch anschaut, führt zu einem tieferen Verständnis dessen, was wir mit diesen Interventionen möglicherweise bewirken. Uns wird der Effekt unserer Handlungen dadurch bewusster. Gleichzeitig zeigt uns diese Betrachtung mögliche »blinde Flecken« unserer Interventionen auf. Denn jeder der VSRK-Schritte ist wichtig bis hin zu notwendig, um langfristige Effekte zu erzielen. Die beste Intervention in der Sitzung verpufft, wenn wir keine Strategie haben, um einen Patienten dazu zu motivieren, zwischen den Sitzungen an seinem Verhalten im weitesten Sinne etwas zu verändern. Auch ein gut gelungenes Wiederholen der Techniken zwischen Sitzungen wird keinen anhaltenden Effekt erzielen, wenn wir kein Konzept haben, um diese Effekte zu stabilisieren und über eine längere Zeit aufrechtzuerhalten. Und letztendlich profitiert die Person von dieser Intervention vor allem dann, wenn sie mit ihrem erweiterten Repertoire flexibel umgehen und eigenständig die Strategien wählen kann, die in einem ge-

gebenen Kontext am erfolgversprechendsten sind. Flexibilität ist der Schlüssel für eine höhere Anpassungsfähigkeit.

4.5 Kontextsensitivität und psychologische Flexibilität

Während die Betrachtung von Variation, Selektion und Retention im Wesentlichen eine gute Überschneidung mit verhaltenstherapeutischen und neurobiologisch-basierten Lerntheorien im Sinne der KVT aufweist (mehr dazu in ▶ Kap. 6), stellt die Kontextgebundenheit und das Ziel der erhöhten Kontextsensitivität und psychologischen Flexibilität im Allgemeinen eine stärkere Verbindung mit Dritte-Welle-Methoden und v. a. mit ACT her. Dem Kontext wird im PBT-Ansatz eine besondere Rolle und Bedeutung zugeschrieben. Und dies aus gutem empirischem Grund.

Wie bereits geschildert, beschäftigen wir uns im PBT vor allem mit sogenannten Veränderungsmediatoren (»Mediators of Change«). Hayes et al. (2022) führten eine Metaanalyse mit 54.633 Psychotherapie-Wirksamkeitsstudien und isolierten die wichtigsten, am häufigsten replizierten Veränderungsmediatoren, auf die sich Befunde der Studien zurückführen lassen.

- 49,1 % der Befunde lassen sich auf Dritte-Welle-Prozesse als Mediatoren zurückführen, insbesondere psychologische Flexibilität und Gegenwärtigkeit/Achtsamkeit, ferner auch Selbstmitgefühl.
- 32,7 % der Befunde werden mit anderen KVT-Konzepten als Mediatoren in Verbindung gebracht, insbesondere kognitive Umstrukturierung, Habituation, Veränderung des Attributionsstils, Veränderung von Grübeln, Emotionale Regulation, Training von Bewältigungsstrategien und Selbstkontrolle.
- 9,3 % der Befunde lassen sich auf soziokulturelle, 7,3 % auf biophysiologische Mediatoren zurückführen.

> Psychologische Flexibilität ist einer der wichtigsten und wirksamsten Veränderungsmediatoren in der Psychotherapie.

5 Mikro und Makroebene der funktionalen Analyse: SORC und EEMM im Dialog

Wie wir in ▶ Kap. 4 ausführlich diskutiert haben, werden im PBT-Ansatz die evolutionstheoretischen VSRK-Prinzipien herangezogen, um Veränderung, Entstehung und Aufrechterhaltung von Prozessdynamiken zu erklären. Das EEMM unterscheidet dabei aber nicht explizit zwischen den von Kanfer, Reinecker und Schmelzer eingeführten Mikro- und Makroebenen der funktionalen Verhaltensanalyse. Vielmehr finden wir flüssige Übergänge, was insbesondere uns im deutschsprachigen Raum verhaltenstherapeutisch ausgebildeten Kolleginnen und Kollegen auffallen dürfte. Diese Unterscheidung findet sich nämlich in vielen englischsprachigen Modellen nicht bzw. nicht so deutlich. Das ist auch im funktionalen Kontextualismus und ACTs Modell der psychologischen Flexibilität der Fall. Wir können uns die Frage stellen: »*Brauchen wir noch diese Unterscheidung?*«. *Die Antwort wird Sie nicht überraschen: Ein eindeutiges »Jein«. Anders gesagt: Ja, solange man dimensional denkt und flexibel damit umgeht.*

5.1 Funktionaler Kontextualismus

Die funktionale Analyse stellt das Herz der Verhaltenstherapie. Anfang des 20. Jahrhunderts und inspiriert von den tierpsychologischen Experimenten des russischen Physiologen Iwan Pawlow überträgt der US-amerikanische Psychologieforscher John Watson die Prinzipien der *klassischen Konditionierung* auf Menschen und begründet damit als Antwort auf die sehr populäre Psychoanalyse von Sigmund Freud den Behaviorismus. So stehen von Anfang an Stimulus-Variablen und insbesondere die Suche nach replizierbaren Möglichkeiten, diese zu kontrollieren (»Stimuluskontrolle«) im Herzen klassischer verhaltenstherapeutischer Theorien. Und auch wenn Burrhus Skinners operante Konditionierung den Fokus v. a. auf die Folgen einer Handlung legt, spielen externale Stimuli sowohl im Sinne diskriminativer (Hinweis-)Reize als auch im Sinne verstärkender Bedingungen weiterhin eine wesentliche Rolle in seiner Lerntheorie. Mit der *kognitiven Wende* der Verhaltenstherapie in den 1970er-Jahren verliert die Betrachtung der situativen Umstände und des Kontextes einer Handlung an Bedeutung. Die dritte Welle der Verhaltenstherapie und insbesondere ACT bringen wieder den Fokus auf den Kontext in einem fundamentalen Betrachtungswechsel.

> Das Prinzip des funktionalen Kontextualismus stellt gemeinsam mit der Bezugsrahmentheorie (Relational Frame Theory, RFT) das theoretische Fundament von ACT und dem psychologischen Flexibilitätsmodell dar und findet sich im EEMM als theoretischer Grundboden des prozessbasierten Therapieansatzes wieder.

»*Funktional*« bezieht sich auf eine Grundhaltung: Die funktionale Verhaltensanalyse steht im Vordergrund der Betrachtung klinischer Phänomene. Diese verfolgt jedoch weniger das reine Verständnis der Hintergründe einer Handlung per se (ein Kritikpunkt, mit dem sich traditionellerweise die meisten tiefenpsychologischen Therapien konfrontiert sehen), sondern das funktionale Ziel der Einflussnahme in der Psychotherapie: *Ein konkretes Verhalten verstehen (Mittel) um effektiv zu intervenieren (Zweck)*.

»Kontextualismus« hat mehrere Facetten. Menschen sind komplexe integrierte Organismen und dies spiegelt sich im biopsychosozialen Prozessverständnis wider. Das Verhalten eines Menschen findet nie im leeren Raum statt und kann nur unter Betrachtung von sozialen Kontextvariablen (d.h. Stimulus- und Konsequenzen/Kontingenzen im interpersonalen Geschehen) verstanden werden. ACT und PBT betonen die Wichtigkeit der »Sensitivität für die Rolle des Kontextes«.

> Der funktionale Kontextualismus orientiert sich an einem pragmatischen Wahrheitskriterium, was einen wesentlichen Unterschied zum sog. »Ontologischen Realismus« darstellt, nach dem sich die »Wahrheit« auf das bezieht, was wirklich existiert.

»Wahrheit« im kontextuellen Sinn ist immer lokal und pragmatisch und ein Synonym zu »nützlich« oder »erfolgreich«. Dies hat tiefgreifende Implikationen für die psychotherapeutische Arbeit und die Modellentwicklung. Lassen Sie uns dazu ein konkretes Beispiel anschauen.

Fallbeispiel

Eine Patientin mit depressiven und sozialphobischen Symptomen erlebte vor 16 Jahren den tragischen Verlust ihres damals zweijährigen Kindes. Während sie im Wohnzimmer mit Kopfhörern Musik hörte, übersah sie, dass ihr Sohn in der Nähe des Swimmingpools im Garten spielte. Sie war überzeugt, dass ihr Kind schlief und die Terassentür geschlossen war. Er fiel in den Pool und ertrank, ihre Reanimationsversuche kamen zu spät. Sie macht sich seither täglich Vorwürfe und entschied sich nach der Trennung von ihrem Ehemann, keine weiteren Partnerschaften einzugehen. Sie lebt bis auf ihre berufliche Tätigkeit weitestgehend zurückgezogen.

Es entspricht durch aus der Wahrheit, dass sie damals die Fürsorgepflicht hatte und dass ihr Sohn nicht ertrunken wäre, wenn sie besser aufgepasst hätte. *Würden Sie in dieser Situation mit ihr eine »empathische Disputation« durchführen, um ihr pathologisches Grübeln und Selbstvorwürfe zu behandeln?* Mit dem ontologischen Wahrheitskriterium wäre unsere therapeutische Flexibilität sehr eingeschränkt. Die wichtigsten Fragen aus funktional-kontextualistischer Sicht lauten stattdessen »*Wozu intensivieren sich derzeit diese Gedanken so stark?*« (Funktionalität) und »*Wie ergibt das Verhalten in der aktuellen Situation für die Patientin einen Sinn?*« (Kontextualismus). Und in der Tat spielen das Grübeln mit Selbstvorwürfen und Schuldgefühlen eine wesentliche Rolle im Rahmen der funktionalen Analyse des heutigen depressiven Rückzugs. Die mikroanalytische Betrachtung zeigt, dass die Vorstellung, mit anderen Menschen über Familie zu reden, mit sehr aversiven Emotionen einhergeht, die sie zu vermeiden versucht. Scham und Schuld werden als unerträglich beschrieben. Aus einer anderen Betrachtung kann das Grübeln aber auch positiv konnotiert/umformuliert werden: Sie berichtet zu erleben, dass das Nachdenken über diesen tragischen Vorfall für sie die einzige Art sei, die sie derzeit finden könne, um den inneren emotionalen Kontakt zu ihrem verstorbenen Sohn aufrechtzuerhalten.

Die funktionalanalytische Betrachtung im Kontext der subjektiven Realität der Patientin ergibt eine andere Sichtweise als die, die wir unter Anwendung des onkologischen Wahrheitsprinzips bei der Suche nach Denkfehlern und unrealistischen bzw. dysfunktionalen Kognitionen im Sinne der traditionellen kognitiven Therapie bekommen würden.

5.2 Funktionale Analyse im psychologischen Flexibilitätsmodell

Sowohl Fallkonzeption als auch Behandlung orientieren sich in ACT an sechs Kernprozessen, die den sechs psychologischen Dimensionen im EEMM zugeordnet werden.

Tab. 5.1: Psychologische Dimensionen und ACT-Prozesse

Psychologische Dimension EEMM	ACT-Kernprozesse der psychologischen Flexibilität	
	Flexibilität	Inflexibilität
Aufmerksamkeit	Gegenwärtigkeit	←→ Mangel an Gegenwärtigkeit
Kognitiv	Kognitive Defusion	←→ Kognitive Fusion
Emotional	Akzeptanz/Bereitwilligkeit	←→ Erlebnisvermeidung
Selbst	Selbst als Kontext	←→ Selbst als Inhalt

Tab. 5.1: Psychologische Dimensionen und ACT-Prozesse – Fortsetzung

Psychologische Dimension EEMM	ACT-Kernprozesse der psychologischen Flexibilität	
	Flexibilität	**Inflexibilität**
Motivation	Werteorientierung ←→	Fehlen von Klarheit über Werte & Vermeidungsziele
Sichtbare Handlung	Engagiertes Handeln ←→	Untätigkeit/Impulsivität

Diese Prozesse können grundsätzlich als konkrete Fertigkeiten verstanden werden. So versuchen ACT-Fallkonzepte häufig, die Schwierigkeiten und den Leidensdruck der Person mit einem Mangel an psychologischer Flexibilität, also mit unzureichenden psychologischen Fertigkeiten zu erklären, die in der Behandlung trainiert werden. Die funktionale Analyse und das Einordnen in einen bestimmten Kontext findet statt, jedoch ohne eine explizite Unterscheidung zwischen einer Mikro- und Makroebene. Das Training einzelner Fertigkeiten erfolgt manchmal bezogen auf den unmittelbaren Umgang mit einer spezifischen Situation (Mikroebene), manchmal in Bezug auf eine allgemeinere Betrachtung der Lebenssituation (Makroebene), in anderen Fällen auch losgelöst von unmittelbaren situativen Elementen.

Fallbeispiel (Fortsetzung)

Stellen wir uns vor, die Patientin befindet sich in Ihrer Behandlung. Welche Dimension würden Sie als mögliche »Eingangstür« in das System betrachten? Nehmen wir an, Sie entscheiden mit der Patientin, an ihrer emotionalen Flexibilität zu arbeiten. Sie könnten es »Gefühlsregulation«, »Emotionale Akzeptanz«, »Training emotionaler Kompetenz« oder »Arbeit mit Kindmodi« nennen, je nachdem, an welcher Methode Sie sich orientieren. Wenn Sie einen mikroanalytischen Fokus wählen, dann könnten Sie bspw. eine konkrete Situation besprechen, in der die Patientin in den letzten Tagen den Kontakt zu Bekannten oder Freundinnen vermied, möglicherweise diese Reaktionen mit Hilfe einer erlebnisorientierten Technik während der Sitzung aktivieren und dann eine konkrete Intervention für den kontextuell funktionaleren Umgang mit Emotionen anwenden. Sie könnten aber auch ein übergeordnetes Thema, wie etwa sich wiederholende berufliche Schwierigkeiten und Konflikte mit Kollegen oder auch die Erinnerung an ihren Sohn, nehmen, und dabei eine emotionsfokussierte Technik anwenden, um emotionale Flexibilität als »übergeordnete Fertigkeit« zu trainieren. Sie könnten aber auch den Prozess der emotionalen Flexibilität als situationsübergreifenden Prozess mit Techniken trainieren, die einen noch geringeren Fokus auf situative Elemente legen.

5.3 Mikro- und Makroebene als Zeit- und Komplexitätsdimension

Die letzte Übung deutet es bereits an: Mikro- und Makroebene bilden eine Dimension. Sie haben jedoch möglicherweise ähnlich wie ich gelernt, diese zwei Ebenen als Kategorien zu unterscheiden. Dabei soll sich die Mikroebene in der Regel auf die unmittelbar wirksamen situativen Bedingungen und Folgen einer Handlung beziehen, wobei die Makroebene übergeordnete allgemeine Bereiche des Lebens betrachtet, in denen (problematische) Verhaltensweisen und Prozesse stattfinden und Sinn ergeben. Eine genauere Betrachtung ergibt jedoch nicht unbedingt ein einheitliches Verständnis. Lassen Sie uns dazu ein weiteres Beispiel anschauen.

Fallbeispiel: Luisas Selbstverletzung

Luisa ist 34 und lebt mit ihrem Freund. Sie verletzte sich im übergeordneten Rahmen eines Paarkonfliktes mit einer Schere an den Oberschenkeln selbst. Ich möchte verschiedene Zeitabschnitte der funktionalen Analyse der Selbstverletzung mit Ihnen anschauen.

Wenige Minuten vor der Selbstverletzung: Luisa befindet sich allein in einem Arbeitszimmer, in dem am Schreibtisch eine Schere liegt. Sie ist emotional sehr angespannt, tendenziell wütend. Denkt darüber nach, dass Ihre Beziehung wahrscheinlich jetzt kaputt ist und dass sie die Schuld dafür trägt. Gedanken kreisen und neben der Wut entstehen auch für einen kurzen Augenblick Trauer und Angst als weitere Emotionen, gefolgt von mehr Selbstabwertungen und Angespanntheit. Sie sieht die Schere, denkt sofort an eine mögliche Selbstverletzung und spürt dabei eine leichte Erleichterung. Sie überlegt nicht lange, bis sie die Schere in die Hand nimmt und mehrere kleine Schnitte in die Oberschenkel schneidet.

1 Stunde vor der Selbstverletzung: Luisa kommt von der Arbeit nach Hause, Ihr Freund ist noch nicht da, denn »er habe im Büro noch viel zu tun«. Sie sitzt zunächst allein in der Küche und schaut sich Fotos von sich und ihrem Partner auf dem Handy an. Sie vergleicht alte und aktuelle Bilder und stellt sich die Frage, ob er sie aktuell anders anschaut als sonst. Währenddessen erlebt sie immer wieder Angst und Unsicherheit, auch Traurigkeit. Sie denkt aber auch darüber nach, dass er eine neue Kollegin hat, über die er in letzter Zeit immer wieder berichtete. Sie erlebt Eifersucht und v. a. Ärger bei der Vorstellung, er sei jetzt mir ihr allein im Büro. Sie ruft ihn an, aber sein Handy scheint ausgeschaltet zu sein.

Am Morgen des gleichen Tages: Luisa beginnt in den Tag sehr müde nach einer schwierigen Nacht mit wenig Schlaf, Unruhe und Grübeln über ihre Beziehung und ihre unklaren beruflichen Perspektiven. Übelkeit und Schwierigkeiten, sich zu konzentrieren, fallen ihr sehr unangenehm auf, sie frühstückt nicht und ist kurz davor, sich krank zu melden, zwingt sich jedoch in die Arbeit, um eventuelle Konflikte mit ihrem Vorgesetzten zu vermeiden.

Am Tag vor der Selbstverletzung: Luisa führt ein schwieriges Gespräch mit ihrem Freund hinsichtlich der Urlaubsplanung, es kam zu keiner Einigung und die Diskussion endete im Streit.

Ein Monat vor der Selbstverletzung: Schwierigkeiten am Arbeitsplatz durch Umstrukturierung, Konflikte mit neuen Kollegen, wenig Zeit für Hobbys und Freunde. Häufige Treffen mit einer alten Freundin, die sich vor kurzem vor ihrem Partner trennte, nachdem dieser eine Affäre mit einer Arbeitskollegin angefangen hatte.

Welche dieser Betrachtungen ist »die richtige«? Wo beginnt die Mikro-, wo endet die Makrobetrachtung? An dieser Stelle ist *eine dimensionale Sichtweise sehr hilfreich.* Lassen Sie mich eine fotografische Metapher verwenden: Wir sind Fotografen vor einer weitreichenden Berglandschaft und haben eine Kamera mit einem sehr flexiblen Zoom-Objektiv und verschiedensten Brennweiten. Wir können sowohl mit einem Ultraweitwinkel die ganze Szene als auch mit einem Telewinkel kleinste Elemente in hoher Auflösung und alles dazwischen ablichten. Wir schauen durch das Visier, zoomen fast spielerisch rein und raus, explorieren die Landschaft vor uns und die verschiedenen Betrachtungsmöglichkeiten, bevor wir uns für ein Motiv entscheiden. Die Fotografie eines einsamen Baumes im Tal und das darauffolgende Bild der großen Berge links und rechts mit dem kaum sichtbaren Baum in der Mitte ergänzen sich, geben einander Kontext und Bedeutung.

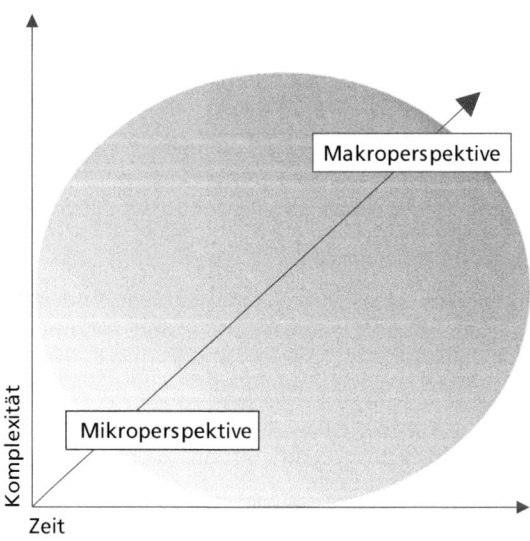

Abb. 5.1: Mikro- und Makroebene als Dimension

▶ Abb. 5.1 zeigt zwei Achsen: Zeit und Komplexität. Je länger die Zeitspanne, die wir betrachten, umso mehr Elemente und Lebensbereiche und umso komplexer die Betrachtung.

Funktionaler Kontextualismus und die Wahl der Ebene

Ich stelle uns noch einmal die Frage, welche Sichtweise nun »die richtige« sei. Funktional-kontextualistisch wird die Antwort lauten: *Das kommt darauf an.* Möchten wir die Selbstverletzung im Sinne der lerntheoretischen Verstärkerprinzipien betrachten und operante Prinzipien in der Therapie anwenden, dann ist eine sehr fokussierte Mikroanalyse mit einer sehr kurzen Zeitspanne und geringerer Komplexität wahrscheinlich *hilfreicher.* In dem Moment, in dem wir die VSRK-Prinzipien oder auch die O-Variable im Sinne der SORC-Analyse heranziehen, werden wir eine deutlich längere Zeitspanne wählen, unter Umständen Jahre zurück. Dies ist auch der Fall, wenn wir uns bspw. im Sinne von »Verarbeitungsprozessen« situationsübergreifende Muster erarbeiten und »alte Bilder« im Sinne von Erinnerungen und prägenden Erfahrungen noch in die Betrachtung bringen möchten. Wenn wir uns mit bspw. der Betrachtung der Beziehung zu ihrem Partner oder der beruflichen Situation beschäftigen wollen, dann brauchen wir möglicherweise eine mehrwöchige oder gar -monatige Zeitspanne, um interpersonale Prozesse zu eruieren und deren Entwicklung zu betrachten.

Möglicherweise denken Sie in diesem Moment auch über methodenspezifische Unterschiede nach. Welche Methoden wenden Sie am häufigsten an? Wie navigieren Sie im Kontext dieser Methode diese Zeit- und Komplexitätsdimension?

> Dimension bedeutet in diesem Kontext Flexibilität, und Flexibilität ermöglicht Integration. Das EEMM möchte genau diese Flexibilität anbieten.

5.4 Das SORC-Modell

Das SORC-Modell von Kanfer et al. (1991) ist im deutschsprachigen Raum das sinnbildliche Skelett verhaltenstherapeutischer Behandlungstheorien und -methoden. Mit der Differenzierung zwischen einer horizontalen und einer vertikalen Achse lädt das SORC-Modell zu einer prozessorientierten Haltung ein und vereint sowohl die Betrachtung der unmittelbaren Dynamik (Mikroebene) als auch der Lerngeschichte und der motivationalen Prozesse (Makroebene). Insbesondere die horizontale Betrachtung (Stimulus → Reaktion → Konsequenz) betont stark die Mikroebene der funktionalen Analyse einer bestimmten Handlung. Die Kategorien im SORC-Modell sind aber dem Modell der psychologischen Flexibilität und dem

EEMM durchaus nah. Bevor wir uns das genauer anschauen: eine kleine Begriffsklärung.

SORCK, SORKC oder SORC?

Sowohl im Sinne der pragmatischen Vereinfachung als auch in Anlehnung an Fred Kanfers (Kanfer et al., 2012, 1. Auflage 1991) Selbstregulationsformel verwende ich die Variante SORC, und stelle prinzipiell die unmittelbar wirkenden Verstärkermechanismen (C+, C–, ₡–, ₡+) in den Vordergrund. Die Verwendung des Begriffs *Kontingenz* ist in der Literatur darüber hinaus uneinheitlich. Im englischsprachigen Raum spricht man beispielsweise über das *3 Term Contingency ABC-Model* (Skinner, 1953), wobei die Relation zwischen *Antecedents* (Ereignisse vor dem Verhalten), *Behaviour* (das Verhalten an sich) und *Consequences* (Folgen) die sog. drei Elemente der Kontingenz darstellen. In der deutschsprachigen Literatur wird Kontingenz häufig als Regelmäßigkeit des Auftretens einer bestimmten Folge auf eine bestimmte Reaktion definiert, was meines Erachtens in der O-Variable als vertikale Achse der funktionalen Analyse bereits gut abgebildet wird. Zur Verwirrung trägt bei, dass anders als von Kanfer ursprünglich definiert, die Kontiguität zwischen Situation, Reaktion und Folge nicht immer als Gesamtphänomen dargestellt und betrachtet wird. Wenn wir wiederum über Kontingenzmanagement, beispielsweise im Sinne der Dialektisch-Behavioralen Therapie (DBT) (Linehan, 1996), sprechen, meinen wir jedoch auch die bewusste Beeinflussung der Bedingungen sowohl im Sinne von (diskriminativen) Stimuli als auch von Konsequenzen/Verstärkern.

Rückkoppelungsschleifen oder lineare Darstellung?

In den allermeisten Abbildungen wird das SORC-Schema für die Mikroanalyse eines Problemverhaltens in linearer Form dargestellt, was sich im Bericht an den Gutachter bei einem Psychotherapieantrag in aller Regel wiederfindet. Schauen wir uns das Beispiel einer typischen SORC-Analyse zum Verständnis agoraphobischer Vermeidung an:

Fallbeispiel

Unser Patient hat sich vorgenommen, heute allein zum Supermarkt zu gehen und steht vor der Wohnungstür (S). Vor dem Hintergrund ängstlicher Persönlichkeitszüge und einer erhöhten Fokussierung auf körperliche Veränderungen (O) denkt er: »Ich schaffe es nicht, es wird etwas Schlimmes passieren … mir ist es zu viel« (R-kog), er nimmt dabei Herzrasen und starke Unruhe wahr (R-phys) und fühlt Angst bis Panik (R-emot), sodass er sich umdreht und wieder im Wohnzimmer hinsetzt (R-mot), wobei er eine schnelle Reduktion von Unruhe, Herzrasen und Angst erlebt (kf: ₡–). Sein negatives Selbstbild, seine dysfunktionalen Überzeugungen und sein Vermeidungsverhalten werden aber langfristig gefestigt (C–).

Diese lineare Darstellung S → O → R → C suggeriert ein sehr mechanistisch-reduktionistisches Verständnis von Verhaltenssteuerung.

> Unser Nervensystem ist jedoch nicht als lineare Maschine, sondern als hoch anpassungsfähiges System mit ständigen Rückkopplungsschleifen konzipiert, welches eine möglichst effektive Interaktion mit der Umwelt ermöglichen soll.

Wie würde dann eine Mikroanalyse aussehen, wenn wir das SORC-Schema nicht als Kette, sondern als ständigen Kreis darstellen würden?

Fallbeispiel (Fortsetzung)

Der Patient steht vor der Tür (S), die für ihn bereits ein Hinweisstimulus für aversive Erlebnisse geworden ist (Aufmerksamkeitsfokus, O-Variable), sodass sein Körper sofort mit leichter Unruhe reagiert (R-phys), woraufhin er denkt: »Ich gehe nur einkaufen, was kann da schon passieren?« (R-kog) und kurz durchatmet (R-mot), was seine Unruhe für einen sehr kurzen Augenblick bremst (Emot, C-Kf), sodass er erneut die Tür anschaut (C-Lf und neuer S). Er nimmt immer noch eine leichte Unruhe wahr (R-phys), er denkt an den letzten Versuch vor einem Tag, der nicht gut endete (R-kog) und spürt leichte Angst (R-emot), woraufhin er sich selbst sagt: »Ich muss das heute schaffen« (R-kog) und einen Schritt in Richtung Tür macht (R-mot), woraufhin er die Tür näherkommen sieht (C und neuer S), wobei er etwas mehr Angst und Unruhe wahrnimmt (C der Handlung und zugleich R-phys und emot).

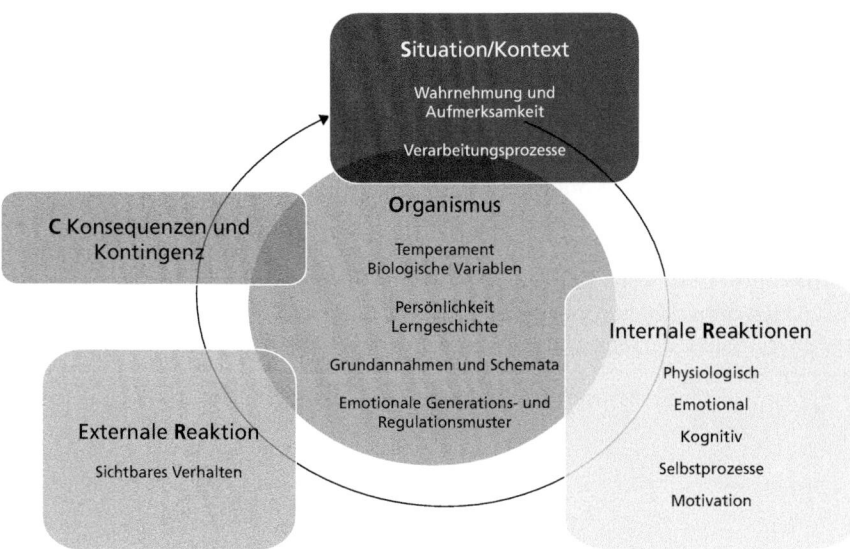

Abb. 5.2: SORC-Rückkopplungsschleife

Diese Rückkoppelungskreise sind sehr schnell und ergeben häufig eine Art Spirale (▶ Abb. 5.2), die am Beispiel der Agoraphobie manchmal zur Vermeidung, manchmal zum Verlassen des Hauses führt. Beim »geleiteten Entdecken« oder auch beim Hyperventilationstest leiten wir in aller Regel unsere Patienten im Sinne der Feedbackschleife an und befragen sie zu ihren unmittelbaren Beobachtungen, denn während der praktischen Arbeit – anders als beim Verfassen eines Therapieantrags – wird uns bewusst, dass die lineare Darstellung der Mikroanalyse der Realität einfach nicht gerecht wird.

5.5 Erweitertes SORC-Modell

Die R-Kategorie wird in den meisten Publikationen in »internal« und »external« unterteilt. Zu den internalen Reaktionen gehören klassischerweise die physiologischen, emotionalen und kognitiven Reaktionen, die externale Reaktion beinhaltet eine sichtbare Handlung. Die Erweiterung der Ri-Kategorien ermöglicht die Abbildung aller sechs psychologischen Dimensionen und somit eine vollständige Abbildung des EEMM auf der Mikroebene einer konkreten Handlung in einer spezifischen Situation. Um die zirkuläre Dynamik einer SORC-Schleife entlang der EEMM-Kategorien darzustellen, greife ich die Idee von Stefan Hofmann, Steven Hayes und David Lorscheid (Hofmann et al., 2021), Prozessebenen und -dimensionen als eine Art Schachbrett darzustellen, auf. Auf der linken Seite in ▶ Abb. 5.3 finden wir die Betrachtung des Kontextes: Äußere Bedingung, innerer Kontext/Verarbeitung und biophysiologische Bedingung. Die restlichen sechs Kästchen auf der rechten Seite zeigen die sechs psychologischen Dimensionen. Die Rückkopplungsschleife soll die wesentliche Idee der SORC-Analyse betonen und die Dynamik innerhalb des Systems darstellen. Neurobiologische Untersuchungen unterstützen im Übrigen die Annahme der Reihenfolge Aufmerksamkeit/Wahrnehmung/Innerer Kontext (»O-Variable«) → Emotion → Selbst/Kognition → Motivation → Sichtbare Handlung, womit wir uns ausführlich in ▶ Kap. 6 beschäftigen werden.

In ▶ Buchteil III werden wir uns darüber hinaus eine Variante anschauen, bei der wir dieses Schachbrett-Modell für die Erfassung sowohl einer exemplarischen dysfunktionalen als auch einer lösungsorientierten funktionalen Alternative verwenden können.

5 Mikro und Makroebene der funktionalen Analyse: SORC und EEMM im Dialog

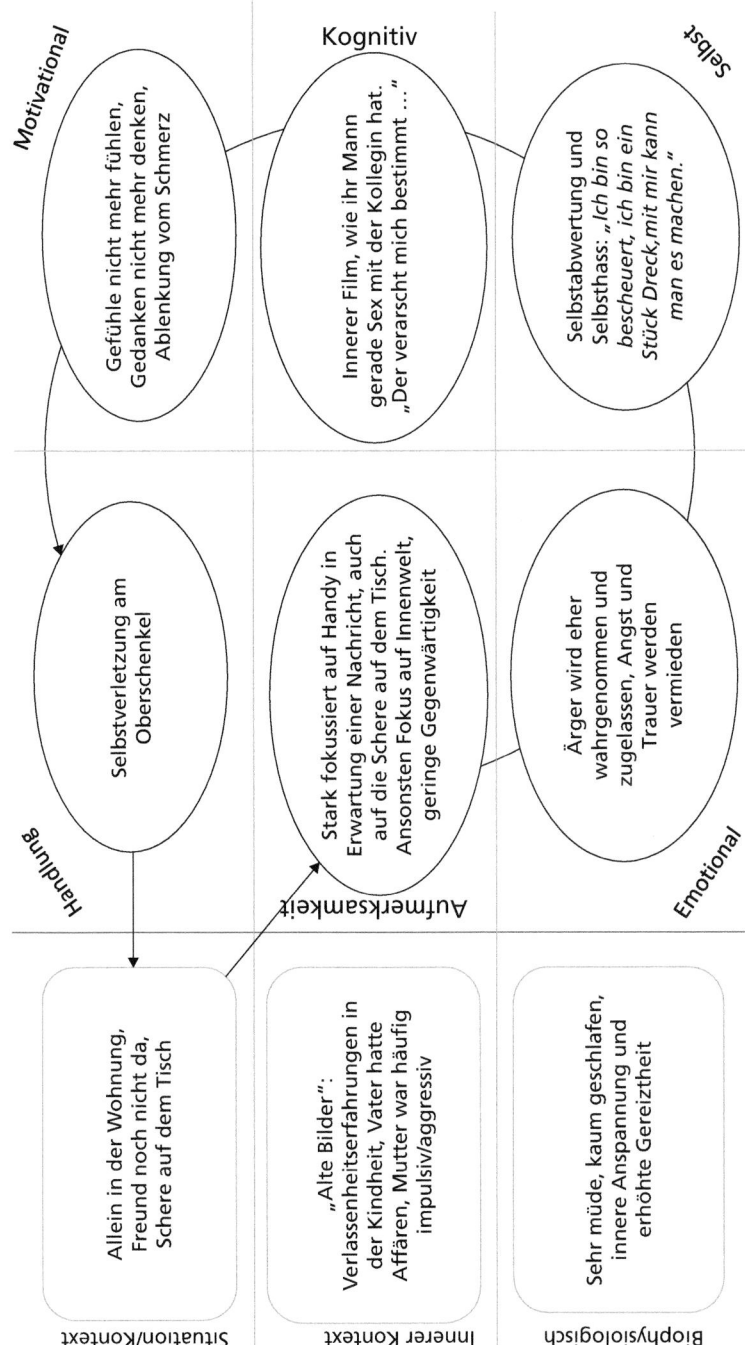

Abb. 5.3: Das erweiterte SORC-Modell

6 Die Neurobiologie psychologischer Prozesse

6.1 Die Biologie einer Mikroanalyse

Wie bereits am Ende des letzten Kapitels angedeutet, orientiert sich die gewählte Reihenfolge bei der Darstellung der erweiterten SORC-Dimensionen an Hinweisen neurobiologischer Forschungserkenntnisse. Die möchte ich Ihnen auf den nächsten Seiten näherbringen.

Situationsbewertungstheorien (»Appraisal Theories«)

Mit seinem *Stressmodell und Bewertungstheorie* öffnet R. *Lazarus* in den 1980ern symbolisch die Black-Box (Lazarus und Folkman, 1984). Um Stressreaktionen zu erklären, postuliert er eine schnelle Einstufung wahrgenommener Stimuli entlang der Dimension »Gefährlich/Unerwünscht – Neutral/Irrelevant – Positiv/Erwünscht« und spricht diesbezüglich über *die primäre Bewertung* (Primary Appraisal). Für die Entstehung einer Stressreaktion ist in dieser Theorie eine *sekundäre Bewertungsschleife* notwendig, die bei einer als »gefährlich« eingestuften Situation sich mit vorhandenen Ressourcen und Mitteln beschäftigt und entscheidet, ob die Bedrohung bzw. zu erwartende Anforderung der Umwelt mit Hilfe dieser Mittel erfolgreich bewältigt werden kann. Bei negativem Ergebnis folgt der Stressbewältigungsversuch auf Handlungsebene. In einer *dritten Bewertungsschleife* wird die gewählte Bewältigungshandlung reflektiert und im Sinne einer Lernerfahrung abgespeichert.

Smith und Kirby (2000) erweitern Lazarus' Model mit dem sogenannten »2-Prozesse-Model« und postulieren einerseits ein assoziatives Prozessieren (schnelle Bewertungsschleife mit Zugang zu Gedächtnisinhalten zur Stimulusbewertung) und andererseits den Prozess der bewussten Überlegung (bewusst gerichtetes logisches Nachdenken über eine Situation, deutlich langsamer). Beide Prozesse arbeiten nach dieser Theorie nicht sequenziell, sondern parallel und ergänzen sich, um komplexe Bewertungen zu ermöglichen. *Scherer (2001)* postuliert ein komplexeres »Multilevel-sequenzielles-Check-Modell« und *drei Bewertungslevels: angeboren-sensomotorisch, erlernt-schemabasiert und bewusst-konzeptuell.*

> Alle erwähnten psychologischen Modelle postulieren grundsätzlich eine aktive Informationsprozessierung durch den Organismus, der unmittelbar wahrge-

nommene Stimuli und Situationen mit bekannten Gedächtnisinhalten (eine Art »Archiv«) als Grundlage für weitere (komplexere) Bewertungsschleifen, emotionale Reaktionen und auch Handlungen abgleicht.

Was sagt die neurobiologische Forschung?

Neurobiologische Forschung unterstützt in vielerlei Hinsicht diese Theorien, wobei Smiths und Kirbys Annahme parallel ablaufender Bewertungsschleifen stärkere Akzeptanz und empirische Belege findet. Pessoa und Adolphs (2010) sprechen bei ihren Untersuchungen der Rolle der Amygdala beim emotionalen Prozessieren von Stimuli über die »Many Roads of Emotional Appraisal« (die vielen Wege emotionaler Bewertung) und identifizieren multiple parallele Aktivierungsmuster sowohl im Sinne von Feedback- als auch von Feedforward-Loops.

Angelehnt an einer großen metaanalytischen Darstellung untersuchter Stimulusbewertungsmechanismen von Brosch und Sander (2013), lassen sich folgende *Prozesse des bewertenden Gehirns* (Appraising Brain) herausarbeiten.

Prüfung der subjektiven Relevanz (Concern Relevance) und erste emotionale Reaktion

Im ersten Schritt geht es um das *Wahrnehmen von Veränderungen in der Umgebung*, wobei in der Literatur zwischen Stimulus-Neuheit (unbekanntes Element), Kontext-Neuheit (bekanntes Element, jedoch unerwartet in einer bestimmten Situation) und Kategorie-Neuheit (unbekanntes Element, das sich in keine bekannte Kategorie einordnen lässt) unterschieden wird. Im Rahmen von fMRT-Untersuchungen (funktionale Magnetresonanztomografie) findet man v. a. aktive Beteiligung der Hippocampi (zentrale Rolle bei der Speicherung von Gedächtnisinhalten und bei dem Abgleich wahrgenommener Stimuli mit vorhandenen Erinnerungen), der Amygdalae (eine zentrale Struktur bei der Generierung von Emotionen) und des temporalen Kortex (TC, häufig in Verbindung gebracht mit dem deklarativen Langzeitgedächtnis) und des parietalen Kortex (PC, zentrale Rolle beim impliziten episodischen Gedächtnis). *Die Hippocampusaktivierung kann im EEG bereits innerhalb der ersten 100 ms nach Darbietung eines Stimulus feststellt werden.* Aufgrund der hohen Konnektivität mit den Gedächtniszentren im TC und v. a. im PC kann hier ein sehr schneller Abgleich mit bereits vorhandenen Erfahrungen im Sinne von Lazarus' primärer Bewertung vermutet werden. Dabei findet eine Art Prüfung der subjektiven Relevanz des Stimulus statt (Frijda, 2007). Mit anderen Worten finden wir innerhalb von 100 ms ein »altes Bild« und eine Referenz im Gedächtnis, mit dem wir die subjektive Relevanz der wahrgenommenen Situation einschätzen können. *Die Amygdalae reagieren minimal langsamer mit 140 ms.* Dabei scheint es eine sehr schnelle, nicht kognitiv gesteuerte basale emotionale Reaktion zu geben.

Wenn wir beide Reaktionen in Verbindung bringen, dann können wir annehmen, dass diese primären emotionalen Prozesse mit der Aktivierung von Gedächtnisprozessen zusammenhängen. Zahlreiche Untersuchungen legen gemessen an der Reaktion der Amygdalae eine *höhere emotionale Aktivierung bei der Wahrnehmung eines als relevant bewerteten Stimulus* nahe. Eine hungrige Person reagiert bspw. auf Essensbilder stärker als eine gesättigte Person. Ebenfalls zeigt sich eine höhere Amygdala-Aktivierung bei egoistischen und an Gewinn interessierten Menschen als bei altruistischen Menschen, wenn ihnen ein finanzieller Gewinn in Aussicht gestellt wird (Brosch et al., 2011).

> Die wahrgenommene Situation wird innerhalb von 100 ms in Bezug mit den bereits vorhandenen Lebenserfahrungen gesetzt, die als Referenz gelten und als interner Kontext im Sinne der O-Variable bzw. der Verarbeitungsprozesse verstanden werden können. Dieses In-Bezug-Setzen mit einer vorhandenen Erfahrung versteht sich auch als Prüfung der subjektiven Relevanz und beeinflusst den Aufmerksamkeitsprozess. Innerhalb von 140 ms zeigt sich die erste emotionale Reaktion, was auch von der wahrgenommenen subjektiven Relevanz moderiert wird.

Prüfung der Zielerreichungskongruenz (Goal Congruence) und erste kognitiv-gedankliche Reaktion

Während einer automatisierten zielgerichteten Handlung werden Ereignisse, die (in)kongruent mit der Erreichung des Zieles sind, von unserem Nervensystem bei der Bewertung der Situation besonders wahrgenommen und prozessiert. Man spricht in diesem Kontext über eine Konflikt-Kontrollschleife (»Conflict Control Loop«), bei der v. a. der anteriore cinguläre Kortex (ACC) und der dorsolaterale präfrontale Kortex (DLPFC) beteiligt sind. Der ACC zählt wie die Amygdala zu den emotionsgenerierenden Strukturen und scheint mit negativen Emotionen bei Nichterreichung von Zielen assoziiert zu sein, als eine Art Alarmzeichen.

> Mit anderen Worten: Wenn das neue Element in der Situation ein Hindernis für die Handlung zu werden droht, dann ist eine negative Reaktion sehr schnell aktiv. *Diese ACC-Aktivierung scheint in der Regel nach 340–380 ms stattzufinden.*

Kurz danach zeigt sich *die erste Aktivierung des DLPFC, ca. 400–450 ms nach Stimulusdarbietung*. Beim DLPFC handelt es sich um eine kognitiv regulierende und emotionshemmende Struktur (sogenannte »Top-Down-Regulation«), die eine höhere Verbindung mit kognitiven Glaubenssystemen zu haben scheint. Das heißt, dass ein kognitiver Prozess ansetzt, der zum expliziten Denken führt. Verbal-rationale Prozesse zeigen in verschiedenen neurobiologischen Studien einen modulierenden Einfluss auf die emotional-motivationale Prozessierung von Stimuli. De Araujo et al. (2005) zeigten den Effekt verbalen Wissens auf die emotionale Reaktion und Bewertung olfaktorischer Stimuli: Probanden finden einen Standardgeruch signifikant angenehmer, wenn diese während der Darbietung des Stimulus das Wort »Cheddar-Käse« auf einem Monitor lesen, als wenn sie das Wort »Körpergeruch« angeboten bekommen. Grabenhorst et al. (2008) führten Beobachtungen hinsichtlich des Effekts kognitiver Stimuli bei der gustatorischen Wahrnehmung und Bewertung von Geschmäcken. Sie fanden heraus, dass Probanden nicht nur subjektiv eine Probe als leckerer bewerten, wenn ein entsprechender verbaler Stimulus angeboten wird, sondern dass auch die neurobiologische Reaktion sich dadurch verändert: Die Aktivierung des orbitofrontalen Kortex, des pregenualen anterioren cingulären Kortex und des ventralen Striatums waren stärker, jedoch nicht die Aktivierung der gustatorischen Wahrnehmungsregionen des insularen Kortex. In anderen Worten: Das subjektive Erlebnis änderte sich neurobiologisch nachweislich hinsichtlich der emotionalen Prozessierung der gleichen Stimuli abhängig von der verbal-kognitiven Erwartung. Auch für die Bewertung taktiler Stimuli liegen ähnliche Befunde vor (McCabe et al., 2008).

> Kognitive Reaktionen lassen sich »erst« nach ca. 450 ms in EEG-Untersuchungen feststellen. Es handelt sich um komplexere Hirnleistungen, die langsamer als die erste emotionale Prozessierung erfolgen. Sie können jedoch einen modulierenden Einfluss auf die emotionalen Reaktionen haben – und entsprechend auf das sichtbare Verhalten.

Selbstreflektion und Kausalitätsattribution (Agency)

Bei diesem Prozess geht es um die *Suche nach dem Verantwortlichen eines bestimmten Ereignisses: Man selbst (internale Attribution), eine andere Person oder die Umstände (externale Attribution)*. Brosch und Sander (2013) bringen metaanalytisch verschiedene Hirnstrukturen damit in Verbindung: den temporo-parietalen Übergang (TPJ), den dorsomedialen präfrontalen Kortex (dmPFC), den Precuneus und die Insula. Diese Strukturen bilden alle drei wichtigsten neuronalen Netzwerke ab (s. Triple Network Modell in ▶ Kap. 6.2), was die Komplexität dieses Prozesses unterstreicht. Darüber hinaus scheint der TPJ eine sehr wichtige Rolle in der Unterscheidung zwischen der eigenen Person und anderen Menschen zu spielen (Eddy, 2016). Es wird in der Literatur häufig postuliert, dass für eine internale Attribution ein Abgleich sensorischer und motorischer Information stattfinden muss, um die Kontiguität mit den eigenen ausgeführten Handlungen zu etablieren. Mit anderen Worten: Man kann nur für etwas verantwortlich sein, was man selbst tat und dafür müssen die entsprechenden motorischen Gedächtnisinhalte gefunden werden. Während für internale Attributionen eine höhere Aktivierung des rechten TPJ festgestellt wird, werden externale Attributionen mit dem linken TPJ in Verbindung gebracht.

> Selbstreflektion wird mit der Aktivierung des temporo-parietalen Übergangs (TPJ) im EEG sichtbar, wobei diese Prozesse sehr komplex sind und mit emotionalen, attentionalen, kognitiven und motivationalen Prozessen interagieren.

Kompatibilität mit Normen und Werten (Compatibility with Norms and Values) und Handlungsmotivation

Die Bewertung eines Ereignisses oder Stimulus hinsichtlich der *Vereinbarkeit mit eigenen Normen und Werten* wird mit einer Aktivierung des ventromedialen präfrontalen Kortex (vmPFC) in Verbindung gebracht. Hier entsteht eine *höhere und komplexere »emotionale Interpretation«* einer Situation. Roy et al. (2012) bringen den vmPFC auch in *Verbindung mit Selbstbild, Selbstwert und Zukunftsprojektionen*. Auch das dorsale Striatum wird bei der Entscheidung zu einer Handlung, die mit den eigenen Werten und Normen kompatibel ist, beteiligt (Rolls, 2023; Brosch et al., 2012). Dahingegen geht eine Entscheidung gegen die eigenen subjektiven Präferenzen mit einer starken Aktivierung des DLPFC einher, wie bereits erklärt ein wesentliches exekutives Zentrum der »Top-Down-Regulation« und kognitiven Denkens. Der DLPFC wird allerdings in der Literatur auch mit Selbstkritik und negativen Selbstprozessen in Verbindung gebracht (Longe et al., 2010) und zeigt eine negative Korrelation mit Selbstmitgefühl (Guan et al., 2021; Hwang et al., 2023).

Die Prüfung und Feststellung der Kompatibilität mit eigenen Werten und Normen ist ein entscheidender Vorgang bei der Motivation einer komplexen sichtbaren Handlung. Dabei finden Selbstprozesse statt, wobei sich zwei Möglichkeiten zu ergeben scheinen.

1. Bei der *Entscheidung für ein Verhalten entsprechend den eigenen Präferenzen und Werten* zeigen sich v. a. positive Selbstprozesse und Zukunftsvisionen als Motivation. Mit dem eigenen Selbstbild und den eigenen Plänen kongruente Verhaltensentwürfe benötigen keine weitere Bewertungsschleife.
2. Bei der *Entscheidung gegen eigene Präferenzen und Normen* wird eine zusätzliche Bewertungsschleife benötigt, um mit kognitiven Reaktionen die emotionale Handlung zu hemmen oder steuern. Zu diesen kognitiven Reaktionen zählen nicht nur Bewertungen im Allgemeinen, sondern auch impulshemmende selbstreferenzielle Prozesse wie Selbstkritik und -entwertungen. Anders formuliert, geht die Motivation zur expliziten/bewussten Verhaltenssteuerung gegen eigene Präferenzen häufig mit negativen Selbstprozessen wie Selbstkritik einher.

Verschiedene Ebenen sichtbaren Handelns

Rolls (2023) postuliert vor dem Hintergrund der Lerntheorie und einer ausführlichen Metaanalyse neurobiologischer Befunde *fünf Ebenen der Handlungsinitiierung* bei Primaten einschließlich Menschen, wobei die ersten drei für den Blick auf die SORC-Analyse etwas weniger relevant sein dürften.

1. Reflexe und angeborene autonome Reaktionen
2. Erlernte autonome Reaktionen, wie etwa Speichelproduktion als Reaktion auf den Geruch einer bestimmten Speise als Ergebnis klassischer Konditionierung
3. Implizite automatisierte Stimulus-Reaktion-Gewohnheiten (»Habits«). Dabei werden erlernte Reaktionen auf bestimmte Stimuli ausgeführt, ohne dass auf die Stimuli emotional/physiologisch reagiert wird. Dazu gehören sehr viele automatisierte Handlungen des Alltags, wie das Einschalten einer Kaffeemaschine nach dem Aufstehen, die Öffnung der Duschkabine und die Art und Weise, wie wir Butter auf ein Toast streichen beim Frühstück.

Die weiteren zwei Ebenen implizieren emotionale und kognitive Prozessierung und entsprechen den bereits erwähnten zwei Handlungsmotivationsmöglichkeiten, abhängig von der Kongruenz der intendierten Handlung mit eigenen Werten und Normen.

1. *Operant konditionierte zielorientierte Handlungen:* Rolls betont, dass die emotionalen Reaktionen auf die Stimulusbewertung zwar eine wichtige Rolle spielen, diese jedoch nicht bewusst sein müssen. Vor dem Hintergrund der Lerngeschichte zeigt sich dann die zielgerichtete Handlung in Erwartung einer bestimmten Konsequenz. Hier findet die bereits erwähnte Kongruenz mit eigenen Werten/Normen und Selbstbildern, mit entscheidender Beteiligung von ACC und vmPFC.
2. *Explizit bewusste Handlungen:* Verbale und rationale Entscheidungspfade führen zu einer Handlung, die den erlernt-impliziten Verhaltensneigungen trotz entsprechender Emotionsaktivierung widersprechen können. Hierzu gehören natürlich jegliche Formen der Impulskontrolle und des bewussten Belohnungsaufschubs, die einen Menschen in die Lage versetzen, sich bewusst für eine andere neue Handlung zu entscheiden. Dabei spielen DLPFC und exekutive kortikale Regionen die wesentliche Rolle.

Zusammenfassung und Relevanz

- Unser Gehirn ist ein hochkomplexes lernendes System, das vor dem Hintergrund bereits vorhandener Erfahrungen in der Lage ist, unmittelbar erlebte Situationen mikrosekundenschnell und auf multiplen Ebenen zu bewerten. Unter Aktivierung des Langzeitgedächtnisses finden wir innerhalb von 100 ms nach der Wahrnehmung eines veränderten situativen Kontextes Bezüge zu Gedächtnisinhalten und nach ca. 140 ms zeigen sich primäre emotionale Reaktionen. Komplexere kognitive Bewertungen der Situation, bspw. hinsichtlich Kongruenz mit eigenen Zielen und Werten, benötigen eine etwas längere Reaktionszeit und spielen bei der Motivation einer Handlungsreaktion eine sehr wichtige Rolle.
- Die Unterscheidung zwischen Verhaltensweisen, die unseren Normen entsprechen, und solchen, die diesen widersprechen, ist neurobiologisch gut nachvollziehbar, wobei die Hemmung von Normkongruenten und operant-verstärkten

Handlungsimpulsen eine zusätzliche Bewertungsschleife mit impulshemmenden kognitiven Prozessen benötigt.
- Diese Bewertungsschleifen und -prozesse bilden nicht zwangsläufig eine lineare Sequenz von einfacher Sensorik zu komplexer Prozessierung, wie früher angenommen wurde. Es handelt sich grundsätzlich um *komplexe und teilweise parallel ablaufende Prozesse* (▶ Abb. 6.1).

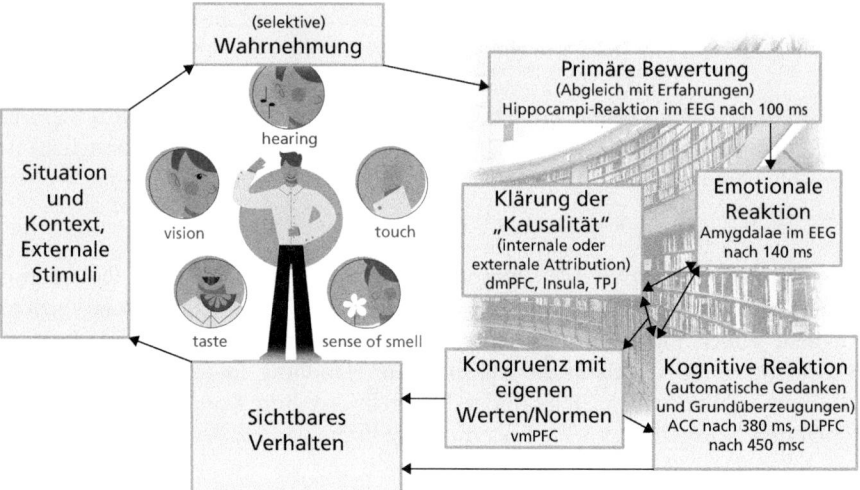

Abb. 6.1: Neurobiologie der Mikroanalyse

6.2 Das Netzwerkparadigma

Aus neurobiologischer Sicht ist es beinahe unmöglich, die emotionalen, kognitiven und behavioralen Reaktionsanteile so klar zu trennen, wie wir es ansonsten in psychologischen Theorien tun. Komplexe Prozesse im Gehirn werden in der modernen neurobiologischen Forschung weniger als Aufgabe einzelner Strukturen, sondern als das Ergebnis der funktionalen Zusammenarbeit verschiedener synchron aktivierter Strukturen verstanden. Das markiert einen Paradigmenwechsel, wobei natürlich das Wissen über die Funktionen der verschiedenen Strukturen in diese neue Sichtweise einfließt.

> Eine Gruppe von synchron aktiven Hirnregionen wird in diesem Kontext als Komplexes Neuronales Netzwerk oder »Large Scale Brain Network« bezeichnet.

Uddin et al. (2019) führen eine ausführliche Metaanalyse zahlreicher Forschungsergebnisse und postulieren basierend auf rs-fMRI (Resting State Functional MRI) eine Taxonomie des Gehirns mit sechs Netzwerken.

1. *Das okzipitale visuelle Netzwerk* ist im Wesentlichen bei der Wahrnehmung und Verarbeitung visueller Reize beteiligt.
2. *Das perizentrale somatomotorische Netzwerk* verbindet die sensorischen und prämotorischen kortikalen Regionen sowie auditive Bereiche. Primär-sensorische Wahrnehmung und motorische Steuerung werden in diesem Netzwerk prozessiert.
3. *Das dorso-frontoparietale attentionale Netzwerk* scheint bei der visuell-räumlichen Aufmerksamkeit eine wichtige Rolle im Sinne einer »Top-Down«-Selektion von visuellen Stimuli und Reaktionen zu spielen.
4. *Das lateral frontoparietale Kontrollnetzwerk (Executive Control Network ECN)*
5. *Das medial-frontoparietale Ruhezustandsnetzwerk (Default-Mode Network DMN).*
6. *Das mediocingulare-insulare Salineznetzwerk (Salience Network SN)*

Diese letzten drei Netzwerke bilden das sogenannte »Triple Network Model« (Menon, 2023), das zur Erklärung vieler psychopathologischer Phänomene herangezogen wird. Bevor wir uns diese drei Netzwerke genauer anschauen, lade ich Sie zu einer erneuten Selbsterfahrungsübung ein.

> **Selbsterfahrungsübung: Neuronale Netzwerke**
>
> 1. Sie werden dieses Buch gleich für ca. eine Minute weglegen dürfen, wobei Sie dabei nicht auf die Uhr schauen, sondern *einen Punkt an der Wand fixieren* werden. Sie bekommen zunächst keine weiteren Anweisungen. Legen Sie das Buch unbedingt weg! Wir sehen uns wieder in ca. einer Minute …
> 2. Jetzt werden Sie den gleichen Punkt an der Wand anfixieren, dabei aber im Kopf diese mathematische Rechnung lösen: *123 × 123*. Bitte noch eine Minute »üben«!
>
> Was haben Sie beobachtet? Welche Bilder, Erinnerungen und Assoziationen erlebten Sie, während Sie die Wand anstarrten? Mit welchen emotionalen Veränderungen gingen diese Assoziationen einher? Und was erlebten Sie, als Sie die Kopfrechnung machten? Wie fühlten Sie sich dabei?

Default Mode Network (DMN)

Das Ruhezustandsnetzwerk (DMN), auch Standardnetzwerk oder »Negative Task Network« genannt, aktiviert sich, wenn der Fokus der Aufmerksamkeit nicht nach außen, sondern nach innen gerichtet wird und der Mensch sich in einer Art Ruhezustand befindet, in dem er selbstreflektiert in Kontakt mit eigenen Gedanken, Emotionen, Motivationen und autobiografischen Erinnerungen kommt sowie seine Zukunft plant und verschiedene Perspektiven visualisieren kann (Menon,

2023). Das DMN hemmt und überwacht sensorische Reize, konnotiert emotionale Gedächtnisinhalte und wertet sie anhand von Selbstprojektionen aus (Sidiropoulos, 2023). Das DMN scheint auch eine übermäßige Aktivierung bei depressiven Patienten (Hamilton et al., 2015) zu zeigen, was als neurobiologische Erklärung für Rückzug, Grübeln und negative Affektivität angesehen werden kann.

Während Sie bei der Übung die Wand anstarrten, dürften Sie entsprechend diesem Funktionsmodus emotionale Assoziationen generiert haben. Und in der Tat werden mehrere Strukturen in Verbindung mit dem DMN gebracht, welche klassischerweise als emotionsgenerierend gelten.

Der bereits erwähnte ventromediale präfrontale Kortex (vmPFC), der dorsomediale präfrontale Kortex (dmPFC) und der posteriore cinguläre Kortex (PCC) gelten als wesentliche Strukturen.

> Nach Menon (2023) erfüllt das DMN fünf zentrale Funktionen: Selbstreflexion, soziale Kognitionen, episodisches Gedächtnis (mit persönlich wichtigen Details), semantisches Gedächtnis, Tagträumen (»Mind Wandering«). Mit diesen Funktionen baut das DMN ein *konsistentes narratives Selbst* auf.

Executive Control Network (ECN/FPN)

Exekutive Kontrollnetzwerke (auch frontoparietal genannt) sind aktiv während Tätigkeiten und kognitiv anspruchsvollen Aufgaben, welche nach außen gerichtete Aufmerksamkeit, zielgerichtetes Denken, Verwendung des Arbeitsgedächtnisses und emotional-impulsive Hemmung benötigen (Uddin et al., 2019; Menon, 2023).

> Die ECN-Aktivierung spielt eine entscheidende Rolle bei der Entstehung lösungsorientierten, nach außen gerichteten Verhaltens. Im antikorrelierenden Sinne hemmt die Aktivierung von ECM die DMN-Aktivierung. Diese zwei Netzwerke funktionieren fast wie in einem hydraulischen System und neutralisieren einander.

Dies könnte erklären, wie sich Ihre Erfahrung während des zweiten Teils der Übung veränderte. Sie waren vermutlich deutlich weniger emotional und frei-assoziierend. Und in der Tat wird dieses Netzwerk in Verbindung mit Top-Down-regulatorischen Strukturen gebracht.

Uddin et al. (2019) sehen als zentrale Strukturen des ECN den dorsolateralen präfrontalen Kortex DLPFC, den ventrolateralen präfrontalen Kortex (VLPFC) und den anterio-inferioren Parietallappen (IPL).

> **Selbsterfahrungsübung (Fortsetzung)**
>
> Sie können jetzt die Übung nochmal machen und bspw. versuchen, während sie eine ähnlich komplexe Rechenaufgabe lösen, mit Ihren Gedanken und Emo-

tionen frei zu assoziieren. Diese Erfahrung machen wir im Alltag sehr häufig, zum Beispiel beim Autofahren. Fahren Sie eine neue und unbekannte Strecke und müssen dabei sehr auf den Verkehr achten, so werden Sie vermutlich wenig Kapazität zum Fantasieren und Nachdenken übrighaben. Aber wenn Sie eine sehr bekannte Strecke fahren und z. B. im Radio ein Lied kommt, das für Sie eine besondere emotionale Bedeutung hat, ist die Wahrscheinlichkeit hoch, dass Sie in Erinnerungen und autobiografische Selbstreflektionen eintauchen und emotional reagieren. Und wenn nichts Außergewöhnliches während der Fahrt passiert, dann werden Sie am Ziel ankommen und – als wären Sie im Autopiloten gefahren – nicht viel von der Fahrt bewusst mitbekommen haben. Wenn aber ein Auto vor Ihnen eine Vollbremsung macht, dann verlassen Sie augenblicklich Ihre Erinnerungen und Emotionen und sind bereit, mit voller Aufmerksamkeit zu handeln.

Salience Network (SN)

Wie funktioniert der Wechsel zwischen DMN und ECN/FPN? Das Salienznetzwerk könnte eine wesentliche Rolle dabei spielen. Denn dieses Netzwerk scheint nicht nur eine wichtige Rolle bei der Identifikation und Integration bedeutsamer emotionaler und sensorischer Stimuli zu spielen, sondern beeinflusst auch die Fokussierung der Aufmerksamkeit und die Verwaltung von Ressourcen des Arbeitsgedächtnisses (Menon, 2023).

Wie funktioniert das genau? Es wird angenommen, dass das SN in Zusammenarbeit mit den Amygdalae, welche die emotionale Valenz (mit)prüfen, darüber entscheidet, ob der Stimulus ignoriert bzw. assimiliert werden kann oder sich das System intensiver mit ihm beschäftigen und sich ggf. akkommodieren muss. Dies entspricht im Grunde dem in ▶ Kap. 6.1 erwähnten Abgleich mit bereits vorhandenen Inhalten im Langzeitgedächtnis. Wird kein ausreichender Unterschied (Inkongruenz) zwischen dem bereits vorhandenen Wissen und dem neuen Stimulus festgestellt, besteht die Dominanz des DMN fort und das übliche Verhalten, welches eigenen Präferenzen/Werten/Normen entspricht, kann ausgeführt werden. Andernfalls dominieren die Aktivierungen des DLPFC im ECN/FPN und das DMN wird vorübergehend gehemmt. Es kommt zum aktiven Widerspruch der eigenen Erwartungen/Gedächtnisinhalte und zur Impulshemmung als Voraussetzung einer neuen Handlung.

Auf diesem Grund wird eine Störung des SN bei Psychosen und Depressionen vermutet: Betroffene sind eher »gefangen« in der eigenen Welt. Wenn das DMN zusammen mit dem Salienznetzwerk (SN) die aufgabenspezifischen Netzwerke (FPN/ECN) hemmt, zeigt das Gehirn eine spontane intrinsische Aktivität (Sidiropoulos, 2023).

In diesem Zustand sind wir im positiven Sinne dann in der Lage, uns selbst und den anderen Menschen aus der Vogelperspektive zu betrachten. Diese Selbst-

> und Fremdreflexion befähigt uns, sowohl unser Denken, Fühlen und Handeln zu hinterfragen, als auch unsere Rolle innerhalb einer Gruppe zu bestimmen.

Die wesentlichen Kerne des SN sind die anteriore Inselrinde oder Insula (AI) und der dorsoanteriore cinguläre Kortex (dACC). Mit dem SN werden auch subkortikale/limbische Strukturen in Verbindung gebracht: Amygdala, Ventrales Striatum und Substantia nigra.

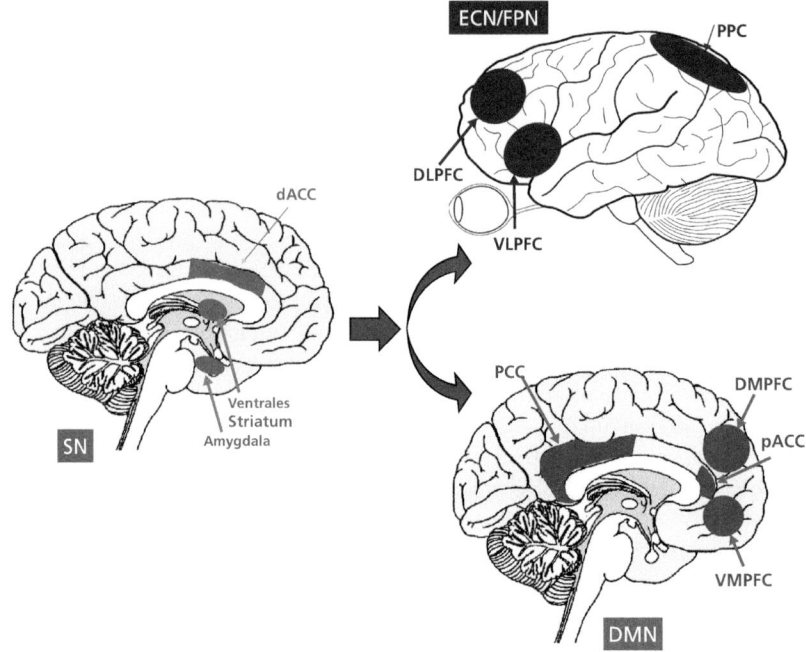

Abb. 6.2: Das »Triple Network Model« (modifiziert nach Menom 2023)

6.3 Die Biologie der Aufmerksamkeitsprozesse

Mit dem »Triple Network Model« lassen sich Aufmerksamkeitsprozesse, insbesondere Achtsamkeit & Meditation als klinische Interventionen, gut konzeptualisieren. Wenn wir uns die Konnektivität zwischen den drei Netzwerken unter Betrachtung der vermuteten Aufgaben der jeweiligen Netzwerke anschauen, so stellen wir dynamische Beziehungen und Wechselwirkungen im Sinne der biopsychosozialen Prozesse fest, mit denen wir uns in dem PBT-Ansatz beschäftigen.

Psychologische Flexibilität bedeutet zumindest in der Theorie, dass wir dann in der Lage sind, uns entlang von Dimensionen mit einer gewissen Freiheit und Intentionalität zu bewegen. Aus neurobiologischer Sicht könnte das mit einer besseren Konnektivität zwischen Hirnstrukturen und neuronalen Netzwerken einhergehen. Und in der Tat zeigen moderne fMRT-Studien, dass Achtsamkeit und Meditation diesen Effekt haben können. Bremer et al. (2022) konnten bspw. zeigen, dass ein systematisches Achtsamkeits- und Meditationstraining bereits nach 30 Tagen die funktionale Konnektivität zwischen DMN und SN, ebenfalls zwischen SN und ECN gebessert wird. Sezer et al. (2022) stellen bei einer ähnlichen Studie zusätzlich eine Besserung der funktionalen Konnektivität zwischen DMN und ECN fest. Smith et al. (2021) führten ein ähnliches Trainings-Protokoll über acht Wochen und stellen ebenfalls via fMRT eine bessere funktionale Konnektivität zwischen DMN und SN fest.

> In diesen neuen Studien finden sich neurobiologische Erklärungen für die positiven Effekte von Achtsamkeit und Meditation auf Aufmerksamkeitsregulation, Selbstwahrnehmung und emotionale Regulation insgesamt.

Bauer et al. (2019) verglichen Probanden mit hoher Meditationserfahrung mit Meditationsanfängern und stellen fest, dass Anfänger dank der Antikorrelation zwischen DMN und ECN in der Lage sind, die Aufmerksamkeit aktiv nach außen zu fokussieren und dadurch die frei-assoziierende Funktion des DMN zu hemmen. Erfahrene Mediationsübende erleben hingegen insgesamt deutlich seltenere Aktivierungen des DMN, sodass eine aktive Hemmung gar nicht mehr notwendig ist. Diese Effekte zeigen sich nicht nur während der Meditationspraxis, sondern auch im Alltag, wobei diese stärkere Verankerung im Hier und Jetzt mit weniger Emotionsgeneration einhergeht. Gleichzeitig zeigen zahlreiche Studien, dass Meditation sich positiv auf das allgemeine Wohlbefinden und die psychische Gesundheit eines Menschen auswirken kann (Metaanalyse Gál et al., 2021). Diese Befunde legen nahe: Je besser wir in der Lage sind, bspw. durch Meditation und Achtsamkeitstrainings »im Hier und Jetzt« zu sein, desto weniger emotionale Aktivierungen erleben wir, was mit einem höheren Wohlbefinden einhergeht.

> Wohlbefinden bedeutet in diesem Sinne nicht, starke positive Gefühle wie Freude oder Euphorie zu erleben. Durch eine bessere Gegenwärtigkeit und eine größere Distanz zu »selbstproduzierten« Emotionen (SN → DMN) wird insgesamt weniger Emotionalität wahrgenommen und wir fühlen uns dadurch stabiler und erleben ein konsistenteres Identitätsgefühl. Wohlbefinden ist das Fehlen starker Emotionen.

6.4 Die Biologie emotionaler Reaktionen

Emotionen haben aus einer *biologischen und evolutionspsychologischen Perspektive* eine Art »Signalcharakter«, sowohl für uns als auch für unser Umfeld. Basisemotionen einerseits stellen eine »intrapsychische Informationsquelle« dar. Sie weisen uns darauf hin, inwieweit ebenfalls in unserer Biologie tief verwurzelte Grundbedürfnisse in der aktuellen Interaktion mit der Umwelt befriedigt bzw. frustriert werden. Andererseits signalisieren unsere Emotionen (insbesondere deren Ausdruck in Mimik und Gestik) der Außenwelt, wie es uns gerade geht und wie wir uns mit anderen in Beziehung setzen wollen. Grundsätzlich »energetisieren« uns Emotionen und »bewegen« uns zur Handlung.

Wissenschaftliche Theorien der Emotionen können in zwei Gruppen unterteilt werden (▶ Tab. 6.1): Theorien der Basisemotionen und psychologisch-konstruktivistische Theorien.

Tab. 6.1: Emotionstheorien (modifiziert nach Arias et al., 2020)

	Basisemotionen	**Psychologischer Konstruktivismus**
Verortung	Emotionale Prozesse sind Manifestation spezifischer neurobiologischer Systeme oder Netzwerke	Emotionen haben keine spezifischen neuronalen Korrelate und werden als Konstruktion betrachtet.
Konzept	Der Mensch zeigt primitive, phylogenetisch und evolutionär angelegte emotionale Prozesse, die man auch in anderen Säugetieren finden kann.	Hohe Varianz in der Kategorisierung und Konzeptualisierung von Emotionen, abhängig von der Theorie und deren Hintergründen.
Menge	Es gibt eine begrenzte Anzahl an fundamentalen Emotionen, jedoch Raum für sozial erlernte Variationen.	Emotionen sind weder angeboren noch universell, sondern Produkt eines Konsenses. Potenziell gibt es also keine Grenzen bei der Definition emotionaler Kategorien und spezifischer Konstrukte.
Informationsquellen	Die Hauptquelle für die Theorieentwicklung ist die neurobiologische Forschung.	Konzepte werden als Ergebnis von Beobachtung und Abstraktion erarbeitet. Soziale Realität, Kontext und Sprache spielen dabei wichtige Rollen.

Basisemotionen

Paul Ekman (2003) beschreibt vor dem Hintergrund der Forschung kulturunabhängiger emotionaler Ausdrücke (insbesondere Mimik) fünf Basisemotionen: *Angst, Traurigkeit, Ekel, Ärger und Freude.* Diese Systematik von Basisemotionen wird in der neurobiologischen und psychologischen Literatur sehr gut akzeptiert.

Während die ersten vier Basisemotionen Angst, Trauer, Ekel und Ärger als »Alarmzeichen« für den Organismus im Sinne der Frustration emotionaler Grundbedürfnisse angesehen werden können und in engem Zusammenhang mit den anschließenden Reaktionen auf der Handlungsebene stehen, stellt die fünfte Basisemotion Freude ein Zeichen der »Entwarnung« bzw. der Befriedigung emotionaler Grundbedürfnisse dar.

Davis und Montag (2019) zitieren verschiedene Studien, die belegen, dass beispielsweise Kinder mit Hydranenzephalie in der Lage sind, ohne Kortex emotionale Regungen zu fühlen und entsprechende Gesichtsausdrücke oder sogar Handlungstendenzen zu zeigen.

Basisemotionen sind sowohl phylo- als auch ontogenetisch primitiv und instinktiv, sie sind also angeboren und nicht spezifisch für uns Menschen. Sie sind selbstzentriert, reaktiv auf die Interaktion mit unserem Umfeld (real oder imaginiert) und werden nonverbal als körperlich-physiologische Zustände erlebt.

Basisemotionen und ihre »Hirnsignaturen«

Wager et al. (2015) präsentieren eine sehr große Metaanalyse aus 148 fMRT- und PET-Publikationen mit Daten von 2.159 Probanden, in denen es den Autoren gelang, *die »Hirnsignaturen« (Brain Signatures) der einzelnen Basisemotionen* mit spezifischen Aktivierungsmustern darzustellen. Diese Signaturen bilden Schaltkreise (»Brain Circuits«), die sowohl subkortikale als auch kortikale Regionen und Netzwerke durchkreuzen, wobei keine Struktur und kein Netzwerk isoliert für die Generation oder Regulation einer einzigen Aktivierungsform zuständig ist. Anders formuliert, können die gleichen Strukturen und Netzwerke in unterschiedlicher Art und Weise in verschiedenen emotionalen Aktivierungen beteiligt sein.

Unser Gehirn ist wie eine Großstadt mit unzähligen Straßen und Wegen sowie zahlreichen Stadtteilen. Funktional betrachtet sind diese Stadtteile immer Durchfahrtorte im Navigationssystem: Aktivierungsmuster und »Brain Circuits« stellen einfach verschiedene Routen dar, wobei aus einer Vogelperspektive betrachtet verschiedene Routen durch einen und den gleichen Stadtteil führen können.

Hinsichtlich der Aktivierung kortikaler Prozesse, postulieren Wager et al. (2015) eine Dimension zwischen den Polaritäten, um Basisemotionen zu sortieren.

- *Zielgerichtete Aktivierung mit Fokus auf externalen Objekten,* wobei die kortikale Aktivität v. a. mit dem dorsal-attentionalen Netzwerk (visuell-räumliche Auf-

merksamkeit), dem Kontrollnetzwerk (ECN) und teilweise dem Standardnetzwerk (DMN) übereinstimmt. Die Wahrnehmung spezifischer Ereignisse in der Außenwelt steht hierbei im Vordergrund, ein spezifisches Coping-Verhalten (ECN) wird vor dem Hintergrund der Lernerfahrung (DMN) gewählt. Dieser »Modus operandi« lässt sich bei *Angst und Ärger* feststellen.
- *Reaktive Aktivierung mit Fokus auf interner Homöostase*, wobei die Aktivierung v. a. mit dem somatomotorischen, dem Salienznetzwerk (SN) und ebenfalls mit dem Standardnetzwerk (DMN) übereinstimmen. Hier werden Erlebnisse prozedural-automatisierter und mit stärkerem Fokus auf unmittelbaren somatisch-viszeralen und interozeptiven Erfahrungen prozessiert. Diese »Navigationsrouten« werden bei *Ekel, Trauer und Freude* beobachtet.

Basisemotionen zeigen jedoch Unterschiede hinsichtlich der Aktivierungsintensität teilweise unterschiedlicher subkortikaler Strukturen sowie der gleichzeitigen Aktivierung verschiedener kortikaler und subkortikaler Regionen (»Co-Aktivierungsmuster«). So lassen sich angelehnt an Wager et al. (2015) Basisemotionen neurobiologisch wie folgt charakterisieren.

Ärger

Wenn wir uns ärgern, dann legen wir den Fokus der Aufmerksamkeit nach außen mit einer eher zielgerichteten Handlungstendenz als Coping- bzw. Bewältigungsversuchsbereitschaft. Die Aktivierung somatomotorischer Netzwerke ist wesentlich weniger relevant als die frontoparietale zielorientierte Handlungskontrolle (ECN). Sowohl Ärger als auch Angst gehen in der Regel mit hoher Erregung und psychovegetativer Aktivierung einher, und in der Tat zeigen sich ähnliche Aktivierungsmuster im Kortex sowie in den Amygdalae. Bei Ärger zeigt sich jedoch eine *einzigartig-spezifische Aktivierung von Hippocampus und Cerebellum*. Die starke intrakortikale Co-Aktivierung sowie die zentrale Cerebellum-Aktivierung könnten die *assertivere und zielgerichtetere Handlungstendenz* bei Ärger im Vergleich zu Angst oder Ekel erklären. Klaus et al. (2020) bestätigen die Aktivierung des posterioren Cerebellums beim Erleben von Ärger. Aggressives Verhalten zeigt jedoch dahingegen eine Aktivierung des anterioren Cerebellums, des somatosensorischen und des Standardnetzwerks (DMN).

> Ärger kann mit Aggressivität einhergehen, führt jedoch nicht zwangsläufig zum aggressiven Verhalten. Ärger geht einher mit einer fokussierten Aufmerksamkeit nach außen und einer assertiven Handlungstendenz. Im menschlichen Kontext können wir die Energie des Ärgers funktional zur Motivation zur Selbstbehauptung einsetzen. Aggressivität hingegen ist eine sichtbare Handlung im Sinne eines möglichen Bewältigungsversuchs. Mit anderen Worten: Aggressivität ist der Umgang mit der Emotion Ärger auf Handlungsebene.

Angst

Wenn wir Angst erleben, dann legen wir den Aufmerksamkeitsfokus ebenfalls auf die Außenwelt, jedoch weniger zielgerichtet als bei Ärger und eher »geleitet« durch den Bezug zu bereits gelernten Reaktionen auf als bedrohlich eingestufte Situationen. Bei einem ähnlichen kortikalen Aktivierungsmuster in Verbindung mit den Amygdalae zeigt sich bei Angst anders als bei Ärger eine schwächere intrakortikale Co-Aktivierung (mit Ausnahme des visuellen Kortex) und v. a. eine starke Co-Aktivierung limbischer Basalganglien sowie des Thalamus. Frontera et al. (2023) konnten die regulative Rolle des Cerebellums gegenüber der Aktivierung bestimmter Thalamusregionen zeigen, was Angstextinktion ermöglicht. Bei einer Suppression dieses Cerebellum-Thalamus-Schaltkreises funktioniert Angstreduktion durch korrektive Erfahrungen deutlich schlechter. Die stärkere Aktivierung des Thalamus bei geringerer Cerebellumsbeteiligung zeigt einen möglicherweise entscheidenden Unterschied zur Ärgerreaktion, was teilweise erklären könnte, dass die *Handlungstendenz bei Angst weniger assertiv und tendenziell fluchtorientiert oder unterwerfend ist.* Auch bei Angst spielt die Aktivierung von Hippocampi als Brücke zum episodischen Gedächtnis und des vmPFC (DMN) eine vermutlich wichtige Rolle.

> Angst geht ebenfalls einher mit einer fokussierten Aufmerksamkeit nach außen und die Handlungstendenz ist ebenfalls gut koordiniert, jedoch weniger assertiv und stärker in Richtung Flucht oder Unterwerfung orientiert. Im menschlichen Kontext kann kontextualisierte (»konstruktive«) Angst sehr funktional sein, denn sie mobilisiert in uns kooperative, prosoziale Verhaltensimpulse, die eine zu starke Tendenz zur Selbstbehauptung ausgleichen können.

Ekel

Ekel wird in der Regel als eine primitive Reaktion des Organismus beschrieben. Dabei reagiert man auf potenziell pathogene, krankheitserregende, kontaminierte Substanzen oder auch gefährliche Parasiten (Kavaliers et al., 2022). Die zu erwartende Reaktion ist eine »präventive« sicherheitsorientierte Suche nach Abstand, was auch im interpersonalen Bereich zu beobachten ist, wobei wir die Emotion Ekel v. a. am Gesichtsausdruck und an unspezifischen bzw. schwer zu verbalisierenden Empfindungen bis hin zu Übelkeit erkennen und sie in der Regel wie »Genervtsein« erleben. *Diese Emotion wird aus neurobiologischer Sicht als prozedural reaktiver als Angst oder Ärger beschrieben.* Es zeigt sich eine starke somatomotorische kortikale Aktivierung in Verbindung mit Regionen des Salienznetzwerks (SN), also der »ventralen« Aufmerksamkeit, die weniger gezielt außenfokussiert ist als die dorsalattentionale Reaktion bei Angst und Ärger. Als zentrale Struktur des SN gilt die anteriore Insula. Kavaliers et al. (2022) zeigen durch Studien mit Mäusen und Ratten, wie die anteriore Insula in Co-Aktivierung mit medialer und basolateraler Amygdala zur Ekelreaktion mit dem entsprechenden Gesichtsausdruck führt, während die Aktivierung der posterioren Insula eher mit Angst und Flucht einhergeht.

> Bei Ekel zeigt sich ein eher *weniger differenziertes Reaktionsmuster* mit Tendenz zu einer sehr schnellen Bewältigungshandlung. Im Kontext zwischenmenschlicher Konflikte suchen wir dann »genervt« Abstand oder weisen andere zurück. Adaptiv-kontextualisiert kann uns diese Emotion jedoch zeigen, dass uns etwas »zu viel« ist und wir selbstfürsorglichen Abstand zur Situation brauchen.

Trauer

Wenn wir starke Traurigkeit bspw. aufgrund eines Verlustes verspüren, dann zeigen sich teilweise *primitivere viszeromotorische Muster und ein Verlust an Plastizität/Flexibilität*. Die *emotionale Rückzugtendenz* kann zu einer *geringeren kontextuellen Wahrnehmung und Schwierigkeiten bei der differenzierten Selbstwahrnehmung* führen. Trauer scheint mit einer sehr schwachen Aktivierung des fokussierten dorsoattentionalen sowie des frontoparietalen Netzwerks (ECN) und des Cerebellums einherzugehen, was die *geringe Tendenz zur gezielten Handlungsplanung oder -ausführung* erklärt. Es zeigt sich ebenfalls eine schwache Aktivierung des visuellen Kortex und eine dramatisch reduzierte intrakortikale Konnektivität. Das limbische System, insbesondere Hippocampus, Thalamus und Amygdala, zeigen teilweise Ähnlichkeit mit der Angstsignatur, mit jedoch deutlich geringerer Aktivierung des Gesamtsystems.

> Trauer geht neurobiologisch, psychologisch und auf Handlungsebene mit Passivität einher. Als automatisierte zwischenmenschliche Coping-Strategie führt das manchmal zu passivem Rückzug und Isolation, was in der Literatur im Sinne der »pathologischen Trauer« (Arias et al., 2020) beschrieben wird. Wenn wir Trauer jedoch als »Warnzeichen« unseres Körpers wahrnehmen und konstruktiv kontextualisieren, entsteht in uns v. a. der Wunsch nach Kontakt zu anderen Menschen. Und sie signalisiert auch unserem Umfeld, dass wir Hilfe brauchen – dafür müssen wir uns aber erlauben, unsere Verletzbarkeit zu zeigen. Aus dieser Perspektive ist Traurigkeit *eine zentrale Bindungsemotion.*

Freude

Beim Erleben von Freude sind wir ebenfalls *weniger handlungsorientiert als bei Ärger oder Angst* und »gehen mit dem Geschehen mit«. Wir handeln spontaner und ohne lange Überlegung und Planungsphase. Während einer freudigen Reaktion zeigt sich neurobiologisch gesehen eine deutlich höhere intrakortikale Konnektivität, die Co-Aktivierung mit subkortikalen Strukturen ist jedoch schwach. Es besteht ein *geringerer Bedarf an koordinierten zielorientierten effektiven Handlungen* (dorsoattentionales Netzwerk, ECN, Co-Aktivierung Sensomotorik, Cerebellum). Die ventrale

Aufmerksamkeit (SN) ist dafür deutlich aktiver. Die positiven Erwartungen hinsichtlich der unmittelbaren Situation könnten durch ein spezifisches Aktivierungsmuster vmPFC und linker Hippocampus (DMN) erklärt werden. *Es zeigt sich insgesamt eine schwächere Aktivierung von Amygdala, Thalamus und Striatum als bei den anderen Emotionen.*

> Bei Freude zeigt sich eine positive Bewertung der Situation einhergehend mit positiven Erwartungen, auch eine geringe Handlungsorientierung und eine schwächere Konnektivität. Freude bedeutet eine Art »grünes Licht«, um mit dem Geschehen mitzugehen.

Freude als Basisemotion unterscheidet sich von einer allgemeinen Zufriedenheit oder Wohlbefinden. Wenn wir entspannt auf einem Balkonsessel sitzen und in die Ferne schauen, erleben wir keine Freude, sondern ein angenehmes undifferenziertes Gefühl, bei dem starke Emotionen schlicht fehlen – wie die Bildgebung bei Meditation und Achtsamkeit nahelegt (s. o.). Freude entsteht, wenn die Balkontür unerwartet aufgeht und ein alter Freund, den wir sehr lange nicht gesehen haben, plötzlich vor uns steht. Basisemotionen haben wie bereits erwähnt einen biologischen Signalcharakter. Sind wir mit der unmittelbaren Situation zufrieden, dann gibt es schlicht nichts zu signalisieren. Das ist der Fall, wenn wir intrapersonal und interpersonal ausbalanciert und unsere individuellen und sozialen Bedürfnisse gut befriedigt sind.

Das autonome Nervensystem und die Basisemotionen

Die distinktive Rolle des autonomen Nervensystems mit zu erwartenden Aktivierungen bei Basisemotionen wurde in der Vergangenheit, teilweise auch in unseren Publikationen, deutlich überschätzt. Eine sehr große Metaanalyse von Siegel et al. (2018) mit 202 Studien unter Beobachtung von Herzfrequenz und -variabilität, Atemfrequenz und Hautleitfähigkeit zeigte *keine eindeutigen Zuordnungsmöglichkeiten* zwischen ANS und spezifischen Emotionen.

6.5 Die Biologie motivationaler Prozesse

Verhaltensbiologie und neurobiologische Forschung beschäftigen sich auch mit motivationalen Prozessen »hinter« sichtbaren Handlungen. So entstehen verschiedene Modelle von emotionalen Grundbedürfnissen. Da es nicht nur um das Verständnis menschlichen Verhaltens geht, handelt es sich in der Regel um Erklärungsversuche für die Generation/Entstehung von Basisemotionen oder von damit einhergehenden prototypischen Verhaltensweisen, wie etwa Flucht, Erstarrung, Folgsamkeit und Unterwerfung sowie Kampf und Dominanz im Falle eines Konflikts, aber auch Spiel-, Jagd- und Sexualverhalten.

Die motivational-emotionalen Systeme von Säugetieren nach Panksepp

Jaak Panksepp betont den universell-biologischen Ursprung menschlichen emotionalen Erlebens und unterscheidet interessanterweise nicht zwischen motivationalen Systemen (also Grundbedürfnissen) und Emotionen. Er postuliert *sieben evolutionär entstandene motivational-emotionale Systeme von Säugetieren* (Panksepp, 1998). Auch wenn Panksepp keine Dimensionen postuliert, sind Gruppierungen und Unterscheidungen möglich. ▶ Tab. 6.2 unterscheidet bspw. zwischen subjektiv angenehmen und tendenziell proaktiven einerseits und aversiven, tendenziell reaktiven Systemen andererseits.

Tab. 6.2: Panksepps motivationale Systeme und Basisemotionen

	System	Emotionen	Beschreibung
Angenehm/ Proaktiv	SEEKING Suche/Erwartung	Neugierde	Emotionale Aktivierung, die ein Tier dazu bewegt, nach überlebensnotwendigen Ressourcen zu suchen und die Welt zu erkunden. Dazu gehören Jagdverhalten und Suche nach Nahrung, aber auch die Suche nach anderen Tieren. Dieses System motiviert zu zielorientierten Verhaltensweisen, die sowohl angeboren als auch lerntheoretisch erlernt/verstärkt wurden.
	LUST (Erotische) Lust	Sexuelle Erregung	Bewegt Tiere dazu, potenzielle Paarungspartner zu finden und sich diesen anzunähern, um sich zu vermehren.
	CARE Versorgung und Fürsorge	Mitgefühl und Empathie	Beschreibt die emotional motivierte Tendenz, sich um andere Tiere, insbesondere jedoch den eigenen Nachwuchs zu kümmern. Dieses System bewegt zu empathischen Reaktionen und Verhaltensweisen sowie zur Solidarisierung mit anderen Tieren in der Not. Es ist ein wesentlicher Motor prosozialen Verhaltens.
	PLAY Spiel und soziale Freude	Freude	Motivation, mit anderen zu spielen, was in der Tierwelt auch sehr körperlich stattfindet und einem Tier ermöglicht, sowohl adäquates Bindungsverhalten als auch das Respektieren sozialer Grenzen zu lernen. Es wird angenommen, dass dieses System auch Emotionsregulation auf einer »höheren« kortikalen Ebene beinhaltet.
Aversiv/ Reaktiv	PANIC/GRIEF Panik/Verlust	Trauer/ Angst	Stress-Reaktionssystem des Nachwuchses auf die Trennung von den Eltern, einhergehend mit trauriger Grundstimmung bis hin zur pa-

Tab. 6.2: Panksepps motivationale Systeme und Basisemotionen – Fortsetzung

System	Emotionen	Beschreibung
		nischen Verzweiflung. Auch wenn es sich um ein sehr aversives schmerzhaftes System handelt, steht es im engen Zusammenhalt mit dem Fürsorge-System auf Seite der erwachsenen Tiere. Somit unterstützt und motiviert dieses System die soziale Bindung und auch die Solidarisierung anderer erwachsener Tiere, die sich in Abwesenheit der Eltern um junge Tiere in der Not kümmern. Dieses System stellt insgesamt die primäre Bindungstendenz dar und motiviert, soziale Kontakte aufrechtzuerhalten
FEAR Angst	Angst/Ekel	Die emotionale Aktivierung, die eine schnelle Flucht vor Bedrohungen und Gefahren ermöglicht. Hier geht es um ein primäres Sicherheitssystem.
RAGE Wut	Ärger	Beschreibt eine primäre Selbstbehauptungstendenz, um Ressourcen zu verteidigen oder um solche kompetitiv zu erobern.

> Diese sieben motivationalen Systeme sind meines Erachtens sehr hilfreich, um zwischenmenschliches Verhalten und Emotionsgeneration im Allgemeinen zu operationalisieren. Wir greifen sie deswegen an mehreren Stellen in späteren Kapiteln auf – v. a. bei der Beschreibung interpersonaler Handlungs- und psychotherapeutischer Interaktionsprozesse.

Die Polyvagal-Theorie und die Neurozeption

Die Polyvagale Theorie von Porges (2010) ist nicht unumstritten. In ihrer Essenz stellt sie aber einen Versuch dar, auch im Kontext biologischen Verständnisses *die hohe Wichtigkeit sozialer Interaktionen zu demonstrieren*. Sie gewann in den letzten Jahren hohe Akzeptanz innerhalb der dritten Welle der Verhaltenstherapie und wird bspw. von Gilbert (2010) im Rahmen der Compassion Focused Therapy (CFT) aufgegriffen.

> Mit dem Begriff der »Neurozeption« beschreibt Porges einen vegetativen (unbewussten) Prozess, bei der eine Situation in die Kategorien »sicher«, »gefährlich« oder »lebensbedrohlich« eingestuft wird.

Sie sehen bereits die Verbindung mit den bereits vorgestellten Modellen der Wahrnehmung von Umweltreizen in einer aktuell erlebten Situation (wie z. B. bei der Begegnung mit einem fremden Menschen auf der Straße) und der mikrosekundenschnellen Reaktion unseres Nervensystems auf der sinnbildlichen Suche nach einer Referenz im Langzeitgedächtnis, um die Situation emotional zu deuten. Porges postuliert dabei *eine zentrale Funktion des Vagusnervs sowie drei Subsysteme des autonomen polyvagalen Nervensystems*, wobei er von einer Hierarchisierung ausgeht. Der Organismus wählt zuerst den neuesten Komplex (ventrovagal) und greift auf den jeweiligen älteren zurück, wenn der neuere nicht funktioniert.

- Das *ventrovagale (parasympathische) System*. Der ventrovagale Zweig des Vagusnerves ist phylogenetisch jünger, myelinisiert und kommt nur in Säugetieren vor. Dieser Zweig steht in Verbindung mit Herz, Lunge und Verdauungssystem und ist in der Lage, sympathische Aktivierungen zu hemmen (die sogenannte »Vagus-Bremse«), da diese in einer sicheren Umgebung nicht notwendig sind und soziale Interaktionen stören. Durch die Regulation sympathischer Reaktionen werden in sozialen Interaktionen Ärger und Angst reguliert und die Aktivierung der Hypothalamus-Hypophysen-Nebennierenrinden-Achse (HPA-Stressachse) gesenkt. Dieses System ermöglicht eine prosoziale Selbstberuhigung, bewusstes Atmen, sorgfältige Wortwahl und insgesamt bindungsbezogene Annäherung. Darüber hinaus reguliert der Vagusnerv teilweise unsere Gesichtsmuskulatur sowie Muskeln im Mittelohr und in Augenliedern sowie Muskeln beteiligt in der Bewegung des Kopfes. *Durch diese Regulation von Mimik ist das ventrovagale System auch in der Lage, nicht nur sich selbst, sondern auch anderen Menschen in unsere Umgebung ein Gefühl von Sicherheit und Beruhigung zu vermitteln.*
- Der *Sympathikus* aktiviert den Körper und mobilisiert ihn zu den körperlichen Reaktionen *Flucht oder Kampf*. Der Sympathikus ist ebenfalls myelinisiert, was schnelle Informationsübertragungen ermöglicht.
- Das *dorsovagale System* ist ein Überlebenssystem. Der dorsale Anteil des Vagus ist nicht myelinisiert und interagiert mit dem Hirnstamm, der genetisch »programmiert« ist. Unter Lebensgefahr schaltet der dorsale Vagus unsere phylogenetisch jüngeren Hirnstrukturen über das Hormonsystem aus. Das explizite Gedächtnis wird vom Entscheidungsprozess ausgeschlossen, dadurch wird die Reaktionszeit verkürzt. Unter Lebensgefahr schaltet der dorsale Zweig des Vagusnervs Herz, Atmung und Verdauung auf Minimalbetrieb: Puls und Blutdruck sinken dabei dramatisch, man atmet kaum noch und die Stoffwechselaktivität wird praktisch eingestellt. *Dies führt zu Immobilität (Freezing oder Totstellreflex).*

6.6 Impulskontrolle, emotionale Regulation und freie Entscheidungen

In einem klassischen lerntheoretischen Kontext bezeichnet Selbstkontrolle die *Fähigkeit, eine kurzfristig angenehme Konsequenz zugunsten einer langfristig angeneh-*

men Konsequenz aufzuschieben. Das beinhaltet der Wechsel zwischen Ebene vier (operant konditionierte Handlungen) und fünf (explizit gewählte Handlungen) nach Rolls Systematik. Diese Leistung beinhaltet zugleich die Regulation beteiligter Emotionen und Impulse sowie die »Wahl« passender Kognitionen und die Klärung der eigenen Motivation, sich anders zu verhalten, als der Autopilot scheint, uns steuern zu wollen.

> Basisemotionen sind tief-verwurzelte, per Definition ich-zentrierte und physiologisch gesteuerte Reaktionen. Impulse, die als automatisierte Bewältigung im Umgang mit solchen Emotionen im »Autopilot« erfolgen, unterscheiden sich von dem, was wir in der Regel mit einer »freien bewussten Entscheidung« meinen.

Die »angenehme langfristige Konsequenz« geht dann in der Regel mit selbst-reflektiven oder selbst-transzendentalen Emotionen wie Stolz und Selbstzufriedenheit (mehr dazu in ▶ Kap. 11) und weniger mit den »biologischeren« Basisemotionen einher.

Diese Unterscheidung zwischen Rolls Ebenen vier und fünf, bzw. zwischen dem Autopiloten und der bewussten Entscheidung, deckt sich gewissermaßen mit der Unterscheidung zwischen *»heißen Impulsen«* und *»kühler Kontrolle«* von Metcalfe und Mischel (1999). Und es lässt sich auch mit dem Netzwerkmodell von Uddin und Menom biologisch erklären: Das »kühle« System (ECN) ist rational und hemmt den Impuls aus dem »heißen« emotionsgesteuerten System (DMN). Untersuchungen zeigen allerdings, dass unter hohem Stress das heiße System häufiger »gewinnt« (das SN schaltet zum »altbekannten und gut bewährten«). Dadurch werden die wichtigsten Strategien der Selbstkontrolle, der Aufmerksamkeitslenkung und der Planung zielorientierten Handelns abgeschwächt. Je länger Menschen chronischem Stress ausgesetzt sind, umso stärker werden die Funktionen des präfrontalen Kortex beeinträchtigt: So entsteht ein Teufelskreis aus erhöhtem Stress, Verstärkung negativer Emotionen und immer schwächer werdenden Bewältigungsmöglichkeiten, der letztlich in psychische und körperliche Erkrankungen führen kann (McEwen und Gianaros, 2011).

> Die Freiheit in der Verhaltenssteuerung bedeutet, auch in Konfliktsituationen so zu reagieren, wie man es sich auch ohne den Einfluss starker Emotionen vornehmen würde. Diese Freiheit wird deutlicher bei Verhaltensweisen, bei denen keine unmittelbar aktivierten Basisemotionen zu finden sind. In diesem Fall sehen wir uns mehr oder weniger gezwungen, *eine intrinsische Motivation zu finden und zu agieren, anstatt zu reagieren* – hier helfen uns die vier »proaktiven« Systeme von Panksepp. Dabei entsteht Raum für Entspannung und Hobbys, für Zeit mit uns nahestehenden Menschen, für Spiel und Spaß oder auch für die Neugestaltung des Gartens und die Planung von Ausflügen und Urlauben. Aber auch für Kreativität und sogar das Schreiben oder Lesen von Psychotherapiebüchern.

7 Die biophysiologische Ebene

Die biologische Prozessebene stellt im metaphorischen Sinne, wie bereits mit der Analogie des Wohnhauses erläutert, das Fundament des Lebens und somit natürlich auch des psychologischen Funktionierens dar. Im letzten Kapitel haben wir uns ausführlich mit den neurobiologischen Grundlagen verschiedener psychologischer Prozessdimensionen beschäftigt. Es gibt aber darüber hinaus weitere biologisch-somatische Elemente, die unsere Aufmerksamkeit verdienen. Auch wenn nicht jedes dieser Elemente im Sinne eines Veränderungsprozesses adressiert und mittels psychotherapeutischer Interventionen verändert werden kann, spielen diese Elemente insgesamt häufig eine Rolle in der funktionalen Analyse problematischen Verhaltens. Lassen Sie uns mit einer erneuten Selbsterfahrungsübung anfangen.

> **Selbsterfahrungsübung für körperliche Prozesse**
>
> Lassen Sie uns gemeinsam eine kleine Selbstwahrnehmungsübung machen. Ich möchte Sie dazu einladen, sich vorzustellen, dass Sie den sinnbildlichen Scheinwerfer Ihrer Aufmerksamkeit bedienen können. In den kommenden Minuten werden wir diesen bewusst auf körperliche Empfindungen richten, um diese besser wahrnehmen zu können. Zunächst beginnen wir mit einer allgemeinen und offenen Frage: *Wie fühlen Sie sich in diesem Moment körperlich?* Nehmen sie sich einen Augenblick Zeit, um auf diese Frage zu antworten.
>
> Jetzt werden wir etwas genauer schauen. *Welche Empfindungen fallen Ihnen auf, die zur Antwort führten?* Lassen Sie uns etwas konkreter mögliche körperliche Erlebnisse durchleuchten. Dafür bitte ich Sie, diese Dimensionen anzuschauen und einen gedanklichen Strich entsprechend Ihrer aktuellen Befindlichkeit zu machen.
>
> | | | |
> |---|---|---|
> | Müde/Energielos | _____ | Ausgeschlafen/Energievoll |
> | Muskulär entspannt | _____ | Angespannt/Verkrampft |
> | Innerlich ruhig | _____ | Innerlich unruhig |
> | Gesättigt | _____ | Hungrig |
> | Schmerzfrei | _____ | Schmerzbelastet |

Das sind einige Dimensionen, mit denen wir die eigene unmittelbare körperliche Verfassung einschätzen können. Jetzt kommt aber eine nächste Frage: *Wie erklären Sie sich das Schaubild, dass Sie gerade bei der Selbstwahrnehmung erstellt haben? Mit welchen Verhaltensweisen bzw. durch den Einfluss welcher Faktoren lassen sich diese Empfindungen erklären?* Denken Sie für einen Moment darüber nach und machen Sie sich gerne auch Notizen, wenn Sie möchten.

Jetzt ein paar konkrete Fragen, die als körperliche Prozesse verstanden werden können:

- Wie sorgen Sie derzeit für ausreichenden Schlaf und Erholung?
- Wie sorgen Sie aktuell für körperliches Wohlbefinden, muskuläre und auch innere Entspannung?
- Wie ausgewogen und selbstfürsorglich ernähren Sie sich?
- Wie sorgen Sie derzeit für gute sportliche Fitness, Beweglichkeit und Belastbarkeit?
- Wie gehen Sie mit körperlichen Erkrankungen, Belastungen und Einschränkungen um?
- Nehmen Sie Medikamente ein, die diese Empfindungen beeinflussen? Wie gehen Sie mit den Nebenwirkungen um?

Und noch eine letzte Frage: *Wie wirken sich diese körperlichen Erlebnisse und Prozesse auf ihre Stimmungslage, ihre Konzentrationsfähigkeit, ihre Flexibilität im Denken, ihre Fähigkeit zur Selbststeuerung und Ihre sozialen Kompetenzen aus?*

7.1 Der Körper in der funktionalen Analyse

Der Rolle des Körpers aus der Mikroperspektive

Intensive Emotionen zeigen sich in Verbindung mit intensiven Körpergefühlen, sodass der Körper als solcher zwangsläufig eine Rolle in der funktionalen Analyse eines von emotionalen Aktivierungen begleiteten Verhaltens spielt. Ohne die Betrachtung der Wechselwirkung zwischen der Wahrnehmung aversiver Empfindungen, wie etwa Brustenge, Zittern oder einer erhöhten Atemfrequenz bei einer Panikattacke, und einer reaktiven sichtbaren Handlung, wie etwa das Verlassen einer bestimmten Situation, könnte eine negative Verstärkung ($\mathbb{C}-$) nicht theorisiert werden.

Körperliche Begleiterscheinungen psychologischer Prozesse werden in der Verhaltenstherapie grundsätzlich erfasst und gelten in der Lerntheorie als

> wichtige funktionalanalytische Elemente, entweder als interne (Hinweis-)Stimuli, als Teil der verdeckten Reaktion oder als Verstärker.

Wie ich bereits im Vorwort erwähnte, hatte ich das Glück, viele Jahre in einer Klinik zu arbeiten, die ein sehr gut funktionierendes DBT-Programm (Dialektisch-Behaviorale Therapie) zur Behandlung von Menschen mit Borderline-Störung hatte. Während der funktionalen Analyse impulsiven Verhaltens und insbesondere selbstverletzender Handlungen, legten wir sowohl in der Gruppentherapie als auch in den Einzelgesprächen einen großen Wert auf die Erfassung der sogenannten »labilisierenden Bedienungen« oder auch »labilisierenden Umstände« (Bohus, 2002). Dazu gehörten alle belastenden Erlebnisse, welche die Stabilität und die Impulskontrolle im Allgemeinen in den Stunden/Tagen vor dem Kontakt zu den situativen Auslösern der impulsiven Handlung beeinträchtigten – wie auch in Luisas SORC-Grafik zu sehen ist (▶ Kap. 5.5). Eine wesentliche Rolle spielten dabei somatische Faktoren und körperliche Prozesse wie Gereiztheit durch Müdigkeit, Hungererleben, Schmerzen aller Art und Nebenwirkungen von Medikamenten und Suchtmitteln. Mikroanalytisch bedeutet in diesem Kontext, dass diese Faktoren unmittelbare relevante negative Auswirkungen auf die Person hatten und dadurch eine Rolle bei der Entstehung der problematischen Handlung spielten, auch wenn sie nicht die direkten »situativen Auslöser« im Sinne der SORC-Schleife waren.

> Im Kontext des EEMM geht es aber primär um den Umgang mit den o. g. physiologischen Begleiterscheinungen psychologischer Prozesse und insbesondere um Handlungen und Gewohnheiten, die einen direkten Einfluss auf den Körper und somit einen indirekten Einfluss auf psychologische Prozesse haben.

Im Sinne der SORC-Denkweise handelt es sich natürlich um O-Variablen, die uns zumindest teilweise eine Antwort auf die Frage liefern: *Wie kommt es, dass diese spezifische Person in dieser konkreten Situation auf diese spezifischen Elemente des Kontextes in dieser Art und Weise reagiert?* Wenn anzunehmen ist, dass ohne den Einfluss dieser körperlichen Faktoren die gleiche Person in der gleichen Situation anders reagiert hätte, dann spielen diese Faktoren für die Behandlung eine wichtige Rolle – natürlich vorausgesetzt, dass diese Elemente mit Handlungsänderungen adressiert werden können.

Der Einfluss des Körpers aus der Makroperspektive

Auch aus der Makroperspektive spielen körperliche Faktoren häufig eine Rolle, die viele von uns übersehen oder in der Auswirkung auf die psychologischen und sozialen Prozesse unterschätzen können. Manche Elemente können schlechter übersehen werden als andere: In der Regel werden die meisten von uns ein starkes Übergewicht oder eine grobe Mobilitätseinschränkung wahrnehmen und funktionalanalytisch berücksichtigen. Andere Elemente und Prozesse sind jedoch weniger offensichtlich und müssen expliziter erfragt werden, wie etwa Ernährung, Häufigkeit von sportlicher Aktivität, Schlafgewohnheiten im Allgemeinen, Erkrankungen oder auch die Einnahme von Medikamenten.

> Es handelt sich dabei um Gewohnheiten und Prozesse, die über eine konkrete Situation hinaus über eine längere Zeitspanne und in verschiedenen Lebenssituationen für die Person und Ihre Probleme relevant sein können.

Ein chronischer Schlafmangel hat bspw. andere Auswirkungen, als die Tatsache, eine oder zwei Nächte schlechter geschlafen zu haben. Ebenfalls Probleme mit der Ernährung, die über längere Zeit bestehen, ein chronischer Bewegungsmangel oder auch chronische Erkrankungen jeglicher Art. Aus dieser makroperspektivischen Betrachtung werden die Verbindungen und Wechselwirkungen zwischen biologischen, psychologischen und soziokulturellen Prozessen deutlicher. Betrachten wir beispielsweise den Fall eines Menschen mit einem insulinpflichtigen Diabetes mellitus, der sich mit hoher Wahrscheinlichkeit sein Leben lang Insulin spritzen muss. Unter dem Wissen, dass eine Entgleisung des Stoffwechsels durch Unter- (»Hypoglykämie«) oder Überzuckerung (»Hyperglykämie«) zu einem Notfall führen kann, muss dieser Mensch seine Ernährung andauernd kontrollieren und selbstständige Blutzuckermessungen durchführen, um die zu spritzende Insulinmenge zu bestimmen. DM Typ-1 kann mit schweren Folgeerkrankungen einhergehen, wie etwa Herz-, Nieren- und Augenerkrankungen. Stellen Sie sich vor, Sie sind dieser Mensch. Wie wirkt sich das Wissen über Folgen und Langzeitkomplikationen, die beinah ständige notwendige Kontrolle von Ernährung und Blutzuckerspiegel und das tägliche Selbstspritzen auf Ihre psychologischen Prozesse aus? Wie fühlen Sie sich? Wie denken Sie? Wie wird Ihre Aufmerksamkeit beeinflusst? Wie verändern sich motivationale Prozesse? Aber auch im sozialen Bereich führt die Erkrankung und ihr Management zu Beeinträchtigungen. Sie können möglicherweise nicht ohne Weiteres etwas essen, wenn Sie mit Freunden unterwegs sind. Sie dürfen Ihren Insulinkoffer und das Messgerät niemals vergessen. Sie müssen sich möglicherweise in unpassenden Situationen oder in Anwesenheit anderer Menschen spritzen. Es ergeben sich eine Reihe an Folgen auf der Ebene sozialer Interaktionen und Prozesse, die sich wiederum auf die psychologischen und biologischen Prozesse in einer dynamischen Wechselwirkung ebenfalls niederschlagen.

7.2 Beispiele für therapierelevante körperliche Prozesse

Schlaf und Erholung

Ausreichender Schlaf und Erholung sind notwendig, um biologisch, psychologisch und sozial funktionieren zu können. Die Menge Schlaf, die Menschen brauchen, kann durchaus variieren. Auf einer körperlichen Ebene werden kardiovaskuläre Erkrankungen wie Hypertonie, obstruktive Kardiomyopathie und Infarkte (Yeghiazarians et al., 2021), Nierenerkrankungen, Übergewicht (Chaput et al., 2023), gastroösophagale Refluxkrankheit, Asthma (Liew & Aung, 2021) und ultimativ eine geringere Lebenserwartung mit chronischem Schlafmangel in Verbindung gebracht.

Schlafmangel und -störungen können aber auch tiefgreifende Auswirkungen auf psychische und körperliche Gesundheit haben und das allgemeine Wohlbefinden beeinträchtigen. Chronischer Schlafmangel kann in einer komplexen Wechselwirkung das Auftreten einer Vielzahl von psychologischen Problemen begünstigen, darunter erhöhte Reizbarkeit, Konzentrationsschwierigkeiten, beeinträchtigte Gedächtnisleistung und eine verminderte Fähigkeit zur emotionalen Regulation. Gleichzeitig sind Schlafmangel und Müdigkeit auch das Ergebnis von psychologischen Prozessen. Jemand, der viel grübelt und dies auch in der Nacht tut, schläft entsprechend weniger und schlechter. Eine Person mit PTBS-Albträumen schläft ebenfalls schlechter, was wiederum andere Symptome am Tag – wie etwa Hypervigilanz und Reizbarkeit – begünstigen wird.

> Der Zusammenhang zwischen Schlafmangel und anderen Prozessdimensionen, wie etwa Aufmerksamkeit, Umgang mit Gefühlen und Gedanken, kann funktionalanalytisch erfasst werden. Dadurch wird der Umgang mit Schlaf zu einer »operationalisierbaren« Variable, die mit therapeutischen Interventionen im Sinne der evolutionstheoretischen VSRK-Prinzipien beeinflusst werden kann.

Körperliches Wohlbefinden und Entspannung

Es ist für uns Verhaltenstherapeutinnen und -therapeuten an sich nichts Neues, nach positiven Aktivitäten zu fragen bzw. diese bewusst zu fördern und aufzubauen. Dadurch sind Sie genau so wie ich sicherlich mit langen Listen voller Beispiele für positive Aktivitäten vertraut. Und wenn wir einen Blick auf diese Listen werfen, so finden wir ganz überwiegend Hobbys, Freizeitgestaltungsmöglichkeiten, kleine Achtsamkeitsübungen, Erholungs- und Entspannungsmöglichkeiten. Und während die positive Wirkung solcher Aktivitäten sicherlich viel mit dem Erleben von Variation auf der Ebene der psychologischen Prozesse einhergeht, beinhalten diese Aktivitäten auch häufig einen körperlichen Wohlbefindens- bzw. Entspannungsaspekt, um den es uns gerade explizit geht.

Methoden innerhalb der dritten Welle der Verhaltenstherapie richten zunehmend das Augenmerk darauf, wie etwa die Well-Being-Therapy nach Fava (2018), oder die Achtsamkeitsbasierte Stressreduktion MBSR nach Kabat-Zinn (2019). Auch in der bereits erwähnten DBT zur Borderline-Störungsbehandlung wird die Pflege des Körpers und der Gesundheit als Therapie-Strategie im Sinne der Rückfallprävention angewendet. Meditation und Yoga (2003) können sich sehr positiv auf psychisches und körperliches Wohlbefinden und auf unsere Gesundheit auswirken. Gleichzeitig wird nicht jede Person Gefallen an diesen Aktivitäten finden. Nur die Person selbst kann am Ende des Tages berichten, welche Form der Entspannung und Erholung für sie wirksam ist.

> Körperliche Entspannung und Wohlbefinden kann genauso wie Schlaf eruiert und mit konkreten Interventionen beeinflusst werden, wenn die funktionale Analyse einen positiven Effekt erwarten lässt. Wir müssen in der Regel mit der Person herausfinden, welche Tätigkeiten am ehesten für sie geeignet sein könnte und ggf. im Sinne der Variation diese zwischen den Sitzungen ausprobieren. Eine in der Regel größere Herausforderung stellen die Aufrechterhaltung von Motivation und die Retention der neuen Tätigkeiten über eine längere Zeit dar.

Ernährung

Auch die Ernährung und die Essgewohnheiten können sich auf das emotionale und das körperliche Wohlbefinden eines Menschen positiv wie negativ auswirken. Und das natürlich völlig unabhängig von psychopathologischen Auffälligkeiten. Ähnlich wie Schlaf und Bewegung, haben unsere Ernährungsgewohnheiten Auswirkung auf die Art, wie wir im Leben »funktionieren«, aber auch darauf, mit welcher Grundstimmungslage wir der Umgebung begegnen.

Die Wechselwirkung zwischen psychopathologischen Symptomen und Ernährung scheint sehr komplex zu sein: Im Rahmen psychischer Erkrankungen zeigen sich Probleme im Essverhalten, die wiederum sich auf psychopathologische Symptome auswirken. Die Gewichtung des Essverhaltens wird selbstverständlich von Fall zu Fall variabel sein. Bei einer Essstörung steht das Essverhalten deutlicher im Vordergrund als bei anderen Störungsdynamiken mit bspw. überwiegend depressiven oder Angstsymptomen. Das zeigt sich auch im Netzwerkmodell der Störungsdynamik, bei der Ernährung und Essverhalten in den meisten Fällen hohe Konnektivität mit allen psychologischen Dimensionen aufweisen. Bei anderen Störungskonstellationen spielen Ernährung und Essverhalten eine weniger zentrale Rolle im Sinne der Konnektivität, wirken sich jedoch trotzdem auf Wohlbefinden und somit auch auf die Symptomatik der Person aus. So besteht bspw. gute Evidenz für den Zusammenhang zwischen depressiven Episoden (»Major Depression«) und sowohl Übergewicht als auch Anämie (für eine Übersicht s. z. B. Uysal & Altuncevahir, 2023).

> Der Zusammenhang von Ernährung und Essverhalten auf der einen Seite und Wohlbefinden, psychologischer Flexibilität und Psychopathologie auf der anderen Seite, ist komplex und kann sehr unterschiedliche Gewichtungen aufweisen. Bei Symptomen einer Essstörung ist die Konnektivität und Zentralität natürlich höher als bei anderen Störungsdynamiken, bei denen die dynamische Rolle geringer ist. Auch wenn Essgewohnheiten grundsätzlich operationalisierbar sind, wird die gezielte Veränderung mittels therapeutischer Interventionen mehr oder weniger zentral und auch herausfordernd sein.

Sportliche Aktivität und Bewegung

Die gerade angesprochene Wechselwirkung zwischen biophysiologischen Aspekten, psychologischen Prozessen und soziokulturellen Elementen manifestiert sich natürlich in ähnlicher Weise bei der Betrachtung von körperlicher Aktivität und Sport. Eine Reihe von psychopathologischen Symptomen können die Motivation zur sportlichen Aktivität negativ beeinflussen: depressiver Antriebsverlust, soziale Ängste, posttraumatische Vermeidungstendenzen, krankheitsbezogene Ängste und somatoforme Symptome und Zwangsgedanken sind nur einige Beispiele. In vielen dieser Fälle wirkt sich der Sport- und Bewegungsmangel ebenfalls negativ auf das Wohlbefinden und die gleichen psychopathologischen Phänomene aus, die dem Aufbau dieser Tätigkeiten im Wege steht. So entstehen schwer durchbrechbare Teufelskreise und netzwerkdynamische Wechselwirkungen.

Auch hier finden sich Unterschiede hinsichtlich der Motivation zur Variation, Selektion, Retention und kontextsensitivem Abrufen, abhängig bspw. davon, ob der soziale Rückzug oder das Vermeidungsverhalten ein zentraler Kern der Störungsdynamik ist, oder eher »nur« ein Begleitsymptom mit geringer Zentralität. Es bleibt vor allem unsere Herausforderung, Patienten während der Behandlung dazu zu motivieren.

Motivationale Prozesse spielen aber auch möglicherweise eine Rolle hinsichtlich des positiven Effekts von sportlicher Tätigkeit. Feng et al. (2024) beobachteten bei 1.996 Jugendlichen die Korrelation zwischen aktivem Sport (Muskelaufbau vier Mal pro Woche) und Angst- und depressiven Symptomen und fanden heraus, dass der aktive Sport (gezielte Übungen zum muskulären Training vier Mal wöchentlich) eine negative Korrelation hinsichtlich der Entwicklung solcher Symptome zeigte, jedoch nicht die nicht gezielt/bewusste sportliche Betätigung wie etwa das Laufen/Radfahren zur Schule und zurück.

> Nicht nur die Intensität und Häufigkeit, sondern auch die bewusste Absicht während der sportlichen Aktivität scheint eine Rolle zu spielen – also haben motivationale Prozesse eine Art moderierende Funktion.

Somatische Erkrankungen und Behandlungs-Compliance

Der Umgang mit somatischen Erkrankungen kann ebenfalls ein komplexes Thema in einer Psychotherapie sein. Das Potenzial für eine Reihe an Überschneidungen und Wechselwirkungen mit psychologischen und sozialen Prozessen ist grundsätzlich gegeben. Wir hatten bereits am Anfang des Kapitels über einen Patienten mit einem insulinpflichtigen Diabetes gesprochen. Ähnliche Dynamiken können sich aber bei prinzipiell jeder Erkrankung ergeben, bei denen eine aktive Selbstmedikation und Verantwortungsübernahme des Patienten hinsichtlich bspw. der Einhaltung von Behandlungsterminen oder -maßnahmen notwendig sind. Denken wir bspw. an Herzerkrankungen und Menschen, die z. B. einen Schrittmacher mit einem eingebauten Defibrillator benötigen. Wie würden Sie sich fühlen, wenn Sie wüssten, dass ein kleines Gerät in Ihrer Brust grundsätzlich in der Lage ist, Ihnen Stromschläge zu verpassen? Oder bei dem Gedanken, dass eine schwere Arrhythmie die Gesundheit Ihres Herzens stets belastet und sehr gefährliche Langzeitfolgen haben kann, wenn das Gerät seine Arbeit nicht gut erledigt? Wie Sie sehen, gehen in solchen Fällen die biologischen, psychologischen und sozialen Prozesse Hand in Hand und benötigen eine integrative Behandlung.

> In vielen Fällen und insbesondere bei komplexen chronischen somatischen Erkrankungen ist die Behandlungs-Compliance ein wesentlicher Faktor für den Erfolg der Behandlung, der sich auf das Wohlbefinden und die psychopathologischen Symptome der Person auswirken wird. Fachgesellschaften betonen häufig bei solchen Erkrankungen die Notwendigkeit eines umfassenden Bewältigungsmanagements, das sowohl körperliche als auch psychische Aspekte berücksichtigt.

Medikation und Nebenwirkungen

Nicht nur im Sinne der Behandlungs-Compliance, sondern auch unter Berücksichtigung möglicher Nebenwirkungen ist die Betrachtung der Medikation unserer Patienten und ggf. die Kontaktaufnahme mit behandelnden Fachärzten wichtig. Es zeigen sich aber darüber hinaus komplexe Zusammenhänge mit psychologischen und sozialen Phänomenen. Denn insbesondere die Einnahme von Psychopharmaka stellt für viele Menschen ein komplexes Thema dar, häufig einhergehend mit Ängsten und Scham, Selbstabwertungen oder auch der Befürchtung, dadurch Wesensveränderung oder Kontrollverlust zu erleben.

Schmerz

Schmerzen sind fast per Definition psychosomatische Phänomene und als biopsychosoziale Prozesse zu betrachten. Das Empfinden von akuten Schmerzen ist ein natürliches Verhaltensregulativ (Kröner-Herwig, 2000), wobei die zu erwartende Handlung im Normalfall dem Selbstschutz dient. Wenn wir uns aus Versehen am heißen Topf verbrennen oder beim Gemüseschnippeln in den Finger schneiden, dann setzt ein Schutzreflex ein, dank dem wir mikrosekundenschnell reagieren und bspw. die Hand zurückziehen. Das Wahrnehmen und Ernstnehmen von Schmerzreizen kann überlebensnotwendig sein, was die Existenz solcher Reflexe und die hohe Priorisierung der Schmerzwahrnehmung im Nervensystem erklärt.

> Anhaltende Schmerzen gehen mit Leiden auf mehreren Ebenen einher und sind bei komplexen Dynamiken beteiligt, die neben den biophysiologischen sowohl psychologische als auch soziale Elemente beinhalten.

Eine häufig zu beobachtende regulatorische Handlung bei länger anhaltenden Schmerzen besteht im sogenannten Schonverhalten. Aber im erweiterten Sinne zeigt sich auch eine Art »präventive« Vermeidung von Situationen sowie vom Erleben aversiver innerer Reaktionen, wie Erinnerungen, Emotionen und Kognitionen, welche in Verbindung mit der Schmerzsymptomatik stehen und von der Person als »Auslöser« oder »Trigger« interpretiert werden. An einem konkreten Beispiel: Wenn jemand bspw. chronische Schmerzen im Nacken und Schultern hat und diese mit körperlicher Anspannung, Grübeln über Arbeitsthemen und Erleben von konflikthaften Situationen mit Kollegen und Ekel/Ärger in Verbindung bringt, dann könnte diese Person, wenn gefragt, berichten, sie habe starke Nackenschmerzen *aufgrund* der Probleme in der Arbeit, über die sie nicht aufhören könne, zu denken. In solchen Momenten und auch häufig während der Arbeitszeit im Homeoffice zieht sich die Person zurück und setzt sich auf einen Massagesessel, um sich zu entspannen und ihre Schmerzen dadurch zu verringern. Diese selbstfürsorgliche Handlung hat auch eine stark ablenkende Wirkung und führt nicht nur zur Schmerzlinderung, sondern auch zum Nachlassen von Grübeln und Ekel/Ärger (negative Verstärkung $\mathcal{C}-$). Durch diese Kontiguität von Ablenkung, emotionaler Regulation und Schmerzlinderung durch den Rückzug aus der Arbeitssituation und die Nutzung des Massagesessels, kann die Schmerzsymptomatik im umgekehrten Sinne eine emotionsregulatorische und eine situativ-interaktionelle Funktionalität gewinnen (mehr dazu in der Einführung in die Bezugsrahmentheorie in ▶ Kap. 9). Das Erleben von Schmerz wird dann Teil der Vermeidungsreaktion, wobei nicht mehr der Schmerz an sich, sondern die aversiven emotionalen und kognitiven Reaktionen und auch bestimmte Situationen vermieden werden. Mikroanalytisch betrachtet entwickelt sich ein Schmerz, der zunächst als aversiver Stimulus wahrgenommen und durch eine bestimmte Reaktion verringert wurde (die bereits erwähnte negative Verstärkung des Schon- und Vermeidungsverhaltens), zu einer automatisierten Reaktion, welche die Ablenkung bspw. aversiver Emotionen oder die Vermeidung unangenehmer Situationen als Konsequenz hat.

> Somatoforme Schmerzen müssen in aller Regel in einer individualisierten funktionalen Analyse konzeptualisiert werden und mit Interventionen entlang

> des biopsychosozialen Prozessspektrums – also des EEMM oder der SORC-Schleife – behandelt werden.

So wie wir Essverhalten und Ernährungsgewohnheiten bei einer Person mit einer Essstörung in aller Regel nicht übersehen werden und diese Prozesse in der Fallkonzeption berücksichtigen werden, werden wir auch während der Arbeit mit Personen mit Schmerzstörungen spezifische Schmerzprozesse gezielt und funktionalanalytisch betrachten. Schmerzen aller Art spielen jedoch bei sehr vielen Menschen eine Rolle in der funktionalen Analyse, auch wenn diese uns aus »völlig anderen Gründen« konsultieren. Umso wichtiger ist die systematisierte Erfassung dieser Variablen im diagnostischen Prozess am Anfang einer Behandlung. Anhaltende Schmerzen können in komplexen Wechselwirkungen die anhaltende gereizte Stimmungslage, die Schlafstörung oder auch das Vermeiden bestimmter körperlicher Aktivitäten, die aber im Rahmen einer Depressionsbehandlung hilfreich wären, mitbeeinflussen und entsprechend ein wichtiger »Puzzle-Teil« einer Fallkonzeption sein.

8 Die soziokulturelle Ebene als Kontext

Mit der Erweiterung der psychologischen Dimensionen und der psychologischen Flexibilitätsprozesse werden das soziale Umfeld eines Menschen und besondere soziokulturelle Aspekte gezielt erarbeitet und hinsichtlich der möglichen funktionalanalytischen Bedeutung untersucht.

> Mit anderen Worten: Die psychologischen Prozesse finden nicht im luftleeren Raum statt und können nur im Kontext bestimmter situativer Aspekte verstanden werden.

Auf der soziokulturellen Ebene betrachten wir einerseits den Kontext, in dem psychologische Prozesse stattfinden, d.h. *die relevanten mikro- und makroanalytischen Faktoren im Sinne der »S-Variable« im SORC-Modell.* Aus einer Makroperspektive geht es um Elemente wie den soziokulturellen Hintergrund, die soziale Integration, die berufliche Situation, familiäre und freundschaftliche Beziehungen, aber auch soziale Hilfsmechanismen und Unterstützung. Im Sinne der Mikroanalyse können spezifische Kontextbedingungen und »Auslöser« betrachtet werden, die in einer bestimmten Prozessdynamik (sowohl funktional wie dysfunktional) eine Rolle spielen.

Andererseits geht es aber auch um die *Betrachtung des sichtbaren Verhaltens im Kontext.* Sichtbare Handlungen im Sinne der psychologischen Dimension im EEMM oder auch des »Re« in der SORC-Schleife können sowohl Verhaltensweisen *in Abwesenheit anderer Menschen* (wie etwa Selbstverletzungen, Zwänge, Vermeidung, Rückzug, Suchtverhalten) als auch das *Verhalten in sozialen Situationen* bedeuten. Auch hier kann zumindest theoretisch zwischen *Handlungen vor anderen Personen* – wobei die anderen Personen eher im Sinne der »S-Variable« relevant sind, wie etwa das schnelle Verlassen eines Zuges voller Menschen – und *Handlungen im Umgang mit anderen Personen* unterschieden werden. Das sind interpersonale Handlungen, die in mindestens der Hälfte der Patienten in unseren Praxen und Kliniken relevant sind – wenn wir die Studien zur Prävalenz von Persönlichkeitsstörungen ernst nehmen.

Auch *die sog. »C-Variable«, also die sichtbaren Konsequenzen unserer Handlungen,* die ebenfalls im soziokulturellen Kontext stattfinden, zeigt erneut die »Überschneidung« psychologischer Prozesse und Kontext. Handlungsfolgen können ebenfalls sowohl makro- als auch mikroanalytisch in einer funktionalen Analyse betrachtet werden.

8.1   Makroanalytischer Kontext

Wie bereits in ▶ Kap. 5 vorgeschlagen, lässt sich die funktionale Analyse des Kontextes eines Verhaltens entlang einer Zeit- und Komplexitätsdimension betrachten. Die makroanalytische Betrachtung der Umstände, unter denen eine bestimmte problematische Handlung stattfindet und »Sinn ergibt«, geht zwangsläufig mit der Betrachtung verschiedener Lebensbereiche sowie der Lebenssituation im Allgemeinen, in denen sich nicht nur ein Verhalten zeigt, sondern auch die Person derzeit lebt, einher. Nicht alle Lebensbereiche und Elemente müssen zwangsläufig relevant sein, das Gesamtbild ist allerdings hilfreich, auch um die Wechselwirkungen zwischen sinnbildlich verschiedene Bühnen des Lebens besser zu verstehen.

> **Selbsterfahrungsübung: Lebensbereiche und Lebenskontext**
>
> Lassen Sie uns auch hier mit einer Selbsterfahrungsübung arbeiten. Ich möchte Sie dazu einladen, sich mit Ihrer aktuellen Lebenssituation zu beschäftigen. Dazu gehen wir gemeinsam die folgenden Fragen durch. Sie können sich gerne Notizen machen – das ist häufig sehr hilfreich, um anschließend das Gesamte aller Bereiche ansehen zu können. Sie können mit Trennlinien arbeiten, sodass das Blatt in neun Kästchen unterteilt ist. Schreiben Sie Stichpunkte und verwenden Sie dafür entweder drei verschiedene Farben oder die Zeichen »+«, «–« und »0«, um zwischen Ressourcen, Belastungen und neutralen Elementen zu unterscheiden.
>
> **Ursprungsfamilie**
>
> Schauen wir uns die Beziehung zu Ihren Eltern, Ihren Geschwistern oder auch anderen relevanten/wichtigen Personen in Ihrer Familie an – sofern diese am Leben sind, natürlich. Wie erleben Sie die Beziehung zu diesen Personen? Wie häufig sehen Sie sie? Wie aktiv pflegen Sie den Kontakt und was machen Sie dabei? Wie verhalten sich diese Menschen im Umgang mit Ihnen? Versuchen Sie sich mit ein paar Stichpunkten Ressourcen, neutrale Elemente und Belastungen zu notieren.
>
> **Partnerbeziehung und Familienleben**
>
> Falls zutreffend: Wie erleben Sie die Beziehung zu Ihrer Partnerin bzw. zu Ihrem Partner und zu Ihren Kindern? Wie ist der Umgang zwischen Ihnen? Womit sind Sie zufrieden, womit weniger? Welche Elemente sind relevant, aber eher neutral?
> Und falls Sie keine Beziehung bzw. keine Kinder haben: Wie erleben Sie das? Welche Rolle spielt es in Ihrem Leben?

Freundschaften

Wie erleben Sie die Beziehung zu guten Bekannten und Freunden? Wann hatten Sie mit ihnen zuletzt Kontakt? Wie verlief er? Wie viel Unterstützung bekommen Sie von ihnen? Wie ist die Balance zwischen »Geben und Nehmen«? Wie zufrieden sind Sie mit diesen Beziehungen?

Hobbys und Freizeit

Welche Hobbys haben Sie bzw. wie verbringen Sie Ihre freie Zeit? Wie häufig widmen Sie diesen Tätigkeiten Zeit? Wie zufrieden sind Sie damit? Was möchten Sie gegebenenfalls ändern, was Sie als unzufriedenstellend oder auch Belastung erleben?

Beruf

Wie zufrieden sind Sie mit Ihrer beruflichen Situation? Wie erleben Sie Ihren Arbeitsalltag? Womit sind Sie zufrieden, was »gehört dazu«, was würden Sie gerne ändern? Wie erleben Sie die sogenannte Work-Life-Balance – um es auf »Neudeutsch« zu sagen?

Finanzielle Situation

Wie ist ihre finanzielle Situation? Wie häufig beschäftigen Sie sich damit? Wie finanziell unabhängig oder frei erleben Sie sich?

Gesellschaftlicher Kontext

Welche Aspekte ihres gesellschaftlichen Lebens fallen Ihnen gerade als relevant ein? Haben Sie bspw. Ehrenämter inne? Sind Sie politisch aktiv? Welche Rolle spielt für Sie die Entwicklung unserer Gesellschaft und die politische Lage? Wie sehr beschäftigen Sie sich damit? Welchen Einfluss haben diese Faktoren auf Sie und ihr Leben?

Kulturelle Aspekte

Welche Aspekte der Kultur, in dem Sie leben, erleben Sie gerade als für Sie wichtig oder relevant? Wie sehr identifizieren Sie sich mit dieser Kultur vor dem Hintergrund ihrer eigenen Geschichte und kulturellen Ursprungs? Welche Konflikte ergeben sich in ihrem Alltag aufgrund kultureller Phänomene? Was erleben Sie als Ressourcen, was als Belastung?

> **Sonstiges**
>
> Falls es weitere Elemente gibt, die wir uns nicht angeschaut haben und dennoch relevant sind, schreiben Sie sie in dieses letzte Kästchen auf.

Vielen Dank, dass sie sich die Zeit für diese erneute Selbsterfahrungsübung genommen haben. Wenn sie noch das Blatt vor sich liegen haben, dann blicken sie bitte noch einmal darauf. Versuchen Sie sich selbst in diesen verschiedenen Bereichen »von außen« zu sehen, als würden Sie sich Bilder oder Videosequenzen von sich selbst anschauen. Wie fühlen Sie sich dabei? Welche Erkenntnisse gewinnen Sie?

Natürlich kann so ein Gesamtbild nützlich sein, um eine bestimmte Handlung auf der Mikroebene kontextuell zu betrachten und funktionalanalytisch besser zu konzeptualisieren. Aber auch darüber hinaus ist dieses Schaubild informativ und lehrreich, um den Menschen über seine konkreten Handlungen hinaus besser zu verstehen und in seiner Not zu würdigen – was im Sinne der therapeutischen Interaktionsprozesse von hoher Bedeutung sein dürfte.

8.2 Mikroanalytischer Kontext

Die Betrachtung unmittelbarer situativer Bedingungen hat in der VT eine lange Tradition. So ergaben sich in der historischen Entwicklung der Lerntheorie unterschiedliche Betrachtungsweisen und Konzeptualisierungen von S-Variablen, die wir wie folgt zusammenfassen können.

Tab. 8.1: Stimulus-Verständnis in der Verhaltenstherapie

Stimulus verstanden als	Theoretischer Kontext	Beschreibung
Auslöser einer Reaktion (»Reiz«)	Neurophysiologische Forschung Behaviorismus (klassische Konditionierung)	Stimuli als Reize, die von außen auf einen Organismus einwirken und eine Reaktion hervorrufen. Impliziert wird eine unidimensionale Kausalität. Bei der Übertragung auf komplexere menschliche Reaktionen verliert sich in der Regel die eher deterministische und unidimensionale Kausalitätsbeziehung zwischen Stimulus und Reaktion, dem reagierenden Subjekt wird jedoch implizit weiterhin eine tendenzielle Passivität unterstellt.
Hinweis-(diskriminativer) Stimulus	Behaviorimus (operante Konditionierung)	Stimuli als Hinweise für den Organismus, welche Folgen auf die eigene noch zu wählende Handlungsreaktion in einer bestimm-

Tab. 8.1: Stimulus-Verständnis in der Verhaltenstherapie – Fortsetzung

Stimulus verstanden als	Theoretischer Kontext	Beschreibung
		ten Situation zu erwarten sind. Hier spielt die eigene Lernerfahrung eine deutlich größere Rolle und die aktive Gestaltung durch das Subjekt wird deutlich stärker betont als bei dem vorherigen Verständnis.
Zu verarbeitende Information	Kognitive Therapie	Mit der kognitiven Wende in den 1960er wird der Fokus dezidierter auf die aktive Rolle des Subjekts bei der Wahrnehmung, Selektion und Erwerb von Informationen aus der Umgebung im Sinne von Wissenserwerb gelegt. Die aktive Gestaltung der Handlung durch das Subjekt ist nicht mehr eine »Reaktion«, sondern eine Aktion, welche sich v. a. auf kognitive Verarbeitungsprozesse zurückführen lässt.
Kontext	ACT und Dritte-Welle-Methoden	Äußere Faktoren werden bei der Entstehung komplexen Verhaltens als *situative Bedingungen* und Kontext verstanden. Der Fokus wird noch stärker auf intrapsychische, motivationale Prozesse bei der Entstehung konkreter Entscheidungen und Handlungen gelegt. *Mit anderen Worten, auf die Freiheit der Person.* Im erweiterten Sinne besteht der Kontext der Entscheidung zu einer bestimmten Handlung nicht nur aus den unmittelbaren situativen Bedingungen, sondern auch aus spontan aktivierten, reaktiven emotionalen und kognitiven (inneren) Prozessen (Harris, 2019).

Diese unterschiedlichen Perspektiven bilden im Prinzip eine Art *Dimension*. Um das zu verdeutlichen, können wir jetzt zusammen mit einem konkreten Beispiel arbeiten und mit den verschiedenen Perspektiven spielen. Dafür stellen wir uns gerade Frau Mayer vor, eine ca. 60-jährige Frau mit einer Alkoholabhängigkeit, die seit ca. zehn Wochen abstinent ist. Sie befindet sich gerade *allein in ihrer Wohnung und eine Flasche Whisky steht vor ihr auf dem Tisch.*

Wir stellen uns diese Szene bildhaft vor und richten unsere *Aufmerksamkeit zunächst auf die volle Flasche* Whisky auf dem Tisch. *Was denken Sie gerade?* Vermutlich Ähnliches wie ich: »*das kann nur schiefgehen … ein alkoholkranker Mensch kann diese Versuchung nicht aushalten und darf sich selbst niemals in solch eine gefährliche Situation bringen*«. Wir betrachten also die Flasche als Auslöser oder Trigger für ihre Reaktion (Stimulus als Reiz).

Als Nächstes richten wir unsere *Aufmerksamkeit auf die leere Wohnung* und stellen uns Frau Mayer am Tisch sitzend vor. Sie schaut an der Flasche vorbei auf den leeren Stuhl vor ihr. *Was denken Sie jetzt?* Der leere Stuhl ist auch ein Reiz mit

Trigger-Charakter. Aber auch ein Hinweis, wie sich die Situation entwickeln könnte. Ihr Verhalten hätte andere aus ihrer eigenen Erfahrung zu erwartenden Folgen, wenn sie nicht allein wäre – wenn auf dem Stuhl jemand sitzen würde. Der Stuhl verwandelt sich gerade in einem diskriminativen oder Hinweis-Stimulus für unsere funktionale Analyse.

Und möglicherweise stellen Sie sich jetzt auch die Frage, wer ansonsten auf diesem Stuhl gesessen hat und was unserer armen Frau Mayer gerade durch den Kopf geht, bevor Sie die Flasche aufmacht. *Sie suchen gerade nach internalen Stimuli*, wie etwa einer Erinnerung, die eine emotionale Reaktion auslöst, mit der Frau Mayer nicht gut umgehen kann. Die Flasche hat ein bisschen »Stimulus-Kontrolle« verloren, ist aber natürlich weiterhin ein wichtiger Aspekt. Die Flasche und der leere Stuhl teilen sich jetzt den Stimulus-Charakter mit Erinnerungen und aversiven Emotionen. So tauchen wir etwas tiefer in Frau Mayers *gedankliche Welt* ein und stellen uns vor, dass Sie über die Trennung von ihrem Partner nachdenkt, der sie aufgrund des Alkoholismus vor drei Monaten verlies. Bei der Betrachtung des leeren Stuhls denkt sie möglicherweise über ihre »offensichtliche Beziehungsunfähigkeit« nach, welche hiermit endgültig bestätigt erscheint. Oder ihre alleinige Schuld am Scheitern der Beziehung. Mit welchen Gefühlen könnte das einhergehen? Was könnte Sie noch denken? Wie könnten weitere automatisierte Gedanken lauten und die zugrunde liegenden Grundannahmen? Je mehr wir darüber reflektieren, um so unwichtiger erscheinen uns der Stuhl und die Flasche. *Unser Fokus liegt jetzt vielmehr auf der Prozessierung der Information und den Organismus-Variablen. Aber wieviel Raum für alternative Reaktionen haben Sie gerade zugelassen? Dachten Sie für einen Moment an ein Szenario, in dem Frau Mayer nicht trinkt?*

Gehen wir einen weiteren Schritt. Frau Mayers neuer Lebensabschnitt nach der Trennung der langjährigen Beziehung stellt eine Herausforderung dar, welche ihr während der letzten stationären Suchttherapie bewusstwurde. Die unmittelbare Situation in der leeren Wohnung vor der vollen Flasche fordert sie symbolisch auf, jetzt eine Entscheidung zu treffen. *Die Situation wäre sicherlich leichter zu entschärfen, wenn keine Flasche auf dem Tisch stehen würde. Im Übrigen war dies ein Zufallsbefund bei einer großen Aufräumaktion, denn sie möchte ihre Wohnung neu einrichten.* Was bemerken Sie jetzt? Was hat sich an Ihrer Sichtweise verändert? Je mehr situative Aspekte wir uns anschauen, umso intuitiver verbinden wir die Mikroebene mit dem »Big Picture«, der Makroanalyse.

Die *kontextuelle Perspektive* stellt fast organisch einen weiteren Schritt dar und legt den Fokus auf Frau Mayers Verantwortung für ihr eigenes Leben: Die Trennung, die leere Wohnung, der leere Stuhl, die Flasche, ihre Erinnerungen, ihre Selbstabwertungen, ihre Traurigkeit, Schuldgefühle und Ängste, ihre Visionen eines neuen Lebensabschnitts und das Aufräumen sind der Kontext einer Handlung mit weitreichenden Konsequenzen. Wir können sogar ein weiteres Gedankenspiel machen, wenn Sie es mir erlauben. Sie stellen sich erneut Frau Mayer am Tisch vor der Flasche in ihrer leeren Wohnung sitzend vor. Sie schaut an der Flasche vorbei und starrt den leeren Stuhl vor sich an. Dieses Mal erzählen wir Ihnen *eine andere Geschichte:* Frau Mayers Ehemann starb vor einigen Monaten, sie hatte noch nie ein Suchtproblem und Ihr Mann liebte den Scotch, den sie heute kaufte, um am

Tag seines Geburtstags mit ihm gedanklich anzustoßen. *Wie bewerten Sie jetzt die Handlung »Trinken«?*

Welche Relevanz und praktische Tragweite hat die Kontextbetrachtung?

Sie haben sich jetzt intensiv mit Frau Mayer beschäftigt. Lassen Sie uns bei ihrem Beispiel bleiben und stellen wir uns zunächst vor, sie entschied sich tatsächlich für den Alkoholkonsum. Und jetzt vergessen Sie für einen Moment alles, was Sie bereits über Frau Mayer gelesen haben. Sie lesen nur den Satz: *Eine Alkoholikerin wird rückfällig und trinkt eine Flasche Whiskey leer.* Jetzt versuchen Sie bitte, eine Analyse des Verhaltens »Rückfall« zu erstellen. Das dürfte sehr schwer werden.

> Verhalten findet nicht im luftleeren Raum statt und unsere Handlungen stehen in aller Regel in Relation zu der Situation, in der sie stattfinden. Ohne aufmerksame Exploration situativer Bedingungen ist die funktionale Verhaltensanalyse eines Problemverhaltens nicht möglich. Und ohne funktionale Analyse ist die Wahl passender Interventionen in einer Behandlung ein Glückspiel.

9 Die O-Variable und die Verarbeitungsprozesse

Introspektion wurde in den ersten behavioristischen Modellen zunächst kategorisch abgelehnt. So spricht Watson über die »Black Box«, deren Inhalt seines Erachtens nicht wissenschaftlich zugänglich gemacht werden kann und entsprechend ignoriert werden solle. Um noch einmal auf die Macht des Kontextes zu sprechen zu kommen, entstand Watsons Haltung in einer Zeit, in der das psychologisch-psychotherapeutische Geschehen überwiegend von tiefenpsychologischen und analytischen Theorien dominiert wurde.

Diese Ablehnung der Betrachtung und Erfassung innerer Prozesse ist in unserem heutigen Verständnis von Diagnostik und Psychotherapie undenkbar. Stellen Sie sich vor, Sie müssten bei der Erstellung eines diagnostischen Fallkonzepts auf das Wissen über frühere Erfahrungen und die Entstehungsgeschichte von emotionalen Prozessen, Grundannahmen, kognitiven Mustern und Handlungstendenzen verzichten. Aus diesem Grund ergänzten Caspar und Grawe (1982) die horizontale Bedingungsanalyse durch die vertikale Verhaltensanalyse.

> Die Berücksichtigung wesentlicher Verarbeitungsprozesse gibt uns gemeinsam mit der Analyse situativer Bedingungen einen Rahmen, in dem Reaktionen eingeordnet und verstanden werden können. Die O-Variablen beantworten im Wesentlichen die Frage: »*Wie ergeben Frau Müllers Reaktionen in dieser spezifischen Situation Sinn?*«. Anders formuliert bring die Erfassung der O-Variablen im SORC-Denkmodell jenseits diagnostischer Klassifikationen wieder die wertschätzende ideografische Betrachtung der Einzigartigkeit eines Individuums ins Bild.

Die O-Variable umfasst in der vertikalen Analyse des Verhaltens mehrere relevante Elemente. Mit neurobiologischen Prozessen haben wir uns bereits ausführlich im ▶ Kap. 6 beschäftigt. Eine weitere Variable, die im Sinne des »inneren Kontextes« relevant sein kann, ist die Persönlichkeit im weiten Sinne. Damit beschäftigen wir uns in diesem Kapitel an erster Stelle. Im Sinne von dynamischen Verarbeitungsprozessen werden wir uns aber vor allem mit Vorgängen beschäftigen, mit denen wir die individuelle lerntheoretische Entstehung und lebensgeschichtliche Entwicklung von Mustern erklären, die im situativen Kontext die spezifischen Reaktionen auf den psychologischen Dimensionen erklären. Dabei spielen drei wesentliche Konzepte eine Rolle: Das Predictive Coding, verschiedene Schema-Konzepte und die Bezugsrahmentheorie (Relational Frame Theory).

9.1 Das Persönlichkeitskonstrukt als »O-Variable«

Wir verwenden diesen Begriff im (nicht nur klinischen) Alltag andauernd, und doch fällt es den meisten Menschen schwer, ihn zu definieren. Wie definieren Sie den Begriff? Legen Sie bitte das Buch einen Moment zur Seite und denken Sie über die formelle Definition nach. Wie leicht oder schwer ist es Ihnen gefallen, den Begriff zu erklären? Es handelt sich um ein häufig gebrauchtes, jedoch sehr abstraktes Konzept. So findet man auch zahlreiche Definitionen in der Fachliteratur. Eine klassische Definition wurde von Eysenck formuliert (1967):

> »Persönlichkeit ist die Gesamtsumme der aktuellen oder potenziellen Verhaltensmuster des Organismus, wie sie durch Anlage oder Umwelt determiniert sind. Diese Muster entwickeln sich durch die Interaktion von vier Hauptbereichen: Dem kognitiven Bereich (Intelligenz), dem konativen Bereich (Charakter und Motive), dem affektiven Bereich (Temperament) und dem somatischen Bereich (Konstitution).«

Eine modernere Definition finden wir bei Fiedler (2001):

> »Persönlichkeit und Persönlichkeitseigenschaften eines Menschen sind Ausdruck der für ihn charakteristischen Verhaltensweisen und Interaktionsmuster, mit denen er gesellschaftlich-kulturellen Anforderungen und Erwartungen zu entsprechen und seine zwischenmenschlichen Beziehungen auf der Suche nach einer persönlichen Identität mit Sinn zu füllen versucht«.

In der Literatur finden sich zahlreiche *Kontroversen hinsichtlich der transsituativen Konsistenz und der transtemporalen Stabilität* von Persönlichkeitseigenschaften. Und in der Tat erleben wir hinsichtlich des Persönlichkeitskonstrukts und insbesondere im Hinblick auf das Konzept von Persönlichkeitsstörungen einen Paradigmenwechsel (▶ Kap.1). Die wesentliche Annahme des im 20. Jahrhundert dominierenden *Eigenschaftsparadigmas* (»*Trait Paradigma*«) besteht darin, unsere Persönlichkeit bestehe aus stabilen Eigenschaften, deren Ursprung in der Kindheit und Jugend liege, jedoch bis zu Beginn des Erwachsenenalters in deren Entwicklung weitestgehend abgeschlossen seien. Diese Annahme prägte auch unser Verständnis von Persönlichkeitsstörungen massiv, sodass den Systematiken im DSM-IV und im ICD-10 ein rein taxonomisches Verständnis von Persönlichkeitsstörungen zugrunde lag – was sich im ICD-11 grundlegend und DSM-V teilweise verändert.

Dimensionale Modelle des Persönlichkeitskonstrukts sind jedoch alles andere als neu. Bereits im Jahr 1947 präsentierte Eysenck das Ihnen sicherlich auch bekannte zweidimensionale Temperamentkonzept. Er postuliert ein dimensionales Verständnis temperamentaler Eigenschaften entlang der Dimensionen Extraversion und Neurotizismus, wobei sich vier Kombinationsquadranten ergeben: Introvertiert-labil (»*das melancholische Temperament*«), Extrovertiert-labil (»*das cholerische Temperament*«), Introvertiert-stabil (»*das phlegmatische Temperament*«), Extravertiert-stabil (»*das sanguinische Temperament*«). ▶ Abb. 9.1 zeigt eine ausführliche Beschreibung der Dimensionen und Quadranten.

Allgemein akzeptiert und auch die Basis für das dimensionale Verständnis von Persönlichkeitsstörungen in DSM-V ist das Fünf-Faktoren-Modell oder »Big Five« (Fiske, 1949). Dieses Modell erweitert das Zwei-Faktoren-Modell von Eyseneck mit

9 Die O-Variable und die Verarbeitungsprozesse

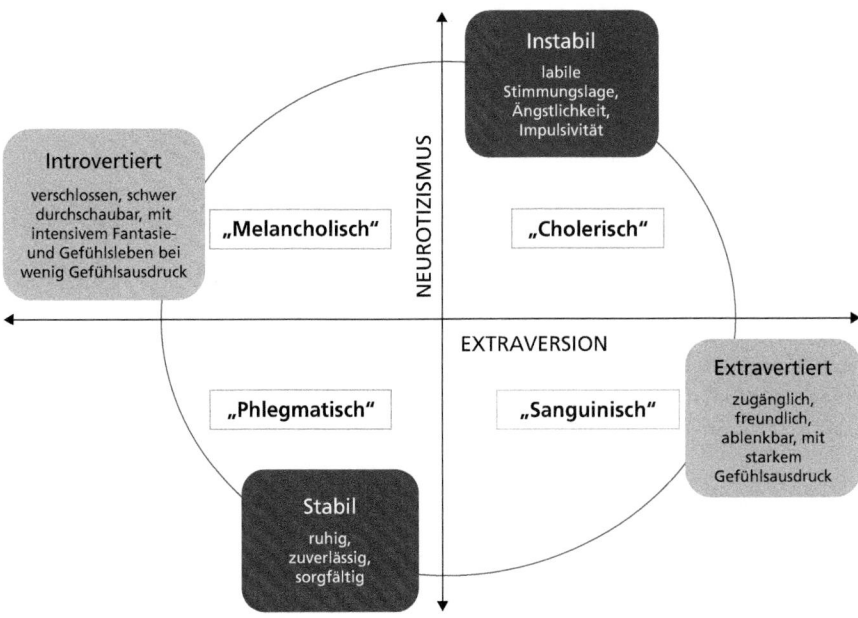

Abb. 9.1: Zweidimensionen-Modell nach Eyseneck

den zusätzlichen Dimensionen Offenheit für Erfahrungen, Verträglichkeit und Rigidität/Gewissenhaftigkeit. ► Tab. 9.1 zeigt diese Dimensionen angelehnt an den Skalen und Facetten des NEO-Personality Inventory von Costa und McCrae (1992).

Tab. 9.1: Big-Five der Persönlichkeit (Fiske, 1949)

Faktor	Niedrige Ausprägung	Hohe Ausprägung
Neurotizismus	Emotionale Stabilität, Entspannung, Selbstsicherheit und Zufriedenheit	Ängstlichkeit, Reizbarkeit, Impulsivität, Verletzbarkeit
Extraversion	Zurückhaltung bei sozialen Interaktionen, Bevorzugen des Alleinseins, Ungeselligkeit	Geselligkeit, Aktivität, Herzlichkeit, Personenorientiertheit, Frohsinn
Offenheit für Erfahrungen	Neigung zu konventionellem Verhalten und zu konservativen Einstellungen	Offenheit für Fantasie, Ästhetik, Gefühle, Handlungen, Ideen; Offenheit des Werte- und Normensystems
Verträglichkeit	Antagonistische und egozentrische Tendenzen, Misstrauen, kompetitive Tendenzen	Altruismus, Vertrauen, Freimütigkeit, Verständnis und Entgegenkommen, Bescheidenheit, Gutherzigkeit

Tab. 9.1: Big-Five der Persönlichkeit (Fiske, 1949) – Fortsetzung

Faktor	Niedrige Ausprägung	Hohe Ausprägung
Rigidität/ Gewissenhaftigkeit	Tendenz zu Unordnung, Lustprinzip, Spontaneität, Ungenauigkeit	Kompetenz, Ordnungsliebe, Pflichtbewusstsein, Leistungsstreben, Selbstdisziplin, Besonnenheit

Ein dimensionales Verständnis muss nicht zwangsläufig mit Flexibilität einhergehen. Und in der Tat sind diese Modelle in einer Zeit entstanden, in denen man von einer Nicht-Veränderbarkeit von Charakter und Persönlichkeit ausging. Aktuelle Modelle verlassen aber aufgrund modernerer Forschungsergebnisse die Annahme einer zeitstabilen und statischen Persönlichkeit.

> Die Kombination aus Dimensionalität und Flexibilität öffnet die Tür für ein kontextuelles und prozessorientiertes Verständnis. Dadurch wird ein grundsätzliches Veränderungspotenzial auch im Erwachsenenalter angenommen, was eine pathologisierend-deterministische Haltung verlässt und sich in Richtung einer positivpsychologischen, ressourcenorientierten und prozessbasierten Perspektive weiterentwickelt.

Die Betrachtung der Persönlichkeit aus prozessbasierter Sicht

Im ▶ Kap. 1 schauen wir uns die Geschichte von Sandra als Beispiel eines komplexen Falles mit drei ICD-Diagnosen an. Wir erarbeiteten die Netzwerkanalyse einer komplexen Störungsdynamik, die insbesondere die Wechselwirkung zwischen den Symptomkomplexen einer PTBS, einer Depression und einer Borderline-Persönlichkeitsstörung zeigt. Dabei werden Persönlichkeitsstörungsmerkmale – emotionale Probleme, Impulsivität, dysfunktionale Selbstprozesse und insbesondere interpersonelle Schwierigkeiten – in die Gesamtbetrachtung funktionalanalytisch integriert und nicht als eigenständiges Störungsbild betrachtet.

> Die Arbeit mit »Traits« und stabilen Eigenschaften ist aus PBT-Betrachtung nicht gewinnbringend. Persönlichkeitsmerkmale beschreiben jedoch psychologische Vorgänge – also dynamische emotionale, kognitive und interpersonale Prozesse. Im Kontext einer Persönlichkeitsstörung geht man von besonders unflexiblen Prozessen aus, die sich aber netzwerkanalytisch und vor dem Hintergrund der individuellen Entstehungsgeschichte im Sinne der VSRK-Prinzipien darstellen und operationalisieren lassen.

9.2 Verarbeitungsprozesse: Predictive Coding

Im ▶ Kap. 6 beschäftigten wir uns mit der Neurobiologie verschiedener psychologischer Prozesse und stellten fest, dass unser Gehirn innerhalb von 100 ms nach der Wahrnehmung eines neuen Stimulus das Langzeitgedächtnis nach einer Referenz untersucht, die bei der »emotionalen Deutung« der unmittelbar wahrgenommenen Veränderung in der Umgebung behilflich sein könnte. Dabei entsteht fast erwartungsgemäß eine symbolische Konkurrenz zwischen »Realität« und »Interpretation«, die auch Inhalt zahlreicher philosophischer Diskussionen ist (wie etwa der Konflikt zwischen Realismus und Idealismus). Eine Reihe an psychologischen Konzepten postulieren eine ähnliche Dynamik – zumindest in der Essenz. Bereits im Jahr 1976 schrieb J. Piaget über die Prozesse der *Assimilation und der Akkommodation*, um die Interaktion zwischen dem vorhandenen Wissen einer Person und der neu zu lernenden Information darzustellen. Auch Klaus Grawe postuliert in seiner Attraktorentheorie im Jahr 1998 eine Unterscheidung zwischen Inkonsistenz- und Inkongruenzspannung.

Predictive Coding beschäftigt sich ebenfalls mit den »Informationsverarbeitungsprozessen«. Das Konzept wurde auf der Basis der sogenannten »Computer-Metapher« entwickelt, nach dem das Gehirn als hochentwickelter Rechner mit Hardware (Organe und Strukturen) und Software (die verschiedenen Prozesse) verstanden wird.

> Die Haupthypothese beim Predictive Coding besagt, dass das Gehirn im Wesentlichen mit der Wahrnehmung hochkomplexer Umgebungen überfordert wäre, wenn es nicht nach einem Effizienz-Prinzip arbeiten würde: Ausgehend von bereits vorhandenen/gespeicherten Daten, untersucht das Gehirn sensorische Information nach Abweichungen und leitet nur abweichende Daten an höhere Bewertungsinstanzen des Systems weiter.

Das Konzept geht auf Attneave (1954) zurück, der über die Notwendigkeit der Komprimierung sensorischer Informationen als Redundanzreduktion im visuellen Wahrnehmungssystem sprach. Predictive Coding versucht, dieses Prinzip auf die Gesamtheit kognitiver Prozessierung anzuwenden. Das Fundament dazu finden wir im sog. bayesianischen Gehirn (»Bayesian Brain«), einer Erkenntnistheorie basierend auf dem mathematischen Theorem von Thomas Bayes zur Wahrscheinlichkeitsberechnung. Im Wesentlichen unterscheidet man zwischen drei Elementen: *Prior* (»im Voraus« oder davor), *Likelihood* (»Plausibilität«) und *Posterior* (»im Nachhinein« oder danach).

Selbsterfahrungsübung: Predictive Coding

Wir können an dieser Stelle ein kleines Experiment machen, um das Konzept erlebbarer zu machen. Bewegen Sie sich für einen Moment bitte nicht und stellen Sie sich den Raum hinter Ihnen bzw. an den Rändern Ihres unmittelbaren Sichtfeldes vor. Sie haben vermutlich eine gute Idee, wie das Zimmer im Allgemeinen aussieht, nicht wahr? Das dürfte der Fall sein, wenn Sie in einer gewohnten Umgebung sind. Aber vielleicht befinden Sie sich im Zug oder in einem Bus. Sie werden in diesem Fall keine genaue Vorstellung von diesem einen Zug oder Bus haben, ebenfalls nicht von den Menschen, die dort sitzen. Und das ist für Ihr Gehirn nicht weiter schlimm, denn Sie haben in Ihrem Leben bereits in vielen Zügen und Bussen gesessen und wissen, wie diese aussehen. Genauso wie Sie schon häufig genug in Ihrem Arbeitszimmer gewesen sind und entsprechend wissen, wie es aussieht. Und so lange nichts besonders Auffälliges erkannt wurde, gibt es keinen praktischen Grund, um sich die Situation genauer anzusehen und damit Zeit und Ressourcen zu verschwenden. Dieser Zustand würde sich aber rapide verändern, wenn bspw. ein unerwarteter Schrei hinter Ihnen zu hören wäre – angenommen dies passiert selten oder so gut wie nie, denn ansonsten würde Sie das ebenfalls wenig interessieren. Wenn Sie etwas Neues wahrnehmen, was zu einer veränderten Situation führen könnte, die eine neue Handlung erforderlich macht, dann reagiert das Hirn schnell – innerhalb von Mikrosekunden. Das ist auch der Fall, wenn Sie das Zimmer betreten bzw. in den Zug einsteigen. Stellen Sie sich vor, Sie würden in Ihr Arbeitszimmer kommen, und mehrere Möbel stünden an ungewöhnlichen Stellen. Wie würden Sie dann reagieren? Diese Reaktion tritt aber eher nicht auf, wenn ein kleines Buch in der Bibliothek an einer ungewöhnlichen Stelle liegt.

Kommen wir zurück zu den drei Elementen des »Predictive Coding«:

- »*Prior*« bezeichnet das bereits vorhandene Material und stellt eine Wahrscheinlichkeitsprädiktion des Gehirns aufgrund bestehenden Wissens dar. Sie wissen, wie Ihr Arbeitszimmer aussieht und mussten es beim Betreten nicht genau inspizieren, sofern alles grob an der gewohnten Stelle stand.
- »*Likelihood*« stellt die Plausibilität aufgrund sensorischer Informationen dar, also die wahrzunehmende Realität. Wenn Sie beim Betreten des Zimmers einen Sessel an der »falschen Stelle« sehen, dann fangen Sie an, das Zimmer genauer anzuschauen. Es gibt eine ernstzunehmende Wahrscheinlichkeit, dass Ihr Wissen nicht mehr aktuell ist und mit der Wahrnehmung angeglichen werden kann.
- »*Posterior*« im Sinne einer aktualisierten Wahrscheinlichkeitsprädiktion nach Abgleich mit der sensorischen Information stellt das angepasste Wissen nach der Erfahrung dar, angenommen das Gehirn war in der Lage, dieses Wissen aufzunehmen. Sie haben jetzt ein neues Bild, wie das Arbeitszimmer aussieht. Wenn Sie rausgehen und wieder reinkommen, werden Sie nicht erneut alles untersuchen müssen, um zu wissen, dass sich vieles im Vergleich zum »üblichen Bild« des Zimmers verändert hat.

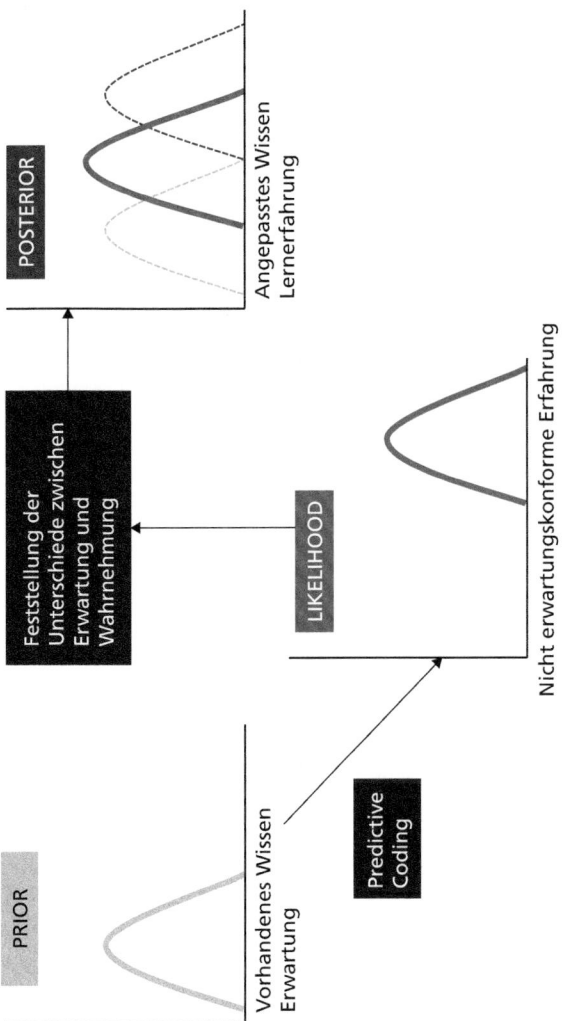

Abb. 9.2: Das »Predictive Coding«-Konzept (modifiziert nach Roediger & Valente, 2025)

Predictive Coding in der Praxis

Mit diesem Konzept erklärt man im klinischen Setting Wahrnehmungen, bei denen die »Macht der O-Variable« scheint, stärker als der Realitätsbezug zu sein. Und das ist gar nicht so selten, wenn Sie an unsere gängigen Modelle in der KVT denken. Gleichzeitig prägt diese Denkweise über die Verarbeitungsprozesse unser alltägliches Handeln in der VT. Was machen wir bspw. in einer Expositionsübung mit einem Menschen mit Angstsymptomen oder Zwangssymptomen? Wir leiten ihn an, sich einer Situation auszusetzen, die er ansonsten aufgrund der Vermeidungsreaktion nicht erlebt. Wir geben ihm symbolisch die Möglichkeit, mit ausreichendem »Likelihood« sein Wissen anzupassen, um sich in Zukunft häufiger in die ansonsten vermiedene Situation zu trauen. Das ist sowohl mit der »Umstrukturierungshypothese« als auch mit der »Habituationshypothese« bei der theoretischen Diskussion hinsichtlich der Wirkmechanismen von Expositionsübungen kompatibel. Dieses Prinzip lässt sich auch auf kognitive Ansätze übertragen: Sokratisches Disputieren führt zur Wahrnehmung von Inkonsistenzen, sodass die automatischen Gedankenmuster und idealerweise die zugrunde liegenden Grundannahmen in Anwesenheit des neuen Wissens erweitert oder angepasst werden können. Auch in der Behandlung von interpersonalen Problemen erarbeiten wir Erwartungen und Schemata (Priors) und wenden bestimmte Techniken (wie etwa Diskriminationstraining, Training von Impulskontrolle, sozialen Kompetenzen etc.) an, sodass die Person eine neue Erfahrung machen kann (Likelihood), die durch Wiederholung zu einer Veränderung des Umgangs mit den vorhandenen Schemata oder Mustern führen und neue angepasste Erwartungen im Sinne von Lernerfahrungen entstehen lässt (Posteriors).

9.3 Das Schema-Konstrukt

Der Begriff »Schema« ist im psychotherapeutischen Kontext sehr verbreitet und wird unterschiedlich verwendet. A. Beck verwendete den Begriff bereits im Jahr 1967 im kognitiv-therapeutischen Kontext und sprach über Schemata primär als kognitive Komplexe von Grundannahmen. Auch Piaget (1976) verwendet den Begriff im Sinne von komplexen kindlichen Verhaltensmustern. Grawe definiert sein Schemakonzept aus einer viel komplexeren neurobiologischen Perspektive im Sinne *eines neuronalen Erregungsmusters, das vor dem Hintergrund einer vorhandenen neuronalen Erregungsbereitschaft aktiviert wird*. Ein solcher momentaner Erlebenszustand inkludiert kognitive, emotionale, vegetative und handlungsimpulsierende Komponenten. Auch Rainer Sachse (2008) verwendet ein ähnliches Schema-Verständnis. Der Gründer der Schematherapie Jeffrey Young spricht über »frühe maladaptive Schemata« (Young et al., 2005), beschäftigt sich primär mit Erlebnis- und weniger mit den Verhaltensmustern und legt den Fokus auf Kindheitserfahrungen.

> Ein Schema ist grundsätzlich ein abstraktes Konzept, ein von Menschen geschaffener theoretischer Rahmen, um beobachtete Phänomene zu erklären.

Das führt dazu, dass manche Autoren mit dem Begriff eher kognitive Reaktionsaspekte (z. B. Beck) fokussieren, andere sowohl emotionale-vegetative als auch kognitive Reaktionsaspekte in den Vordergrund stellen (Young), andere eine Kombination aus kognitiven, emotionalen und behavioralen Reaktionen postulieren (Piaget, Grawe und Sachse).

Schematherapeutische Systematik interpersonaler Schemata

In der ST wird die zwischenmenschliche Natur dysfunktionaler Schemata und deren biografischen Entstehung in frühen Jahren betont – denn sie ist primär eine Methode zur Behandlung von Persönlichkeitsstörungen, die im Wesentlichen Beziehungsstörungen sind (Fiedler, 2001). Die sich wiederholende Frustration emotionaler Grundbedürfnisse in der Kindheit steht hierbei im Vordergrund.

> Dysfunktionale Schemata entstehen als komplexer Niederschlag solcher sich wiederholender Beziehungserfahrungen und beeinflussen unsere Wahrnehmung unmittelbarer Situationen. Reaktionen, die sich auf diese Muster zurückführen lassen, werden »Schemaaktivierungen« genannt.

Jeff Youngs ursprüngliche Schematheorie verfolgt primär das Ziel, die Psychopathologie von Persönlichkeitsstörungen zu erklären. Aus diesem Grund fand sich dort keine Auflistung funktionaler, sondern nur maladaptiver Schemata. Die 18 Schemata des YSQ (Young Schema Questionnaire) wurden nicht als vollständige Persönlichkeitstheorie formuliert und werden als empirisch gewonnene und für die praktische Behandlung von PS sehr hilfreiche Ordnungsstruktur verstanden. Schemata wurden abhängig vom frustrierten Grundbedürfnis in fünf Schemadomänen zusammengefasst. In den letzten Jahren beschäftigte sich allerdings eine internationale Arbeitsgruppe um Louis und Lockwood (Louis et al., 2018) intensiv mit der positivpsychologischen Erweiterung der Schematheorie. Insbesondere wurde der Fragebogen positiver Schemata YPSQ (Young Positive Schema Questionnaire) mit 56 Items und 14 Schemata (▶ Tab. 9.2) wurde gut untersucht.

Tab. 9.2: Schemata in der Schematherapie

Frühe adaptive Schemata	Grundbedürfnis	Frühe maladaptive Schemata
Stabile Bindung Emotionale Zufriedenheit Soziale Zugehörigkeit	Bindung	Emotionale Vernachlässigung Verlassenheit und Instabilität Misstrauen/Missbrauch Isolation Unzulänglichkeit/Scham
Erfolg Kompetenz Entwickeltes Selbst	Autonomie	Erfolglosigkeit/Versagen Abhängigkeit und Inkompetenz Verletzbarkeit Verstrickung/Unentwickeltes Selbst
Empathische Rücksicht Gesunde Selbstdisziplin	Realistische Grenzen	Anspruchshaltung/Grandiosität (Besonders-Sein) Unzureichende Selbstkontrolle/Selbstdisziplin

Tab. 9.2: Schemata in der Schematherapie – Fortsetzung

Frühe adaptive Schemata	Grundbedürfnis	Frühe maladaptive Schemata
Gesunde Selbstfürsorge Selbstbezogenheit	Freiheit, sich zu äußern	Unterordnung/Unterwerfung Aufopferung Streben nach Zustimmung und Anerkennung
Emotionale Offenheit Realistische Erwartungen Optimismus Selbstmitgefühl	Spiel und Spontaneität	Emotionale Gehemmtheit Überhöhte Standards (Unerbittliche Ansprüche) Negatives Hervorheben/Pessimismus Bestrafungsneigung

Ein methodenübergreifendes Schemakonzept

Theoretische Konzepte sind willkürlich. Während Youngs Theorie mögliche Schemata festlegt, ist die Erarbeitung und Präzisierung von Schemata in anderen Theorien, etwa bei Grawe oder Sachse, individuell(er). Lassen Sie uns eine »allgemeinere Definition« wagen.

- Schemata sind Muster, die als *Niederschlag unserer Lernerfahrung* entstehen und wie *Wahrnehmungsattraktoren* funktionieren. Sie funktionieren als »Priors«.
- Als Muster müssen sie *nicht zwangsläufig in der Kindheit* entstanden sein – auch wenn insbesondere frühe zwischenmenschliche Frustrationen und Traumata scheinen, starke und veränderungsresistente Schemata zu bilden.
- Schemata können als *dynamische Verarbeitungsprozesse* verstanden werden – was mit neurobiologischen Befunden gut korreliert und für prozessorientiertes Arbeiten hilfreich ist. Diese Vorgänge können sich auf allen psychologischen Dimensionen manifestieren.
- Schemata sind *per se weder adaptiv noch maladaptiv*. Die Fähigkeit zur »Schemaentwicklung« ist an sich grundsätzlich funktional.
- Ideografisch betrachtet gibt es eine potenziell *unbegrenzte Zahl von Schemata*.

Evolutionstheoretische Betrachtung der Schemaentstehung

Bedürfnisfrustration geht mit der Aktivierung von Basisemotionen einher – wie wir im ▶ Kap. 6 aus neurobiologischer Perspektive angeschaut haben. Abhängig davon, ob eher das Bindungs-, das Sicherheits- oder das Autonomiebedürfnis frustriert ist, erleben wir verschiedene Formen von »Beziehungsschmerz«: Trauer, Angst, Ekel oder Ärger. Als Möglichkeiten der Bewältigung stehen uns vier prototypische Strategien zur Verfügung: Folgen (prosoziales Verhalten), Erstarren (über sich ergehen lassen) oder die Flucht ergreifen und Dominieren/Kämpfen. Aber auch die Befriedigung von Bedürfnissen geht mit Emotionsaktivierung einher, wobei Freude die dazugehörige Basisemotion ist. In positiven Interaktionen reagieren wir ebenfalls mit prototypischen Strategien: Für andere sorgen, spielen, funktionieren/

Ressourcen suchen. Die VSRK-Prinzipien können sehr hilfreich sein, bei der Konzeptualisierung von Schemabildung:

> Unsere sichtbare Handlung in einer Situation (*Variation*) führt zu einer Reaktion des Umfelds und wirkt sich auch auf unsere eigenen Gedanken und Emotionen aus, was für uns angenehm oder aversiv sein kann (*Selektion*). Insbesondere sich wiederholende Konstellationen von Situation-Reaktion-Konsequenz beeinflussen im Sinne des operanten Lernens unser künftiges Verhalten, denn wir entscheiden uns in der Regel für die Handlung erneut, wenn die Erfahrung positiv war (Selektion ermöglicht Retention). Im interpersonalen Bereich sind insbesondere die Reaktionen wichtiger Erziehungsfiguren prägend. Multidimensional lernen wir nicht nur Handlungen, sondern attentionale, emotionale, kognitive und motivationale Reaktionsaspekte. Dadurch entstehen komplexe Erlebnis- und Bewertungsmuster (im Sinne von »Priors«). Kognitive Regeln werden extrahiert und Aussagen/Denkmuster der wichtigen Erziehungsfiguren internalisiert, was zur Entstehung von Grundüberzeugungen und (Meta)Kognitionen führt. Diese Muster können unsere Flexibilität im Hier und Jetzt einschränken oder erhöhen (Kontext).

Schemata als Bilder

Neurobiologisch betrachtet finden wir im episodischen Gedächtnis mit hoher Wahrscheinlichkeit keine kognitiv-verbalen Erklärungen und »Wenn-Dann-Sätze«, sondern Erinnerungsbilder und kleine Filmsequenzen. Das semantische Gedächtnis bringt diese Bilder miteinander in Verbindung und inkludiert faktisches Wissen über diese Bilder.

Psychologisch betrachtet sind wir Menschen jedoch in der Lage – anders als andere Tierarten, die vermutlich nonverbal und nach Prinzipien wie Kontinuität und Kontingenz diese Erfahrungen sortieren – »das Fotoalbum« unseres Gedächtnisses nach willkürlichen Parametern aktiv zu sortieren – wir sind nicht nur assoziative, sondern v. a. relationale Wesen.

> Eine vorgegebene Liste von Schemata zeigt allgemeine Muster und kann zwar orientierend, jedoch auch einschränkend sein. Die Individualität im Sinne der Ideografie findet sich in den konkreten Bildern und der Betrachtung des dynamischen und relationalen Umgangs damit. Anders gesagt sind wir diejenigen, die alte Bilder und aktuelle Erlebnisse in Bezug zueinander setzen – auch wenn häufig automatisiert und unbewusst.

Ein klinisches Beispiel

Prägende Erinnerungsbilder, Szenen und »Filmsequenzen« lassen sich in aller Regel mit Schemata aus der Liste in ▶ Tab. 9.2 in Verbindung bringen. Sie können aber in der Praxis nur begrenzt durch abstraktes Wissen über vorhandene Schemata ersetzt werden, v. a. wenn diese als Persönlichkeits-Traits verstanden werden.

Fallbeispiel: Bianca

Bianca ist heute 56 Jahre alt und erlebt eine komplexe Dynamik mit sowohl depressiven Einbrüchen, sozialen Ängsten, posttraumatischen Belastungssymptomen, emotionaler Instabilität und Misstrauenstendenzen mit starker Vermeidung oder unterwürfigen Interaktionsmustern. Die Schema-Fragebögen ergeben erwartungsgemäß in allen Schemata der ersten Domäne mit bindungsbezogenen Erfahrungen hohe Werte. Dabei bezieht sich die Entwicklung der Schemata Unzulänglichkeit/Scham und Misstrauen stärker auf das Verhalten ihres Vaters, die Entstehung der hohen Werte in den Schemata Verlassenheit und Emotionale Entbehrung stärker auf das Verhalten der Mutter. *Wie gut können Sie gerade Bianca verstehen? Sie können kognitiv nachvollziehen, dass eine Patientin mit diesen Schemata möglicherweise »Respekt« vor einer Gruppensituation hat, oder?*

Jetzt schauen wir eine kleine Filmsequenz aus Biancas Geschichte. Vergessen Sie für einen Moment alles, was ich Ihnen über die Fragebogendiagnostik berichtete, und lesen Sie diese Passage. Bianca wurde von ihrem alkoholkranken und möglicherweise psychotischen Vater über Jahre sexuell missbraucht, beginnend in der frühen Kindheit. Ihre Mutter griff nicht nur nicht ein, sondern flüchtete bei drohenden Eskalationen manchmal mehrere Tage aus dem Haus und lies sie allein bei ihm. Bei den Misshandlungen beschimpfte sie ihr Vater häufig als »Dreck« und wiederholte immer, sie hätte es nicht anderes verdient, und sagte häufig »Sünde müsse bereinigt werden, es ist gut für Dich und deinen Seelenfrieden«.

Welche Beschreibung des Erlebens der Patientin ermöglicht Ihnen ein tieferes Verständnis und Mitgefühl?

Praktische Vorteile in der Behandlung

Wie fühlen Sie sich, wenn Sie Biancas Geschichte hören? *Mitgefühl und Wertschätzung entstehen deutlich leichter*, wenn wir emotional prägende »Bilder« mit der Patientin anschauen. Die praktische Arbeit und die mikroanalytische Betrachtung ihrer unterwürfigen Tendenzen in der Gegenwart ist leichter und deutlich erlebnisorientierter, wenn wir die Parallele zu diesen alten bildhaften Szenen betonen. Die Frage lautet dann während der Arbeit mit einer konkreten aktuellen Problemsituation nicht *»Haben Sie eine Idee, welche Schemata während dieser Situation aktiv werden?«*, sondern *»Welches Bild aus der Kindheit wird jetzt wieder präsent?«*. Durch das Bewusstwerden der Verbindung zwischen der aktuellen Szene und den Bildern der Kindheitsszene kann das aktuelle Erleben eingeordnet werden und es entsteht zunehmend Flexibilität sowie Raum für andere Betrachtungsmöglichkeiten.

> Die strukturierte Schema-Fragebogendiagnostik bietet »Hinweise« und ermöglicht Hypothesen, die während der Arbeit mit den traumatischen Erfahrungen als Orientierung hilfreich sein können. Insbesondere in der Arbeit mit Menschen mit interpersonalen Problemen und Persönlichkeitsstörungen stellt das Wissen über relevante Schemata einen Gewinn für die Therapie dar, was in der inzwischen guten Evidenz der Schematherapie für die Behandlung dieser Patientengruppen Ausdruck findet. Die praktische Arbeit bezieht sich jedoch in aller Regel auf die prägenden Bilder und den Umgang mit ihnen.

Wie ▶ Tab. 9.2 zeigt, wird auch in der Schematheorie inzwischen Raum für positive Schemata gefunden. Mit »positiv« wird aber v. a. die damit einhergehende Qualität der Emotionalität gemeint, was funktionalanalytisch nicht zwangsläufig positiv sein muss – dazu kommen wir gleich. Bianca hatte in der Tat eine sehr gute Beziehungserfahrung mit einer Tante, die sehr liebevoll und fürsorglich ihr gegenüber war, die jedoch im Ausland lebte und zu der sie leider zu selten Kontakt hatte. Im Kontext der Beziehung zu dieser Person entwickelte sie ebenfalls (positive) Schemata, die jedoch im automatisiert-unbewussten Wahrnehmungsprozess zu »schwach« sind, um Vertrauen und emotionale Offenheit bzw. positive Beziehungserwartungen im Hier und Jetzt zu ermöglichen. Wenn durch ein Imaginatives Überschreiben jedoch die alten Bilder neu eingeordnet werden und bspw. die Tante als helfende Person hineingebracht wird, gewinnt dieser alte »Attraktor« im Sinne von Graves Schemaverständnis wieder an Bedeutung.

Schemaaktivierungen im Kontext

Schemata sind per se weder adaptiv noch maladaptiv – unabhängig davon, ob diese mit aversiven oder angenehmen Emotionen einhergehen. Mit anderen Worten können »negative Schemata« im Sinne der oberen Liste adaptiv sein und »positive Schemata« maladaptiv sein, je nach Situation/Kontext und Person. Das klingt zunächst etwas verwirrend. Lassen Sie uns dazu eine neue Selbsterfahrungsübung machen.

> **Selbsterfahrungsübung: Schemata im Kontext**
>
> Wo würden Sie sich auf der Dimension »Vertrauen – Misstrauen« einordnen? Möglicherweise gibt es Unterschiede diesbezüglich, je nach Situation, Person und persönlicher emotionaler »Verfassung«. Mit welchen Gefühlen, Körperempfindungen, Gedanken, Selbstprozessen und Handlungstendenzen geht Ihre »Schemaaktivierung« einher? Wissen Sie eventuell auch, in welchem historischen Kontext Sie diese Tendenzen entwickeln durften? Wie waren Ihre frühen Beziehungserfahrungen? Anders gefragt: welche »alten Bilder« spielen dabei eine Rolle?

> Stellen Sie sich jetzt bitte vor, Ihr Partner bzw. Ihre Partnerin möchte sich mit einer Person treffen, mit der er/sie früher eine romantische Beziehung hatte und beobachten Sie die Aktivierung dieses »Musters« in Ihnen für einen Augenblick.
> Nehmen wir an, Sie tendieren zum theoretischen Pol »vertrauensvoll« und sind dabei eher gelassen und überzeugt, er/sie würde Sie niemals betrügen – was im Allgemeinen eine durchaus hilfreiche Eigenschaft im Kontext einer Beziehung sein kann. Sie entscheiden sich vor dem Hintergrund dieser alten Erfahrungen und entsprechend Ihrem Schema, zu vertrauen und nicht zu kontrollieren oder eifersüchtig zu recherchieren. Ihr Partner/Ihre Partnerin freut sich sehr über diese Freiheit. Wie finden Sie Ihr »Vertrauensschema« bisher? Jetzt ändern wir den Kontext und ich erzähle Ihnen in diesem Moment, dass er/sie seit Monaten eine laufende Affäre mit besagter Person führt. Wie reagieren Sie jetzt? Sie haben diesem Menschen entsprechend Ihrem Schema sehr vertraut. *Wie finden Sie Ihr Vertrauensschema jetzt?* Möglicherweise gab es zahlreiche Indizien, die Sie vor dem Hintergrund Ihres Schemas bewusst oder unbewusst ignorierten. Jemand mit einer Tendenz zum Misstrauenspol hätte unter Umständen früher gehandelt und sogar verhindert, dass der Kontakt zwischen Ihrem Partner bzw. Ihrer Partnerin wieder zustande kommt und die Affäre wäre eventuell gar nicht passiert.
> Lassen Sie uns unsere Fantasie und Kreativität in die andere Richtung spielen lassen. Sie tendieren eher zum misstrauischen Pol und haben vor dem Hintergrund Ihrer Kindheitserfahrungen gute historische Gründe dafür. Sie misstrauen Ihrem Partner bzw. Ihrer Partnerin und verbieten ihm/ihr, sich mit der alten Liebe zu treffen. Dies führt zu so vielen Konflikten, dass die Beziehung ernsthaft belastet wird und möglicherweise in die Brüche geht. Dabei hätte sie/er niemals eine Affäre angefangen. *Wie finden Sie jetzt Ihr »Misstrauensschema«?*

Muster sind per se weder funktional noch dysfunktional. Um die »Funktionalität« des Musters zu beurteilen, können wir erneut die VSRK-Prinzipien der Evolutionstheorie heranziehen und uns vor allem mit der Flexibilität im Umgang mit diesen Mustern beschäftigen. Wenn kontextuelle Flexibilität fehlt, tendieren wir dazu, starr an bestimmten Einstellungen und Verhaltensweisen festzuhalten, auch wenn sie uns im unmittelbaren konkreten Kontext »nicht guttun«. Und dabei entsteht psychologisches Leiden. Unsere Schemata und Erwartungen werden bei fehlender Flexibilität immer wieder scheinbar »bestätigt« und im lerntheoretischen Sinne verstärkt – unabhängig davon, ob diese »positiv« oder »negativ« im Sinne der damit einhergehenden emotionalen Qualitäten sind.

9.4 Die Bezugsrahmentheorie (Relational Frame Theory, RFT)

RFT stellt vor dem Hintergrund des funktionalen Kontextualismus das wichtigste Fundament von ACT dar. Möglicherweise bringen Sie RFT in Verbindung mit Linguistik und der Erklärung verbaler Prozesse. Und in der Tat beschäftigt sich RFT mit der verbalen Natur unseres Verstandes. Die Bezugsrahmentheorie ist aber viel mehr als das.

> Verhaltensforschung zeigt, dass wir Menschen durch unsere symbolische Sprache die einzige Spezies sind, welche Relationen willkürlich bilden kann. RFT ist ein evidenzbasiertes Modell zur Operationalisierung willkürlicher Verbindungen zwischen psychologischen Elementen aller Art – eine Fähigkeit, die uns Menschen von allen anderen Tierarten unterscheidet.

Steve Hayes definiert einen Bezugsrahmen als *ein bestimmtes Muster von kontextuell gesteuertem und willkürlich/beliebig anwendbarem Respondieren* (Hayes et al., 2007). Bevor wir uns das Konzept genauer anschauen, sollten wir uns mit zwei klassischen lerntheoretischen Konzepten beschäftigen, die im Prinzip das Fundament der RFT bilden:

- *Relationales Respondieren*. Dabei erfolgt die Reizdiskriminierung nicht aufgrund der Eigenschaften des Reizes, sondern aufgrund der Beziehung zu anderen Reizen. Sie können eine Taube bspw. durch positive Verstärkung dazu trainieren, den roten Kreis an der Wand zu wählen – das ist nicht relational, denn sie wählt immer den gleichen Kreis aufgrund dessen Eigenschaften. Wir können aber die Taube auch dazu trainieren, den größten von drei Kreisen an der Wand zu wählen. Dabei kann von Darbietung zu Darbietung die Größe der einzelnen Kreise stark variieren, sodass der Kreis, der bei einer Darbietung der Größte war, bei der nächsten Darbietung der Kleinste sein kann. Das ist relationales Respondieren.
- *Regelgesteuertes Verhalten*. Während Kontingenz-geformtes Verhalten durch den direkten Kontakt mit den Konsequenzen einer Handlung entsteht (ein Kind geht ohne Jacke im Winter aus dem Haus und friert, während das Anziehen einer Jacke zur Aufwärmung führt), entsteht regelgesteuertes Verhalten durch verbale Formulierungen von Ereignissen und den Beziehungen zwischen ihnen, ohne selbst die Erfahrung zu machen (eine Mutter sagt zu ihrem Kind: »*Es ist kalt draußen, zieh lieber eine Jacke an, sonst wirst Du krank*«).

Kommen wir erneut zur Definition von Hayes et al. und schauen wir uns die wesentlichen Elemente an. »*Kontextuell gesteuert* « betont die »Macht des Kontextes« im Sinne des funktionalen Kontextualismus, wobei mit »Kontext« sowohl die unmittelbare Situation, die Makroperspektive und auch die eigene Lerngeschichte gemeint wird. »*willkürlich anwendbar*« meint, dass das In-Bezug-Setzen (»Relational Framing«) sich nicht aus den Reizen aufgrund deren natürlichen Eigenschaften ergibt, sondern aus einer anderen Regel im Sinne des regelgesteuerten Respondierens.

> Um das mit einem sehr alltäglichen Beispiel zu erklären: Zwei Bananen sind »mehr Banane« als eine Banane, was jeder Affe sofort erkennt, wenn man ihm zwei Schalen mit jeweils einer oder zwei Bananen anbietet. Bieten wir dem Affen jedoch eine Schale mit einer Banane und einer mit einem 500-Euro-Schein, dann wird er sich mit höchster Wahrscheinlichkeit für die Banane entscheiden, denn von ihr wird er – anders als vom Stück Papier – satt. Der »Wert« des Geldscheines ist von uns Menschen in einer willkürlichen Absprache festgelegt und hat mit dem Gegenstand an sich nichts zu tun.

RFT im Alltag

Lassen Sie uns ein kleines Spiel ausprobieren: Nehmen Sie ein Stück Papier und schreiben Sie den ersten Gegenstand, der Ihnen in den Kopf kommt, auf. Jetzt machen Sie die Augen zu, schütteln Sie Ihren Kopf ein bisschen und schreiben Sie den ersten Gegenstand, den Sie beim Öffnen der Augen sehen. Antworten Sie auf diese Fragen: Wie ist Gegenstand 1 die Mutter von Gegenstand 2? Sie schauen jetzt vermutlich etwas verwirrt. Lassen Sie Ihre Fantasie spielen! Haben Sie eine Idee? Und jetzt spielen wir weiter: Wie ist Gegenstand 2 der Bruder Ihrer Armbanduhr? Und wenn wir schon dabei sind, wie ist die Farbe Rot größer als der Klang der Stille?

> Das ist die Magie der Symbolik: Unser Hirn kann alles mit allem in Bezug setzen. Menschliche Hirne sind weit mehr als »Assoziationsmaschinen«: Sie sind relationale Genies.

Sollen wir das Spiel etwas emotionaler und persönlicher gestalten? Nehmen Sie Ihr Smartphone in die Hand, öffnen Sie die Foto-App und scrollen Sie Wochen oder Monate zurück mit geschlossenen Augen, sodass Sie zufällig ein Bild wählen. Schauen Sie sich dieses Bild an und merken Sie es sich. Wiederholen Sie den Vorgang zweimal. Sie haben jetzt drei Bilder im Kopf. Was verbindet diese Bilder? Es ist sehr wahrscheinlich, dass Ihr Verstand sie in irgendeiner Art und Weise in Bezug zueinander setzte. Wie vergleicht Ihr Verstand die Bilder? Vielleicht entsteht auch eine Art Geschichte, wie z. B.: »*Auf dem ersten Foto sind wir am Strand, das war ein sehr schöner Tag. Aber das zweite Foto ist anders, da war ich so genervt, ich hatte Schmerzen … da hatte ich schon den Bandscheibenvorfall… man sieht ja, ich lächle viel weniger. Und auf dem dritten Foto war es noch ok, wobei ich hier schon hätte Sport machen müssen, dann wäre mir der BSV erspart geblieben*«. Auch wenn Ihre eigene Geschichte sicherlich anders klingt, entstand diese durch das Betrachten von drei *zufällig gewählten* Fotos, die Sie möglicherweise ansonsten nicht zueinander in Bezug gesetzt hätten. Und trotzdem erleben Sie jetzt eine emotionale Reaktion: Ihnen geht es jetzt anders als vor der Übung.

> Jetzt machen wir es noch komplizierter – und klinisch relevanter. Anstatt zufällig gewählte Gegenstände oder Bilder im Smartphone, nehmen wir Emotionen und Körperempfindungen, Wahrnehmungsinhalte, Glaubenssätze & Bewertungen, Erinnerungen und Zukunftsvisionen. Wir können diese Elemente willkürlich in Bezug setzen – mit u. U. gravierenden Folgen für unser psychisches Wohlbefinden und unsere Flexibilität. Das ist die Essenz von RFT.

Eigenschaften des »In-Bezug-Setzen«

Um die mental-symbolische Handlung besser zum Ausdruck zu bringen, reden wir häufig über das »In-Bezug-Setzen« (»Relational Framing«). Bezugsrahmen werden nicht als statische Traits oder Gedächtnisinhalte verstanden, sondern als Handlungen vor dem Hintergrund erlernter kontextueller Hinweise – anders gesagt: *als ein Prozess*. Das In-Bezug-Setzen als menschliches verbales Verhalten hat drei Hauptmerkmale.

Bi-Direktionalität (wechselseitige Bezugnahme)

Lassen Sie uns ein Beispiel mit einer typischen experimentellen Untersuchung dafür verwenden. Dabei wird mit zwei Hinweisstimuli (einem roten und einem grünen Licht an der Wand) und Kreisen unterschiedlicher Größe gearbeitet. Mit positiver Verstärkung können Sie bei verschiedenen Probanden (einer Taube, einem Affen oder einem Kind) eine relationale Reaktion trainieren, sodass alle drei lernen, in Anwesenheit des roten Lichtes den größeren Kreis in einer Gruppe von 2, in Anwesenheit des grünen Lichtes jedoch den kleineren Kreis zu wählen. In diesem Beispiel funktioniert die Farbe des Lichtes wie ein diskriminativer Stimulus (SD) im Sinne der operanten Verstärkung, die Kreise wie dargebotene Stimuli (S) und das Wählen wie eine Reaktion, die mittels C+ verstärkt wird. *Taube, Affe und Kind können relationales Lernen leisten.* Wenn Sie aber die Reihenfolge umkehren und dem Probanden nicht eins der zwei Lichter, sondern zuerst einen der Kreise zeigen und erst dann die Lichter als dargebotene Stimuli zeigen, entscheiden sich nur Menschen für das rote Licht beim größeren und das grüne Licht beim kleineren Kreis: Obwohl das Kind noch keine Lernerfahrung mit dieser neuen Stimuluskonstellation machte und es keine Verstärkungsgeschichte für diese Handlung gibt, schafft das Kind einen Rollentausch zwischen SD und S. Diese spontane Reaktion ist also nicht kontingenz-, sondern regelgesteuert und willkürlich.

Kombinierbarkeit (kombinatorische Bezugnahme)

Sie können allen drei Probanden mittels Verstärkung beibringen, in einem bestimmten Kontext (z.B., wenn das Licht grün leuchtet) eine bestimmte Wahl zu treffen. Nehmen wir an, Sie arbeiten mit drei Schildern mit verschiedenen Zeichnungen: ein gelbes Dreieck, ein roter Halbmond und ein schwarzes Viereck, die Sie in einer Serie von zehn Wiederholungen in verschiedenen Reihenfolgen auf einem Tisch darbieten. Sie verstärken zunächst die Entscheidung für ein schwarzes Viereck. In einer zweiten Reihe von Darbietungen werden drei völlig neue Zeichen gezeigt, unter anderem ein blauer Kreis. Weiterhin verwenden Sie das grüne Licht als SD/Kontext und Sie verstärken die Entscheidung für den blauen Kreis. Beim dritten Versuch legen Sie das Schild mit dem schwarzen Viereck auf den Tisch als SD/Kontext anstatt dem grünen Licht und bieten dem Kind drei Zeichen an, darunter den blauen Kreis. Nur das Kind wird sich für den blauen Kreis entscheiden, obwohl der blaue Kreis und das schwarze Viereck bisher noch nie zusammen dargeboten wurden und es keine Verstärkergeschichte für dieses Verhalten existiert.

Transformatorische Reizfunktion

Jetzt trainieren wir unsere drei Probanden mittels Bestrafung (C–) dazu, in einem anderen Kontext (d.h. mit einem anderen SD) den blauen Kreis nicht zu wählen und sich stattdessen für eine andere Option zu entscheiden – welche auch immer. Wenn Sie in einer neuen Serie das schwarze Viereck anbieten, so wird sich nur das Kind für eine andere Option entscheiden. Obwohl es keine Bestrafungserfahrung mit dem schwarzen Viereck hatte, ergibt sich durch die wechselseitige und kombinatorische In-Bezug-Setzung eine Transformation der Reizfunktion: *Eine Stimulus-Reaktion-Koppelung, die früher in Verbindung mit zu erwartender positiver Verstärkung gebracht und deswegen gewählt wurde, wird jetzt willkürlich mit einer erwarteten Bestrafung in Verbindung gebracht und deswegen vermieden.*

Ein klinisches Beispiel

Die Fähigkeit zur »In-Bezug-Setzung« spielt die wesentliche Rolle in einer ACT-orientierten funktionalen Analyse.

Fallbeispiel: Generalisierung posttraumatischer Vermeidung

Susanne erlebte sehr heftige Hänseleien und körperliche Gewalt durch Schulkameraden in der Schule. Insbesondere nach dem Schulunterricht ergaben sich häufig beim Verlassen der Schule kritische Situationen, sodass sie sehr früh lernte, sich zu verstecken und den Kontakt zu den besonders aggressiven Kindern in dieser Situation zu meiden, was durch die Reduktion der Konfrontationen negativ verstärkt wurde (Kontingenz, nicht willkürlich). Jahre später ist Susanne mit ihrer Arbeitsstelle bei einer Steuerkanzlei zufrieden und genießt es sehr, während der Zugfahrt nach Hause zu lesen. Das Zugfahren hat eine lange

Geschichte positiver Verstärkung (ebenfalls kontingenzbasiert). Eine alte Freundin erzählt ihr, dass sie letztens gelesen habe, in einem Zug sei eine Frau von mehreren Menschen angegriffen worden und beschwert sich, »man sei nirgendwo mehr sicher«. Ab sofort fängt Susanne an, mit dem eigenen Auto zur Arbeit zu fahren, obwohl dies teurer, körperlich anstrengender und kostenintensiver ist.

Wie erklären Sie Susannes Reaktion und neu erlernte Vermeidung? Sie hat im Kontext einer Zugfahrt noch nie eine aversive Erfahrung gemacht, ganz im Gegenteil: Das Lesen beim Zugfahren machte ihr sehr viel Spaß (C+). Durch die willkürliche (d.h. nicht basierend auf Kontingenzgeschichte) In-Bezug-Setzung des Kontexts Zugfahren mit dem alten Kontext »Schule verlassen« wird sowohl die negativ verstärkte Vermeidungsstrategie als auch die negative Affektivität auf einen Stimulus übertragen, der ansonsten mit positiven Erwartungen einherging (jetzt denken Sie bitte an den blauen Kreis und das schwarze Viereck unserer Versuchsreihe).

Verschiedene Formen des In-Bezug-Setzens

Es gibt mehrere klinisch relevante Formen des In-Bezug-Setzens, welche uns helfen können, dynamische psychologische Vorgänge, anders gesagt Prozesse, besser zu verstehen und kontextualisieren:

- Koordinativ: Reize werden als zusammengehörig erlebt.
- Vergleichende: »*ist größer/kleiner, besser/schlechter, mehr/weniger* etc.«
- Gegensätzlich: »*ist das Gegenteil von*«
- Perspektivisch: »*ich, du, wir, hier, dort, jetzt, dann*«
- Kausal/konditional: »*ist schuld an*«
- Hierarchisch: Sortierung von Reizen nach willkürlich festgelegten Hierarchien.

RFT in der Praxis

Relationale Theorien sind nicht neu, auch die kognitive Theorie der Grundannahmen ist an sich relational – jedoch inhaltlich. RFT beschäftigt sich stärker mit operationalisierbaren Prinzipien und ist dadurch für die Forschung besonders geeignet.

RFT ist das zentrale Element in ACT, mit dem wir sowohl Störungs- als auch Veränderungsprozesse konzeptualisieren. Als Erweiterung der Lerntheorie ermöglicht die RFT nicht nur die Operationalisierung verbalen und willkürlichen Lernens, sondern stellt auch eine Brücke zwischen diesen Variablen und den neurobiologisch-lerntheoretisch erklärlichen, kontigenzbasierten Reaktionen (in unserem Beispiel Susannes traumabezogene Ängste und das Vermeidungsverhalten, wenn sie an die Schulzeit denkt oder auf ein Klassentreffen fahren soll).

II Theoretische Grundlagen

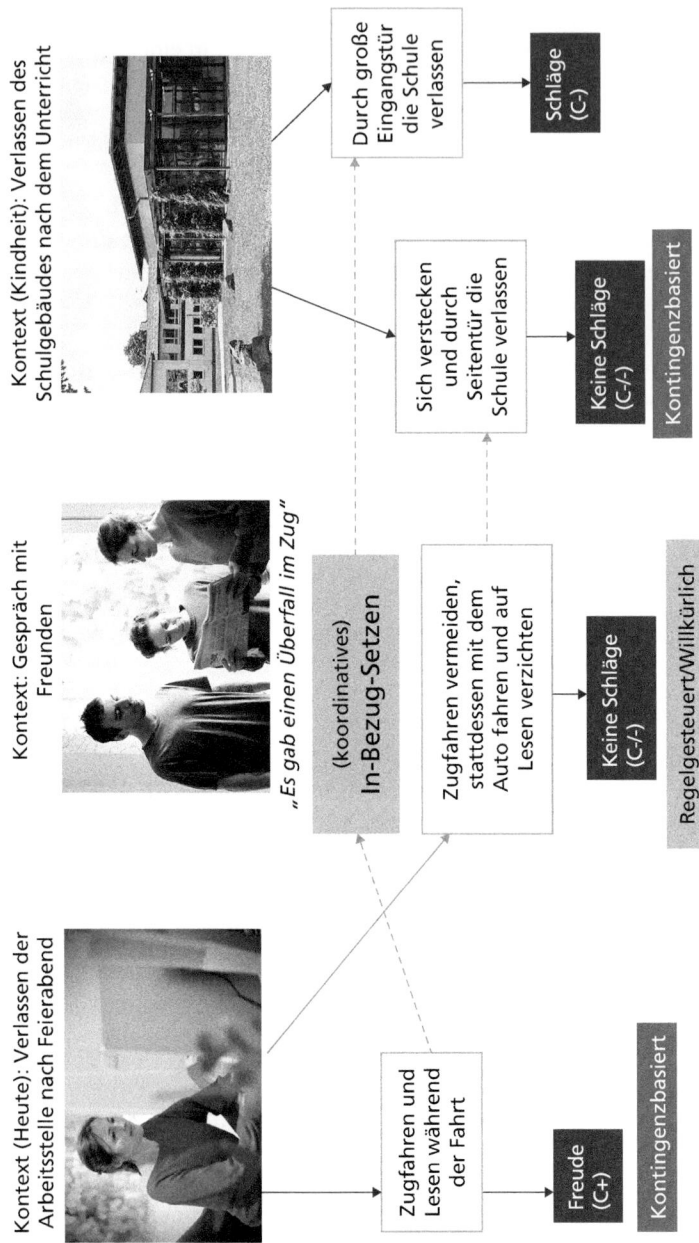

Abb. 9.3: Bezugsrahmentheorie (RFT)

RFT ermöglicht das Verständnis eines willkürlichen relationalen Prozesses. Im Beispiel von Susanne generalisieren sich Ängste und Meideverhalten auf eine Situation, die in keiner kontingenzbasierten Beziehung zum traumatischen

Entstehungskontext stand, in ihrem Fall das Zugfahren. Klassische und operante Konditionierungsprinzipien können das nicht erklären. Das menschliche Hirn ist nicht nur eine einfache assoziative Maschine, sondern ein kreatives »relationales Genie«.

9.5 Neurobiologie, Predictive Coding, Schematheorie und RFT: Vier Seiten der gleichen Medaille?

Diese Betrachtungsweisen zeigen vielmehr inhaltliche Überschneidungen und sind viel leichter integrierbar, als man im ersten Moment annimmt. Denn *neurobiologische Forschung* zeigt keine linearen Assoziationen, sondern komplexe interagierende Aktivierungsmuster: *»Prozessdimensionen in Action«*. *Predictive Coding* beschäftigt sich mit Wahrnehmungsprozessen, bei denen unsere *Erwartung vor dem Hintergrund bereits existierenden Wissens* eine zentrale Rolle spielt – was neurobiologische Forschung gut unterstützt. Verschiedene *Schematheorien* beschäftigen sich mit *individuellen komplexen Reaktionsmustern*, bei denen diese Erfahrungswerte, unsere Erwartungen und potenziell alle psychologischen Dimensionen interagieren. Und *RFT postuliert die grundsätzliche relationale Natur menschlichen psychologischen Funktionierens:* Erinnerungen, Erwartungen, Wahrnehmungsinhalte, Aufmerksamkeitsprozesse, Emotionen, Denken, Motivation und Handlung können willkürlich in Bezug zueinander gesetzt werden. Dabei entstehen ebenfalls Muster – also »relationale Schemata«.

Die zur Behandlung eines breiten Spektrums an Symptomkomplexen sehr gut evaluierte Technik des imaginativen Überschreibens (»Imagery Rescripting«) wird sowohl als »Stand-Alone-Treatment«, als auch im Kontext der KVT, der ST und in leicht abgewandelter Form auch in ACT angewendet – pointiert gesagt: In Verbindung mit unterschiedlichen theorietherapeutischen Hintergründen. Bei der Technik arbeiten wir mit »alten Bildern«, die für die Person in bedeutsamer subjektiver Verbindung mit aktuellen Erfahrungen und Schwierigkeiten stehen. Die »alten Bilder« werden mit Hilfe der sog. Float-Back-Technik gefunden, bei der Patienten in der Imagination die aktuelle Situation in emotionale Verbindung mit prägenden Erinnerungen bringen, die ihnen während der Übung spontan einfallen (etwa: »*Bleiben Sie bei dem Gefühl, lassen Sie die aktuelle Situation verblassen und lassen Sie ein Bild aus der Vergangenheit spontan aufkommen*«). Bei Bianca könnte die aktuelle Situation die angstbesetzte Interaktion mit dem männlichen Therapeuten oder die Vorstellung, an einer Gruppentherapie teilzunehmen, sein, wobei während der Übung mit traumatischen Missbrauchserfahrungen gearbeitet wird – die beim Float-Back spontan aufkamen. Das Überschreiben des alten Bildes (etwa die Entmachtung ihres Vaters während der Vergewaltigung und die Konfrontation ihrer Mutter, aber auch das Spenden von Schutz und Geborgenheit) ermöglicht bei gutem Verlauf nicht nur eine korrektive Erfahrung mit dem Therapeuten und einen neuen Bezug zum Bild, sondern auch eine höhere Flexibilität im Umgang mit der aktuellen Situation. Die theoretische Begründung, die Psychoedukation der Patientin und sogar die Erklärung des positiven Effektes können vor dem Hintergrund aller Perspektiven erfolgen – es sind Beschreibungen des gleichen Phänomens.

9.6 Verarbeitungsprozesse in einer Störungsdynamik

> Automatisierte Verarbeitungsprozesse können dann als dysfunktional angesehen werden, wenn sie die Offenheit für das *Zulassen von Variation* im Leben verringern, die *Selektion vor dem Hintergrund unmittelbarer Kontingenzen* hindern, die Retention neu erlernten Erfahrungsmaterials und neuer Muster erschweren und aufgrund der fehlenden *Kontextsensitivität* zum Verlust von *Flexibilität und Lebendigkeit* führen.

Biancas »Misstrauensschema« reduziert die Wahrscheinlichkeit, dass sie an der Gruppentherapie teilnimmt, in der sie neue Erfahrungen machen würde. Aber sogar, wenn sie sich darauf einlassen und an der Gruppe teilnehmen würde, könnten die gleichen Prozesse zur selektiven Wahrnehmung und Reaktionen führen, bei denen die positiven Verstärker in der Situation, wie etwa das Erleben von Support und Verständnis durch andere Gruppenmitglieder (C+), keine relevante Rolle mehr spielen würden. Und auch dann, wenn sie in der Gruppe diese positiven Erfahrungen zugelassen hätte, könnten die gleichen Prozesse in den Tagen nach der Sitzung dazu führen, dass sie bis zur nächsten Sitzung die Erinnerungen so massiv den eigenen negativen Erwartungen anpasst, dass sie künftige Teilnahmen absagen und die Effekte nicht generalisieren würden. Insgesamt führt das »Festhalten« an den alten Bildern zum Verlust der Fähigkeit, die Gruppensituation als solche zu betrachten und diese von frühen Erfahrungen zu unterschieden. Die Flexibilität geht verloren.

> In manchen Fällen ist es aus praktischen Gründen günstig, die Verarbeitung als gesonderten Prozess im Netzwerkmodell darzustellen – wie etwa bei Bianca, s. ▶ Abb. 11.1. Denn viele Interventionen werden sich auf diese Prozesse beziehen. Ansonsten sind diese Verarbeitungsprozesse aber grundsätzlich als Innerer Kontext vor dem Hintergrund der VSRK-Prinzipien impliziert.

10 Aufmerksamkeitsprozesse

Aufmerksamkeitsprozesse erfassen dynamische Vorgänge der Wahrnehmung des inneren und äußeren Kontextes, der Konzentration auf spezifische Elemente im Wahrnehmungsfeld und insbesondere der bewussten Steuerung dieser Funktionen. Mikroanalytisch betrachtet, stellen sie die Brücke zwischen den Verarbeitungs- und den restlichen psychologischen Prozessen her.

> **Selbsterfahrungsübung: Aufmerksamkeitsprozesse**
>
> Nehmen Sie sich einen Augenblick Zeit und lassen Sie von den Aufgaben los, mit denen Sie gerade beschäftigt waren. Es gibt sicherlich eine Situation in Ihrem Leben, die Sie derzeit als herausfordernd erleben – eine schönere Ausdrucksform für »problematisch«. *Lassen Sie diese Situation als Bild vor dem inneren Auge erscheinen und versuchen Sie, die Situation möglichst lebendig zu erleben, als befände Sie sich wirklich in ihr.* Wenn diese Situation ausreichend präsent ist, versuchen Sie aus dem Bild eine kleine Filmsequenz zu machen und lassen Sie diese laufen, bis Sie die Stelle finden, an der es für Sie am schwierigsten ist und die Herausforderung am größten. Während Sie sich vorstellen, in dieser Situation zu sein, schauen Sie sich die folgenden Dimensionen an und machen Sie einen gedanklichen Strich entsprechend Ihrer aktuellen Befindlichkeit:
>
> **Fokus nach außen** _____ **Fokus nach innen**
> (Wie stark nehmen Sie die Umgebung und Veränderung in der Situation wahr? Wie stark sind Sie mit inneren Elementen, wie Erinnerungen, Erwartungen, Gedanken und Gefühlen beschäftigt?)
>
> **Offene Aufmerksamkeit** _____ **Selektiver Fokus**
> (Wie fokussiert nehmen Sie bestimmte Elemente wahr? Wie offen ist das Gesamtbild vor Ihnen?)
>
> **Im Hier und Jetzt** _____ **Wo/Wann anders**
> (Wie aktiv beschäftigen Sie sich mit »alten Bildern« bzw. mit Ereignissen, die gerade an einem anderen Ort stattfinden?)
>
> **Kleine Reflektion und Intervention**
> Wie wirken sich diese Aufmerksamkeitsvorgänge auf die restlichen Dimensionen aus? Wie gehen Sie anschließend mit Emotionen um? Welche kognitiven,

> Selbst- und motivationalen Prozesse bemerken Sie? Wie würden Sie sich anschließend – möglicherweise im »Autopilotmodus« – verhalten? Vielleicht können wir ein kleines Experiment machen und einen zweiten Durchgang starten. Dieses Mal werde ich Sie jedoch bitten, zuerst bewusst Techniken anzuwenden, die Gegenwärtigkeit stärken, wie etwa eine Achtsamkeitsübung, die Sie auch in der Praxis gerne anwenden. Welche Unterschiede bemerken Sie im Vergleich zum ersten Durchgang?

10.1 Dimensionen innerhalb einer Dimension

Dimensionales Denken bedeutet Dynamik und Flexibilität. Aus diesem Grund sprechen wir über *Prozessdimensionen* auf der psychologischen *Prozessebene*. Und auch innerhalb der Dimensionen lohnt es sich, dimensional zu denken – das ist im Übrigen meines Erachtens ein wesentliches Merkmal der Dritten-Welle-Methoden: »*kontextuelle Dimensionalität*«. Schauen wir uns noch einmal die drei Dimensionen aus der Selbsterfahrungsübung an:

Nach innen gerichtet ←→ nach außen gerichtet

Erinnern Sie sich an die Übungen, die wir im ▶ Kap. 6.2 mit dem »Triple Network Model« gemacht haben? Dabei durften Sie einen Punkt an der Wand für eine Minute anstarren. Wenn wir keine komplexe Tätigkeit ausführen und unsere Aufmerksamkeit nicht bewusst steuern, »kämpfen« der »selbstreflexive Tagträummodus« (DMN) und der nach außen gerichteter Funktionsmodus (ECN) darum, priorisiert zu werden. Das Salienznetzwerk (SN) balanciert zwischen DMN und ECN wie eine Art Schalter. Zum DMN gehört eine flottierende Aufmerksamkeit, mit der wir überwiegend das »Innenleben« unserer Erinnerungen, Gedanken, Selbstprozesse und Emotionen wahrnehmen. Zum ECN gehört dahingegen eine fokussierte Aufmerksamkeit, mit der wir deutlich intensiver das Außenleben durch unsere Sinneskanäle wahrnehmen.

> Man kann nicht nach innen und außen gleichzeitig schauen – diese Netzwerke sind »antikorrelierend« bzw. funktionieren wie eine Wippe. Die Wippe erlaubt jedoch mehr als nur noch »entweder oder«, denn es handelt sich um eine Dimension.

Selektiv-fokussiert ←→ offen

Es gibt Basisemotionen, bei denen die selektive Aufmerksamkeit häufiger dominiert: Ärger und (teilweise) Angst. Dabei scheinen wir uns v. a. auf Bedrohungen in der Umgebung zu konzentrieren. Das bedeutet auch, dass wir den Rest der Umgebung übersehen – in etwa, als würden Sie mit der »Portrait-Funktion« Ihres Handys einen Punkt fokussieren und die Blende so weit öffnen, dass alles drum herum verschwommen zu sehen wäre. Das ist ein schöner Effekt, wenn Sie möchten, dass man nur diesen Punkt beim Betrachten des Bildes gezielt wahrnimmt. Jedoch nicht sehr hilfreich, wenn Sie das Ganze ablichten möchten, sodass der Betrachter die Umgebung selbst untersuchen kann. Und so, wie sie als Fotograf dem Betrachter die Entscheidung vorwegnehmen, wenn Sie nur einen Punkt fokussieren, nehmen wir uns die Entscheidung selbst vorweg, wenn wir die Aufmerksamkeit vor dem Hintergrund der Verarbeitungsprozesse nur auf einen Aspekt der Situation richten.

Bei Freude und Trauer ist dahingegen die Aufmerksamkeit deutlich offener, man verwendet eher die »Landschaft-Funktion« der Kamera mit einem Weitwinkel-Objektiv. Dies ermöglicht die Betrachtung des Gesamtbildes – dafür weniger der Details.

> Man kann nicht gleichzeitig das Gesamtbild mit dem »Weitwinkel-Objektiv« betrachten und in die kleinen Details »hineinzoomen«. Auch hier sehen wir eine Wippe bzw. navigierbare Dimension.

Hier und jetzt ←→ dort und damals

Die selektive Wahrnehmung zeigt bereits Überschneidungen mit der »Suche nach bestimmten Elementen aus früheren Erfahrungen, die sich jetzt wiederholen könnten« – das sind die Priors, die Schemata und das willkürliche In-Bezug-Setzen der Verarbeitungsprozesse. Je mehr die »alten Bilder« und die unmittelbare Situation in der Wahrnehmung verschmelzen, umso weniger Flexibilität erleben wir im Umgang mit der Situation.

> Die Neurobiologie zeigt uns, dass es im Prinzip unmöglich ist, auf diesen »Check« nach Elementen im Langzeitgedächtnis bei der Wahrnehmung eines neuen Reizes zu verzichten – er findet bereits nach 100 ms statt. Es geht vielmehr darum, wie wir im Anschluss daran damit umgehen und wie gut es uns gelingt, die »alten Bildern« und das »aktuelle Bild« vor mir voneinander zu differenzieren.

Funktionaler Kontextualismus

Auf keiner der dargestellten Wippen finden wir »Gesundheit« oder »Krankheit« per se! Der Kontext entscheidet, welche Form der Aufmerksamkeitsfokussierung am geeignetsten ist. Entscheidend ist grundsätzlich die Flexibilität, mit der wir diese Dimensionen nach Bedarf navigieren können.

10.2 Aufmerksamkeitsprozesse in einer Störungsdynamik

Aufmerksamkeitsprozesse werden sehr häufig in der deutschsprachigen VT-Tradition funktionalanalytisch erfasst. Störungsspezifisch betrachtet beinhalten klassische Erklärungsmodelle bspw. bei Angst- und Panikstörungen (Schneider & Margraf, 1998), sozialen Phobien (Stangier et al., 2006), Depression (Hautzinger, 1998), Zwangsstörungen (Lakatos & Reinecker, 2007), Schmerzstörungen (Bischoff & Traue, 2004) und Posttraumatischen Belastungsstörungen (Ehlers, 1998) die Erfassung und Behandlung von Wahrnehmungsvariablen. Die uns allen bekannten störungsspezifischen Modelle geben uns Orientierung und Hinweise, nur der Patient während der diagnostischen Arbeit und im Idealfall die Erfassung von EMA-Daten zeigen aber letztendlich, welche Rolle solche Prozesse spielen.

> In einem PBT-Kontext interessiert uns die Zentralität dieser Prozesse in einer individuellen Netzwerkanalyse. Orientiert am psychologischen Flexibilitätsmodell geht es primär um die Erfassung der Flexibilität im Umgang mit dem Aufmerksamkeitsfokus – also der Fähigkeit eines Menschen, die in der Selbsterfahrungsübung vorgestellten Dimensionen zu »navigieren«.

Ein Mensch mit sozialen Ängsten, der bei einer beruflichen Fortbildung während der Pause seine Aufmerksamkeit selektiv auf negative Reaktionen seines Interaktionspartners oder auf mögliche Hinweise einer zu erwartenden Ablehnung richtet, erlebt einen Verlust von Wahrnehmungsflexibilität. Dies gilt ebenfalls für eine Patientin mit einer Panikstörung, die den Fokus ihrer Aufmerksamkeit während der Angstattacke sehr massiv auf die Wahrnehmung ihres Körpers und vegetativer Veränderungen legt, oder für einen Patienten mit einer PTBS, der beim Hören eines bestimmten Liedes im Radio seine Aufmerksamkeit der Außenwelt rapide entzieht und in eine intrusive traumatische Erinnerung eintaucht.

Aufmerksamkeit im Kontext

Die VSRK-Prinzipien ermöglichen die funktionalanalytische Betrachtung der *biografischen Entstehung und Aufrechterhaltung der Aufmerksamkeitsprozesse*, die heute eine Rolle bei der Aufrechterhaltung des Problemverhaltens spielen. Unter welchen Umständen lernte die Person, auf dieser Art und Weise sich und die Umgebung wahrzunehmen? (*Variation*). Wie wurde es damals funktionalanalytisch verstärkt, was zur häufigen Wiederholung führte (*Selektion*)? Wie ging das in den »Autopilot« über (*Retention*)? Welche Kontextvariablen werden weniger beachtet, sodass diese Prozesse aktiviert werden, auch wenn sie im Hier und Jetzt und unter Betrachtung der Gesamtsituation nicht funktional sind?

Fallbeispiel (Fortsetzung): Biancas selektive Aufmerksamkeit

Bianca nimmt insbesondere in der Nähe von Männern und in Situationen, in denen sie nicht gut fliehen könnte, sehr selektiv diese Elemente wahr. Dabei ist sie fast ausschließlich mit der Außenwelt beschäftigt und erlebt eine starke »Verschmelzung« der alten Missbrauchsbilder mit den aktuellen Situationen, sodass sie zwar die Menschen vor sich wahrnimmt, häufig aber v. a. die Handlungen ihres Vaters erwartet. Diese Prozesse entstanden während des Missbrauchs (V), wurden damals durch negative Verstärkung installiert und häufiger gewählt (S), weil sie durch die sehr gezielte Wahrnehmung der Stimmungslage ihres Vaters immer wieder zumindest vorübergehend fliehen konnte. Die langjährige Wiederholung und willkürliche Übertragung (RFT) auf andere Menschen in der Jugend und Erwachsenenalter wurde ebenfalls durch negative Verstärkung aufrechterhalten, sie lernte aber alle möglichen Situationen mit diesem sexuellen Missbrauch in Bezug zu setzen (R). Heute ist sie sehr häufig nicht in der Lage, sichere Situationen mit Menschen, von denen keine Bedrohung auszugehen scheint, als solche einzustufen und wahrzunehmen (K).

11 Emotionale Prozesse

> **Selbsterfahrungsübung: Emotionale Prozesse**
>
> Wir können mit der herausfordernden Situation arbeiten, mit der wir bereits im letzten Kapitel gearbeitet haben. Lassen Sie diese Situation noch einmal als Bild vor dem inneren Auge erscheinen und konzentrieren Sie sich dieses Mal auf Ihre Emotionen und Körperempfindungen. Das kann mehrere Minuten in Anspruch nehmen – lassen Sie sich bitte die Zeit, die Sie brauchen.
>
> - Wie bewusst nahmen Sie Ihre Gefühle wahr und wie veränderte sich dies während der Übung?
> - Wie offen waren Sie gegenüber diesen Emotionen? Konnte Sie sie eher annehmen oder wehren Sie sich dagegen?
> - Wie gut konnten Sie Ihre Emotionen differenziert benennen und in Verbindung mit Ihren Bedürfnissen in der Situation sowie Ihrer eigenen Geschichte bringen?
> - Wie gut gelang es Ihnen, aus der emotionalen Aktivierung wieder rauszugehen? Mit welchen Techniken?

11.1 Emotionale Prozesse unter der Lupe

Emotionale Prozesse bekommen in vielen Dritte-Welle-Methoden sowohl diagnostisch als auch therapeutisch eine zentrale Rolle. Die Systematisierung von Emotionen ist jedoch alles andere als homogen. Ich schlage vor diesem Hintergrund eine Systematik mit drei Ebenen vor:

1. Basisemotionen
2. Selbstreflexive Emotionen
3. Nach außen gerichtete Emotionen

Basisemotionen

Freude, Angst, Trauer, Ekel und Ärger sind egozentrisch, sehr biologisch und lassen sich in der Theorie auf die Frustration von ebenfalls biologisch geprägten emotionalen Grundbedürfnissen zurückführen (▶ Kap. 6). Sie sind auch sehr schnell: Emotionale Reaktionen im mikroanalytischen Sinne sind bereits 140 ms nach Wahrnehmung einer relevanten Umgebungsveränderung neurobiologisch erkenntlich.

> Im PBT-Verständnis suchen wir v. a. die Prozesse, die beeinflussbar sind.

Dies gilt für Basisemotionen nur begrenzt. Es geht vielmehr um den Umgang mit ihnen und auch um Emotionen, die eher als sekundäre Reaktion auf die primären Reaktionen verstanden werden. Dazu gehören selbstreflexive und nach außen orientierte Emotionen. Diese Reaktionen sind etwas »psychologischer«, sie beinhalten deutlich mehr verbal-kognitive Elemente und Selbstprozesse und können entsprechend stärker beeinflusst werden.

Selbstreflexive Emotionen

Bei diesen Emotionen findet eine Art Aufteilung des Selbst statt, sodass wir als »wahrnehmendes Subjekt« uns selbst bzw. unser Verhalten als »wahrzunehmendes Objekt« beobachten und darauf reagieren. Dies ist bereits ein wesentlicher Unterschied zu Basisemotionen, die v. a. reaktiv auf die Interaktion mit unserem Umfeld (real oder imaginiert) und nonverbal sind. Selbstreflektive Emotionen sind wesentlich abhängiger von kognitiven Bewertungen und entsprechend verbaler.

Tab. 11.1: Selbstreflexive Emotionen

	Scham	Schuld	Neid	Stolz
Fokus der Bewertung	Eigene Person, innere und äußere Eigenschaften	Eigenes Verhalten und dessen Folgen	Eigene Person, eigenes Verhalten Besitz Erfahrene Behandlung durch andere, Anerkennung etc.	Fokus der Bewertung
Subjektives Erlebnis	Aversiv	Aversiv	Aversiv	Angenehm
Basisemotion	Angst/Trauer	Trauer/Ärger	Ekel/Ärger	Freude
Selbstprozesse	Selbstabwertungen/ Minderwertigkeit	Selbstanschuldigung	Selbstabwertung und Fremderhöhung	Selbsterhöhung (»Ich bin gut/habe

Tab. 11.1: Selbstreflexive Emotionen – Fortsetzung

	Scham	Schuld	Neid	Stolz
und Kognitionen	(»Mit mir stimmt was nicht«)	(»Ich habe was Falsches getan«)	(»Andere sind besser/haben mehr, werden besser behandelt etc.«)	etwas gut gemacht« oder vergleichend »besser als andere«)
Handlungstendenz (funktional)	Vermeidung der Situation, in der Minderwertigkeit deutlich wird	Prosoziale Wiedergutmachung	Eigene Verhaltens-änderung	Beibehaltung des Verhaltens Prosoziale Kontaktsuche
Handlungstendenz (dysfunktional)	Flucht Selbstschädigung	Unterwerfung Selbstschädigung	Schädigung des Beneideten	Arrogante Kommunikation

Nach außen orientierte Emotionen

Hier geht es um die Emotionen, die unsere sichtbaren Handlungen unmittelbar motivieren und begleiten. Wir können angelehnt an Abatista et al. (2023) und Jacobs und McConnell (2022) drei Gruppen unterscheiden:

- *Prosoziale Emotionen:* Dabei geht es überwiegend um das Erleben sozialer Zugehörigkeit und emotionaler Bindung, Anerkennung außergewöhnlicher Leistungen, Erkennen von Bedeutsamkeit und insbesondere um Motivation zu prosozialem Verhalten. Dazu gehören *Liebe, Rührung, Dankbarkeit und Mitgefühl.*
- *Epistemische Emotionen:* Dabei erlebt man sich in der Anwesenheit von »etwas Höherem«, das Zeitgefühl verändert sich und es entsteht Motivation, neue Dinge zu lernen. Dazu gehören z. B. *Anerkennung, Interesse, Bewunderung.*
- *Negative (anti-)sozialen Emotionen:* Im Gegenzug zu den anderen zwei Gruppen von Emotionen, begleiten sog. negative soziale Emotionen selbstbehauptungsorientierte bis hin zu egoistischen (»anti-sozialen«) und aggressiven Handlungen. Auch hier wird der Fokus nach außen gerichtet, wobei Situation und Interaktionspartner im Rahmen einer komplexen Bewertungsleistung des Gehirns entwertet oder als negativ befunden werden. Dazu gehören *Verachtung, Misstrauen und Hass.*

Emotionale Prozesse als komplexe Reaktionen

Emotionen spielen bei den meisten Tierarten eine zentrale Rolle bei der Motivation zum Verhalten – was bei uns Menschen nicht anders ist. Wir haben im ▶ Kap. 6 die natürlichen und häufig zu erwartenden Verbindungen zwischen Basisemotionen (BE) und Verhaltensmotivation untersucht (▶ Tab. 6.2). Aus motivationaler Sicht ergeben sich in der Tierwelt »Trajektorien«, die BE mit prototypischen Handlungstendenzen verbinden (▶ Abb. 15.1): Trauer → Prosozialität (Bindung), Angst/ Ekel → Flucht (Sicherheit) und Ärger → Dominanz/Kampf (Autonomie).

Vor dem Hintergrund der bereits diskutierten Verarbeitungsprozesse, insbesondere unserer relationalen Fähigkeiten, sind menschliche Reaktionen insgesamt sehr komplex.

> Emotionen, Kognitionen/Selbstprozesse und sichtbare Handlungen bilden ein dynamisches »Reaktionsdreieck« (Roediger & Valente, 2025), was auch eine zentrale Annahme des SORC-Modells ist.

Selbstreflexive Emotionen als eine mögliche »Reaktion auf die Reaktion« können die Trajektorien (die Pfeile in ▶ Abb. 15.1) massiv beeinflussen. Das ist möglicherweise auch der phylogenetische Grund für deren Existenz und auch der Grund, wieso sie häufig »soziale Emotionen« genannt werden. Scham und Schuld können grundsätzlich Aggressivität hemmen und »Raum schaffen« für prosoziale Emotionen. Neid und Stolz können in anderen Kontexten ebenfalls einen Menschen aus einer passiven Unterwerfung herausholen und zu einer aktiveren Handlung motivieren, was in einem bestimmten Kontext sehr funktional sein kann.

> Selbstreflexive und nach außen gerichtete Emotionen nehmen direkten Einfluss auf Basisemotionen und die damit verbundenen Handlungstendenzen auf.

Natürlich kann dies auch zu einem grundsätzlichen Problem werden, wenn zu rigide Muster entstehen, die den flexiblen Weg des Lernens über VSRK-Schritte erschweren. In solchen Fällen spielen diese Prozesse eine wichtige Rolle in der Störungsdynamik und können in aller Regel nur in Verbindung mit kognitiven und Selbstprozessen erklärt werden. Dazu schauen wir uns zwei Beispiele an.

Fallbeispiele: Emotionale Prozesse

Bianca und Susanne (▶ Kap. 9) reagieren beide mit Angst/Panik in zahlreichen Situationen, in denen sie sich anderen Menschen »ausgeliefert« vorkommen – das ist auch der Fall in einer Gruppentherapie. V. a. in Einzelsitzungen lassen sich besondere Interaktionen in der Gruppe für Übungen verwenden, was einen viel detaillierten Einblick in die Dynamik der Reaktion ermöglicht.

Susanne berichtete von einer Situation, in der es in der Gruppe etwas lauter und durcheinandergeredet wurde, in der sie emotional sehr stark reagierte – ohne dass es von außen besonders auffällig wurde. Sie erlebt im ersten Moment Angst/Panik, worauf sie mit Schweigen und einem vorsichtigen »Erstarren« reagiert. Sie ärgert sich aber ebenfalls, wobei dann auch Scham und etwas Neid in Verbindung mit Gedanken über die Gruppe und negativen Selbstprozessen (»*Die können über alles lachen, Du bist so gestört und kannst nur rumheulen*«) aufkommen. Anstatt etwas zu sagen, schweigt sie weiterhin, wobei sie dabei auch

Misstrauen erlebt, ebenfalls in Verbindung mit automatisierten Bewertungen (»*Wenn du was sagst, machst du dich noch angreifbarer*«).

Bianca erlebte in einer Kleingruppenübung während der Gruppentherapie nach einem provokanten Kommentar ihres Mitpatienten Stefan eine ähnliche Dynamik. Zunächst Ärger, »gehemmt« durch Scham und Misstrauen. Im Verlauf der darauffolgenden Sekunden/Minuten ändert sich aber etwas auf der Ebene der Selbstprozesse: Anstatt sich selbst abzuwerten, aktiviert sie aktiv ihr Selbstmitgefühl und stellt sich wie in den Traumaimaginationen »die kleine Bianca« vor, die bereits genug im Leben über sich ergehen lassen musste. Das ist eine Eingangstür in eine andere Dynamik, die wir bereits in Einzelsitzungen geübt hatten: Selbstmitgefühl hemmt die Scham/Schuld Reaktion, stärkt Selbstwert und die Emotion Stolz. Der Ärger bekommt dadurch »mehr Raum« und geht in diesem Fall mit etwas Verachtung einher (»*Was stimmt mit diesem Typ nicht? Spinnt er?!*« ersetzt die Haltung »*Was stimmt mit mir nicht?*«). Die milde Verachtung begleitet die Handlung, sich abzugrenzen und den Mitpatienten zu fragen, wieso er so was »Doofes« sagt.

Stefans Reaktion ist ebenfalls sehr interessant. Das Betrachten von Biancas Hilflosigkeit und Passivität ist für ihn emotional herausfordernd (denken Sie an die zwei verbundenen SORC-Schleifen in der ▶ Abb. 3.4). Alte Bilder seiner depressiven und hilflosen, sich häufig über alles beschwerenden Mutter werden sehr schnell als innerer Kontext aktiv, was in der Ursprungssituation mit Angst, Trauer einerseits und Schuld sowie Gedanken wie »*Ich darf nichts sagen, ich muss für sie da sein*« andererseits und Unterwerfung einherging. Ärger wurde damals häufig gehemmt, im erwachsenen Alter zeigt sich aber fast automatisiert ein anderes Muster: Ekel/Ärger sind häufig stärker ausgeprägt, was teilweise mit Schuld, aber häufig eher mit Stolz und Selbsterhöhung einhergeht (»*Ich kann viel mehr leisten als andere, ich bin viel stärker*«), was nach außen aggressivere und antisozialere Tendenzen wahrscheinlicher macht, wie etwa Verachtung/Arroganz – was wiederrum prosoziale Handlungen hemmt. Biancas Reaktion führt aber bei ihm nicht nur zum alten Muster »Schuld → Unterwerfung«, sondern jetzt überwiegend zum Mitgefühl vor dem Hintergrund des adaptiven Schuldgefühls und der Erkenntnis, sie verletzt zu haben. Seine Entschuldigung danach kommt nicht aus der Angst vor Konsequenzen, sondern aus dem »Care-System« und dem in der Therapie formulierten Wert, mit Menschen liebevoller umzugehen und offener zu sein.

11.2 Emotionale Prozesse in einer Störungsdynamik

Die Erfassung emotionaler Prozesse ist in der Psychotherapie sehr verbreitet. Jede einzige mir bekannte VT-Publikation zur Problem- und Verhaltensanalyse, sowohl störungsspezifisch als auch transdiagnostisch, inkludiert emotionale Elemente, wenn auch nicht immer gleich gewertet.

> Die genauere Betrachtung emotionaler Prozesse erfordert in der Regel die Analyse der Wechselwirkung mit anderen Knoten der Grafik.

Mit Blick auf Aufmerksamkeits- und Verarbeitungsprozesse lässt sich Emotionsgeneration i.d.R. besser nachvollziehen. Unter Betrachtung von kognitiven Bewertungen, Selbstprozessen und motivationalen Vorgängen kann Emotionsprozessierung und -regulation besser verstanden werden. In einer Störungsdynamik interessieren wir uns jedoch besonders für Prozesse, die Variation und Selektion erschweren, Retention hindern und auf Kosten der Kontextsensitivität und Flexibilität gehen. *Das bedeutet häufig ein Mangel an emotionaler Flexibilität.*

Für die Therapie sind Prozesse relevant, die beeinflussbar sind, um davon Veränderungsdynamiken zu konzeptualisieren und Interventionen abzuleiten.

> Nicht die Emotionen an sich, sondern der Umgang mit ihnen stellt relevante Prozesse in einer Störungsdynamik dar.

Schauen wir uns die Mikroanalyse von Biancas erster Reaktion auf Stefans Kommentar an (▶ Abb. 11.1). Die emotional relevanten Prozesse sind nicht die Gefühle an sich, sondern die Vermeidung von Ärger und die Fokussierung auf Scham, beides in einem engen Zusammenhang mit der sehr zentralen Rolle von kognitiven bzw. Selbstprozessen. Die Verarbeitung mit Hinblick auf die Erinnerung an sexuelle Missbrauchserfahrungen spielt ebenfalls eine sehr zentrale Rolle. Der Fokus ihrer eigenen Intervention war die Aktivierung von Selbstmitgefühl als »Neutralisierung« der Selbstabwertungstendenzen, was die Überleitung in eine Veränderungsdynamik ermöglicht. Mehr Raum für Ärger und weniger Raum für Scham leiten eine völlig andere Handlung ein, Bianca traut sich dann, Stefan zu konfrontieren.

Die oberen Beispiele zeigen die hohe Relevanz dieser Prozesse im interpersonalen Geschehen, was für alle drei Patienten sehr relevant war. Aber auch in Peters Fall (▶ Kap. 3.4) waren hinsichtlich der PC-Sucht sowohl emotionale Prozesse (Vermeidung von Traurigkeit) als auch Grübeln mit Selbstvorwürfen sehr zentral und in starker Wechselwirkung. Dies spielte eine wesentliche Rolle bei Peters Schwierigkeiten, sein Verhalten im Sinne der VSRK-Prinzipien zu verändern. Dies lässt sich genauso auf andere Symptomkomplexe übertragen, wie Angst, Zwang oder Schmerzen im Kontext von Dynamiken, bei denen andere Menschen nicht unmittelbar beteiligt sind.

II Theoretische Grundlagen

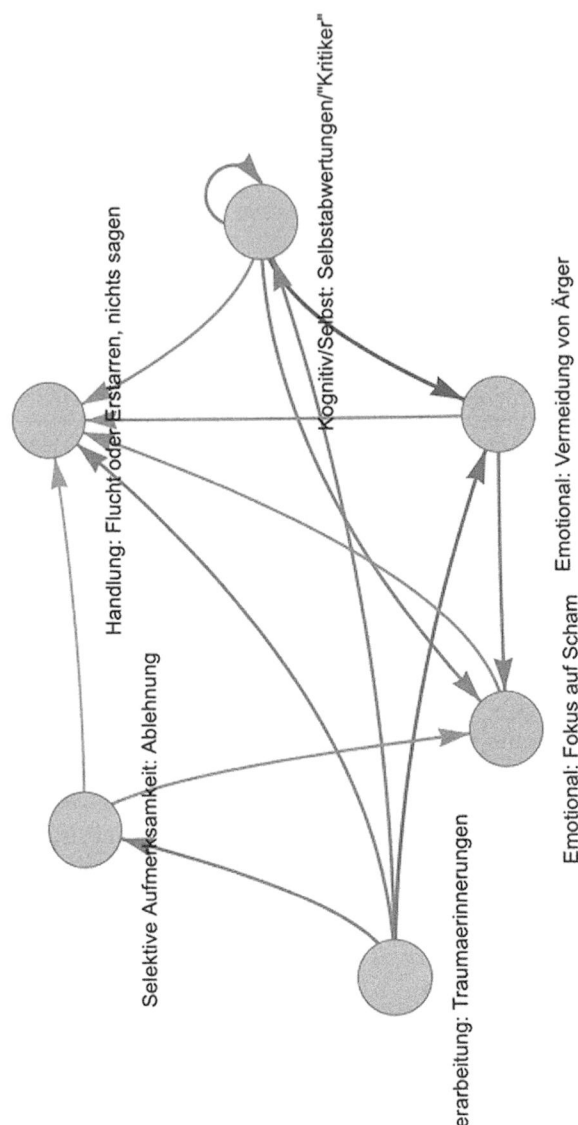

Abb. 11.1: Biancas Netzwerkanalyse

12 Kognitive Prozesse

Dank unserer Fähigkeit zum hochkomplexen verbalen In-Bezug-Setzen sind wir in der Lage, Bewertungen mehr oder weniger automatisiert zu formulieren, ebenfalls situationsübergreifende Ansichten und Grundüberzeugungen. Aus einer neurobiologischen Perspektive ist es wie in den letzten Kapiteln immer wieder erwähnt nur begrenzt möglich, assoziative, kognitive, emotionale, selbstbezogene und motivationale Prozesse auseinanderzuhalten. Kognitive Bewertungen sind aber in der Lage, emotionale Reaktionen zu moderieren, was in zahlreichen Studien belegt werden konnte (▶ Kap. 6).

> **Selbsterfahrungsübung: Kognitive Prozesse**
>
> Bleiben Sie gerne bei der bereits bekannten Situation und lassen Sie erneut Emotionen und innere Bilder aufkommen. Wenn die emotionale Aktivierung spürbar ist, schauen Sie sich diese Fragen an:
>
> 1. Wie bewerten Sie die Situation und die Person(en) vor Ihnen?
> 2. Wie bewerten Sie die eigenen Gefühle und Reaktionen?
> 3. Wie bewerten Sie das eigene Verhalten in der Situation?
> 4. Wie gehen Sie mit diesen Gedanken um?
>   a. Beschäftigen Sie sich mit ihnen oder ignorieren Sie sie?
>   b. Versuchen Sie, diese Gedanken zu verändern oder nehmen sie im Inhalt als wahr an?
>   c. Können Sie von einer Metaebene diese Gedanken weniger ernst nehmen?

12.1 Kognitives Bewerten als Prozess

Was wird bewertet?

In Abgrenzung zu den Selbstprozessen schauen wir uns jetzt vor allem konkrete Bewertungsmuster an. Dabei spielt »das Ziel« der Bewertung eine erste Rolle.

- Die *Bewertungen der Situation* finden im Zusammenhang mit unseren Verarbeitungs- und Aufmerksamkeitsprozessen statt. Susanne bewertet die Situation in der Gruppentherapie (▶ Kap. 11) sofort als bedrohlich, was mit einem konkreten Satz wie »*Diese Typen sind gefährlich, könnten auf mich losgehen*« formuliert werden könnte. Hier ist die Verbindung mit Basisemotionen eher zu erwarten, im Falle von Susanne Angst/Panik. Aber auch nach außen orientierte Emotionen gehen mit der Bewertung der Situation einher, wie etwa ihr Misstrauen beim Schweigen und passivem Erstarren.
- Die *Bewertungen eigener Emotionen und Gedanken* stehen stärker mit selbstreflexiven Emotionen in Verbindung. Dazu gehören einerseits abwertende Gedanken, wie etwa Biancas »*Was stimmt mit mir nicht?*«, das mit Scham einhergeht. Aber auch Stolz kann sich auf die eigenen emotionalen und kognitiven Reaktionen beziehen, was die andere Seite der Polarität »Selbstabwertung-Selbstaufwertung« abbildet. Bianca denkt im Nachhinein positiv über ihr emotionales Mit-sich-mitfühlen nach: »*Das war schwer, aber es war echt hilfreich*«. Die Abgrenzung zu Selbstprozessen ist an dieser Stelle schwer und fast künstlich.
- Bei den *Bewertungen des eigenen Verhaltens und seiner Konsequenzen* spielen selbstreflexive Emotionen ebenfalls eine wichtige Rolle. Während wir uns schuldig fühlen, sprechen wir mit uns selbst und bewerten diese Handlung negativ: »*Hätte ich meinen Mund gehalten, dann hätte es keinen Streit gegeben*«. Auch Stolz kann mit einer positiven Bewertung des eigenen Verhaltens einhergehen, wie etwa: »*Das habe ich echt super gemacht*«.

Wie flexibel wird bewertet?

Das ist funktionalanalytisch betrachtet die wichtigere Frage. Dabei suchen wir wie so häufig ein Gleichgewicht zwischen »Profitieren von der bisherigen Erfahrung« und »Offenheit für Neues«.

> Kognitive Flexibilität bedeutet, dass die Fähigkeit zu Variation, Selektion, Retention und Kontextsensitivität erhalten ist.

Konkret gefragt: Ist die Person in der Lage, anders zu denken (V)? Wird ihr die Funktionalität der Denkweise und der Umgang damit deutlich (S)? Kann sie durch ein Experiment entstandenen neue Sichtweisen beibehalten (R)? Kann sie Situationen diskriminieren, in denen die eine oder andere Sichtweise hilfreicher wäre (K)?

12.2 Kognitive Prozesse in der Störungsdynamik

Die Erfassung kognitiver Reaktionen in einer Problem- und Verhaltensanalyse hat in der Verhaltenstherapie ebenfalls eine lange Tradition, auch wenn unterschiedliche Methoden kognitive Elemente unterschiedlich bewerten.

> Die Betrachtung kognitiver Prozesse erfordert in aller Regel die Analyse der Wechselwirkung mit anderen Knoten der Grafik. Verarbeitungsprozesse erklären besser die automatisierte Aktivierung von Bewertungsmustern (Mangel an Variation). Die damit einhergehenden emotionalen Elemente helfen uns, Funktionalität (Selektion) und Aufrechterhaltung (Retention) zu verstehen.

Es gibt verschiedene Perspektiven und Konzepte, mit denen wir den Mangel an kognitiver Variation erklären können. Sie lassen sich jedoch gut in drei Kategorien ordnen.

Inhaltliche Betrachtung spezifischer Gedanken (kognitive Therapie)

In der Tradition der KT werden bspw. Fehlattributionen und kognitive Denkfehler identifiziert, die automatisiert ablaufen und emotionale Reaktionen und Handlungsmotivation beeinflussen. Dadurch lässt sich Mangel an kognitiver Variation erklären. Denken wir an Susannes Überzeugung, eine Gruppe von lauten Menschen sei gefährlich. Diese Fehlinterpretation steht in sehr engem Zusammenhang mit Verarbeitungsprozessen. Die Überzeugung ist stark genug, um keine alternativen Sichtweisen zuzulassen. Als Basis für die empirische Disputation wird der Realitätsbezug, für die hedonistische Disputation eher die Funktionalität von Gedanken untersucht. Aber auch Attributionsstile mit internalen oder externalen Tendenzen können erarbeitet werden.

Metakognitive Betrachtung spezifischer Gedanken (Dritte Welle)

Anders als die inhaltliche Betrachtung von Gedanken und Bewertungen, geht es hier um die Metaebene und die Flexibilität, »Gedanken einfach Gedanken sein zu lassen« und sie ungeachtet deren Inhalts nicht ernst zu nehmen. Das entspricht dem funktionalen Kontextualismus in RFT und ACT, aber auch einem achtsamkeitsbasierten Umgang mit Gedankenautomatismen (z.B. Achtsamkeitsbasierte Kognitive Therapie, Michalak und Heidenreich, 2023).

Grübeln/Gedankenzwänge/Sorgen

Hier geht es um eine deutlich prozessorientiertere Betrachtung kognitiver Reaktionen, denn dabei betrachtet man weniger die Inhalte und vielmehr den Vorgang des Denkens an sich und v. a. die Art und Weise, wie dieser stattfindet. Alle mir bekannten Konzepte solcher Vorgänge beinhalten attentionale, emotionale, motivationale und Handlungsprozesse, um Selektion und Retention zu erklären.

- *Grübeln* gilt in vielen Konzepten als kognitive Vermeidung aversiver Emotionen und ebenfalls als Stärkung von Rückzugsverhalten und wird als zentrales Element von Depressionen und verschiedenen Angststörungen angesehen. In aller Regel werden damit selbstkreisende und sich wiederholende Gedanken im Sinne von »unproduktiven Gedankenschleifen« (Svitak und Hofmann, 2022) gemeint, häufig mit Selbstabwertungen, aber nicht nur.
- *Sorgen* werden dahingegen eher mit angsterhöhenden zukunftsorientierten Gedankenschleifen in Verbindung gebracht, insbesondere bei Generalisierten Angststörungen (Becker und Hoyer, 2005). Funktionalanalytisch werden Sorgen jedoch als kognitive Form der Vermeidung erklärt und mit Angstreduktion im Sinne der negativen Verstärkung assoziiert.
- *Gedankenzwänge* werden nicht nur bei Zwangsdynamiken beobachtet, sondern auch in analoger Form bei hypochondrischen und somatoformen Dynamiken als Konzept einer PVA formuliert. Sie gehen in klassischen VT-Modellen (z. B. Lakatos und Reinecker, 2007) mit Angst und Anspannung einher, die aber durch gedankliche Kontrollzwänge analog zu den sichtbaren Zwangshandlungen reduziert werden (auch hier im Sinne negativer Verstärkung).

Kognitive Prozesse im Kontext

Wie Sie wissen, suchen wir grundsätzlich eine »Multi-Level«-Betrachtung und v. a. die Wechselwirkung mit anderen Elementen der Grafik. Kognitive Prozesse können nur im Zusammenspiel mit den anderen Dimensionen funktionalanalytisch verstanden werden – das ist auch die Essenz vom Schemakonzept und von RFT. Schauen wir uns das Beispiel von Selina, einer 23-jährigen Patientin mit Panikattacken und starkem Schwindel, an (▶ Abb. 12.1). Die Mikroanalyse zeigt, dass sie diese Anfälle in aller Regel allein zuhause erlebt, insbesondere wenn ihr Freund auf Montage geht und mehrere Tage wegbleibt. Die Fehlattribution von körperlichen Veränderungen ist in der Grafik sehr zentral und beeinflusst stark sowohl attentionale, emotionale als auch Handlungsprozesse. Unabhängig von der konkreten Konzeptualisierung als Fehlattribution im Sinne der KT oder als Fusion im Sinne von ACT, spielt dieser kognitive Prozess eine entscheidende Rolle in Selinas Störungsdynamik.

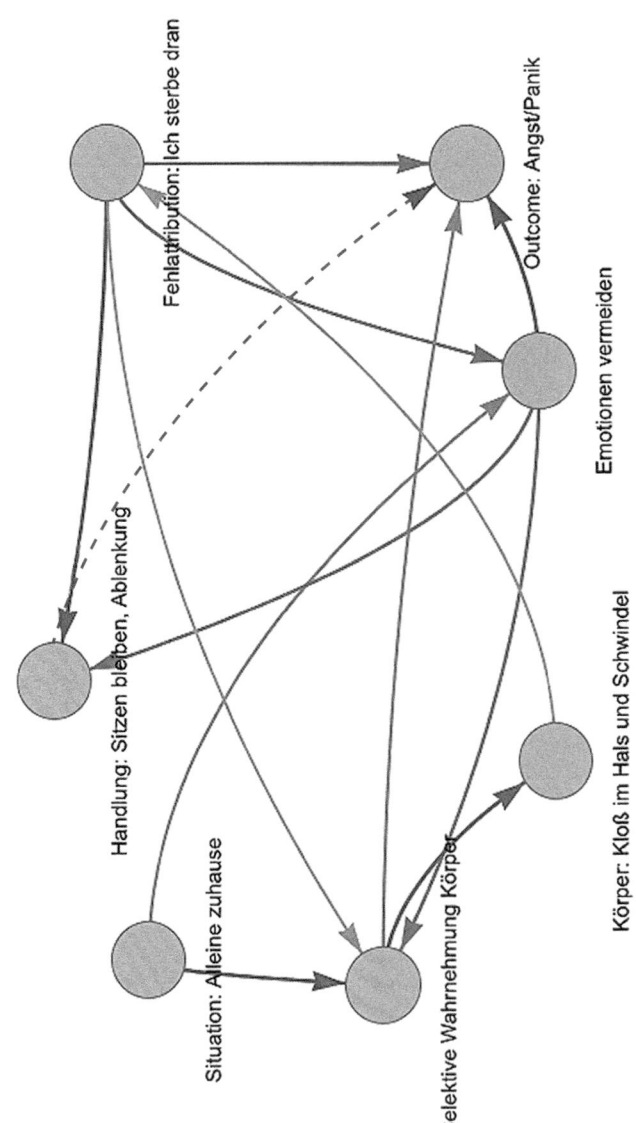

Abb. 12.1: Selinas Netzwerkanalyse

13 Selbstprozesse

Die Konsistenz des wahrgenommenen Selbst (»Sense of Self«, Hayes et al., 2022) und der eigenen Identität spielen eine zentrale Rolle im Konzept der psychologischen Flexibilität. Auch in der neuen Definition von Persönlichkeitsstörungen nach ICD-11 sind Störungen des Selbst sehr wesentlich, was die Wechselwirkung mit Beziehungsfähigkeit nahelegt. Selbstprozesse werden im Übrigen nicht nur methoden-, sondern auch verfahrensübergreifend als wichtig erachtet und finden sich in tiefenpsychologischen (z. B. OPD-3), sowie auch in verhaltenstherapeutischen Modellen.

Selbstprozesse beziehen sich auf ein hochkomplexes Konstrukt, bestehend aus kognitiven und emotionalen Reaktionen, die sich jedoch nicht auf äußere Elemente, sondern auf die eigene Person beziehen. Neurobiologische Ergebnisse unterstützen sowohl die Annahme, dass kognitive und emotionale Reaktionsanteile dazu gehören, als auch die funktionalanalytische Idee, dass Selbstprozesse an der Handlungsmotivation beteiligt sind (▶ Kap. 6). Lassen Sie uns gleich ein kleines Experiment machen.

> **Selbsterfahrungsübung: Selbst**
>
> Nehmen Sie bitte einen Spiegel in die Hand oder stellen Sie sich vor einen großen Wandspiegel. Sehen Sie die Person vor Ihnen an und beobachten Sie, was in Ihnen geschieht.
>
> Zunächst konzentrieren Sie sich bitte auf etwas, was Ihnen an dieser Person nicht gefällt, und schauen Sie dorthin. *Was passiert jetzt? Wie denken Sie? Wie fühlen Sie sich? Wie interagieren Gedanken und Gefühle? Welche alten Bilder kommen möglicherweise auf? Welche Bezüge zu früheren Erfahrungen oder aktuellen Situationen stellen Sie her?*
>
> Jetzt schauen Sie der Person in die Augen und gehen Sie näher. Sie waren gerade nicht besonders nett zu ihr und sie leidet, schämt sich möglicherweise, möchte sich am liebsten verstecken. Stellen Sie sich vor, diese Person wäre drei bis vier Jahre alt und Sie haben dieses Kind gedanklich kritisiert und abgewertet. Sich seinetwegen geschämt. *Wie fühlen Sie sich jetzt? Wie denken Sie jetzt über das eigene Verhalten gegenüber diesem Kind?* Möglicherweise kommen Schuldgefühle auf und v. a. Mitgefühl mit diesem Kind, beides Emotionen, die Bindung stärken.

Das Selbst kann am besten als externe Person verstanden werden, das jedoch nicht vor uns wie ein realer Mensch, sondern sinnbildlich vor unserem inneren Auge steht und von uns wahrgenommen und bewertet wird.

> Bei Selbstprozessen sind wir zugleich Subjekt und Objekt, was sowohl mit selbstreflexiven (Scham, Schuld, Neid, Stolz) als auch mit nach außen orientierten Emotionen (Mitgefühl, Liebe, Bewunderung, Misstrauen, Verachtung, Hass) und den entsprechenden kognitiven Elementen einhergehen kann.

13.1 Selbst-Dimensionen in der Psychotherapie

Selbstvertrauen und Selbstwert

Selbstvertrauen bezeichnet in der Regel den Glauben daran, dass man einer bestimmten Aufgabe gewachsen ist – zwischen »Ja« und »Nein« liegt eine Dimension, die man mit einer Visual Analogue Scale (VAS) eruieren könnte. Selbstwert ist ebenfalls eine Dimension zwischen sich als »absolut wertvoll« und als »komplett wertfrei« bewerten.

> Diese Konzepte sind nicht nur dimensional, sondern alles andere als zeitstabil.

Sie können sich in einer bestimmten Situation sehr selbstsicher und wertvoll erleben, bspw. in der Arbeit mit einer gut bekannten Patientin, deren Therapie sehr gut läuft. In der darauffolgenden Stunde könnte ein Patient vor Ihnen sitzen, mit dem Sie deutlich mehr Schwierigkeiten erleben. Mit hoher Sicherheit würden Sie nach dieser Stunde Ihre Striche auf die VAS für Selbstvertrauen und Selbstwert anders setzen.

Selbstverachtung/-ablehnung und Selbstmitgefühl

Auch diese zwei Prozesse bilden zwei Polaritäten einer Dimension. Selbstablehnung wird mit zahlreichen psychischen Problemen in Verbindung gebracht, etwa bei Depressionen, Essstörungen, Suchtproblemen und vielen Persönlichkeitsstörungen. Selbstmitgefühl gewinnt dadurch als mögliches Ziel therapeutischer Interventionen an Interesse, was bspw. zur Popularisierung der Compassion Focused Therapy (Gilbert, 2009) berechtigterweise beiträgt. Mitgefühl ist eine der wesentlichen prosozialen Emotionen, die einen biologischen Ursprung in Pankseps »Care System« findet (▶ Kap. 6) und in der Lage ist, die Aktivierung von Basisemotionen zu hemmen.

> **Selbsterfahrungsübung: Die Macht des Mitgefühls**
>
> Stellen Sie sich vor, Sie sitzen in einem abstürzenden Flugzeug und Ihnen bleiben nur noch wenige Minuten. Wie fühlen Sie sich? Stellen Sie sich die Situation möglichst lebhaft vor und erlauben Sie Ihrem Körper zu reagieren. Mit hoher Wahrscheinlichkeit fühlen Sie Angst oder gar Panik. Stellen Sie sich im nächsten Moment vor, dass ein 4-jähriges Kind Sie anschaut und Ihnen sagt »*Ich habe Angst*«. Falls Sie Kinder haben, dann stellen Sie sich vor, es könnte Ihr Kind sein. Was passiert jetzt in Ihrem Körper? Was geschieht mit der Panik? Was sagen Sie zu Ihrem kleinen Kind? Vielleicht so etwas wie »*Alles wird gut, mein Schatz ... ich bin hier*«. Das ist nur möglich, weil in dem Moment, in dem Sie dem Kind in die Augen schauen und Ihr Care System und tiefes Mitgefühl aktiv werden, Ihre Angst zwangsläufig verdrängt wird. Es kann sich in wenigen Sekunden wieder ändern – fast wie in einem hydraulischen Modell. Aber *Sie können nicht zugleich Panik und Mitgefühl/Fürsorge erleben*. Die Natur war an dieser Stelle sehr weise, denn ansonsten könnten Sie nicht für Ihr Kind gut sorgen.

Selbst-als-Inhalt und Selbst-als-Kontext (ACT)

Die Konstruktion eines Selbstbildes ist ein sehr komplexer und v. a. dynamischer – das heißt fluktuierender – Prozess. ACT beschäftigt sich intensiv damit und postuliert diese Dimension, um Selbst-Flexibilität zu erklären. Bei psychischer Rigidität findet eine sinnbildliche Verschmelzung mit Selbstkonzepten statt, die man »Selbst als Inhalt« nennt: Das Selbst wird dann als rigides Objekt und nicht als Kontext erlebt, was die Offenheit für die flexible Wahrnehmung der Gegenwart einschränkt. Diese Selbstbilder lassen sich häufig eruieren, indem man den Satz »Ich bin ...« mehrmals vervollständigt, etwa: »*Ich bin ... Psychotherapeut, Buchautor, Ehemann, Vater, Freund, Sohn etc.*«. In dem Moment, in dem Adjektive dazu kommen, wird es deutlich komplexer: »*Ich bin ein ungeduldiger Psychotherapeut, ein zuverlässiger Freund, ein liebevoller Vater*« (Sie erkennen es bereits: RFT in Action!). *Und übrigens: Wie würden Sie diesen Satz beenden?*

Beim Selbst-als-Kontext geht es um Flexibilität im Umgang mit Selbstbildern. Ich bin jede dieser »Seiten« von mir und auch keine davon. Ich bin der gemeinsame Nenner an diesen Sätzen, nämlich »Ich«. Und ein Satz, der mit »Ich« beginnt, kann vielfältig zu Ende formuliert werden. Wir sind metaphorisch gesprochen nicht die einzelnen Figuren im Schachspiel, sondern das Spielbrett. Nicht die fahrenden Züge, sondern der Bahnhof. Selbst-als-Kontext bezeichnet eine Metaebene und damit die Fähigkeit, sich als Beobachter zu erleben. Dies ermöglicht gleichzeitig den Perspektivenwechsel, was als Zeichen psychischer Flexibilität gilt.

> Das Selbst wird als eine Art symbolischen Raum oder Standort des Erlebens verstanden, also als »Kontext« für unmittelbare Erlebnisse.

Innerer Kritiker und Erwachsener Modus (ST)

Im Modusmodell der ST werden dysfunktionale Bewertungen und Selbstprozesse unter dem sogenannten »Kritischen Modus« subsumiert. Auch wenn das ursprüngliche Moduskonzept von Jeff Young (2005) Modi grundsätzlich als Zustände im Sinne von Ego-States definierte, verwenden Eckhard Roediger und ich in unseren aktuellen Publikationen eine kontextuelle und VT-nähere Definition. Wir konzeptualisieren Modi in der Regel nicht als Zustände, sondern als Reaktionsanteile entlang der SORC-Schleife – im PBT-Verständnis als psychologische Prozessdimensionen. So entsprechen sogenannte »Kindmodi« im Wesentlichen basisemotionalen Reaktionen, wobei die Kombination aus Kritischen Modi und Kindmodi die Dynamik »hinter« selbstreflexiven Emotionen darstellt. In der Rhetorik der Therapie kann der »innere Kritiker« auf einen Stuhl symbolisch gesetzt und durch die Externalisierung besser adressiert/konfrontiert/entkräftigt werden. Die Arbeit mit dem »inneren Kritiker« ist in der ST in aller Regel zugleich eine Intervention der kognitiven Dimension und des Selbst.

Der »erwachsene Modus« (auch »Gesunder erwachsener Modus« oder GE genannt) repräsentiert dahingegen einen Zustand des Selbst, in dem Selbstmitgefühl prädominiert, was den Kritiker-Modus dynamisch neutralisiert. Im symbolischen Sinne kümmert sich der GE-Modus fürsorglich um die Kindmodi – man geht dann selbstfürsorglich mit emotionalen Bedürfnissen und Reaktionen um.

13.2 Selbstprozesse in einer Störungsdynamik

Wie Sie an den konkreten Praxisbeispielen sehen, ist es in der Fallkonzeption und der Mikroanalyse nicht immer möglich, kognitive Inflexibilität und problematische Selbstprozesse auseinander zu dividieren, insbesondere dann, wenn komplexe Dynamiken mit Selbstabwertungen beteiligt sind – wie häufig zu erwarten bei Persönlichkeits- und komplexen Traumafolgestörungen. Das ist bspw. der Fall bei Bianca (▶ Abb. 11.1) und bei Heike (▶ Abb. 13.1). Um das Netzwerkmodell nicht unnötig zu verkomplizieren, wurden bei diesen Patientinnen beide Prozessdimensionen vereint. Die symbolische Darstellung dieser Prozesse als »Kritiker« ist erfahrungsgemäß ein pragmatischer Gewinn für die Behandlung, denn wir können sowohl dysfunktionale Selbstprozesse als auch fusionierte, inflexible automatisierte Bewertungen auf den gleichen Stuhl setzen und mit den gleichen Interventionen adressieren.

> **Fallbeispiel: Kognitive und Selbstprozesse bei Heike**
>
> Heike ist 29 Jahre alt und seit wenigen Monaten Mutter einer kleinen Tochter – ihrem ersten Kind. Sie befindet sich in Elternzeit, kümmert sich nach zeitlicher Möglichkeit um ihre schwerkranke Mutter und wohnt zusammen mit ihrem Ehemann, der viel arbeitet und selten zuhause ist. Ihre Zwangsgedanken und

-handlungen (Kontrollzwänge im Umgang mit ihrem Kind) sowie verschiedene Angst- und depressive Symptome zeigen eine starke Verbindung mit emotionalen Vermeidungsprozessen und kognitiven/Selbstprozessen. Der kognitive Prozess Grübeln und die automatisierten Selbstabwertungen und -überforderungstendenzen werden zusammengefasst, was in ihrem Fall praktisch günstig ist – denn konkrete Interventionen bewirken im Umgang mit dem sog. »inneren Kritiker« Veränderung sowohl des Grübelns als auch der Selbstabwertungen.

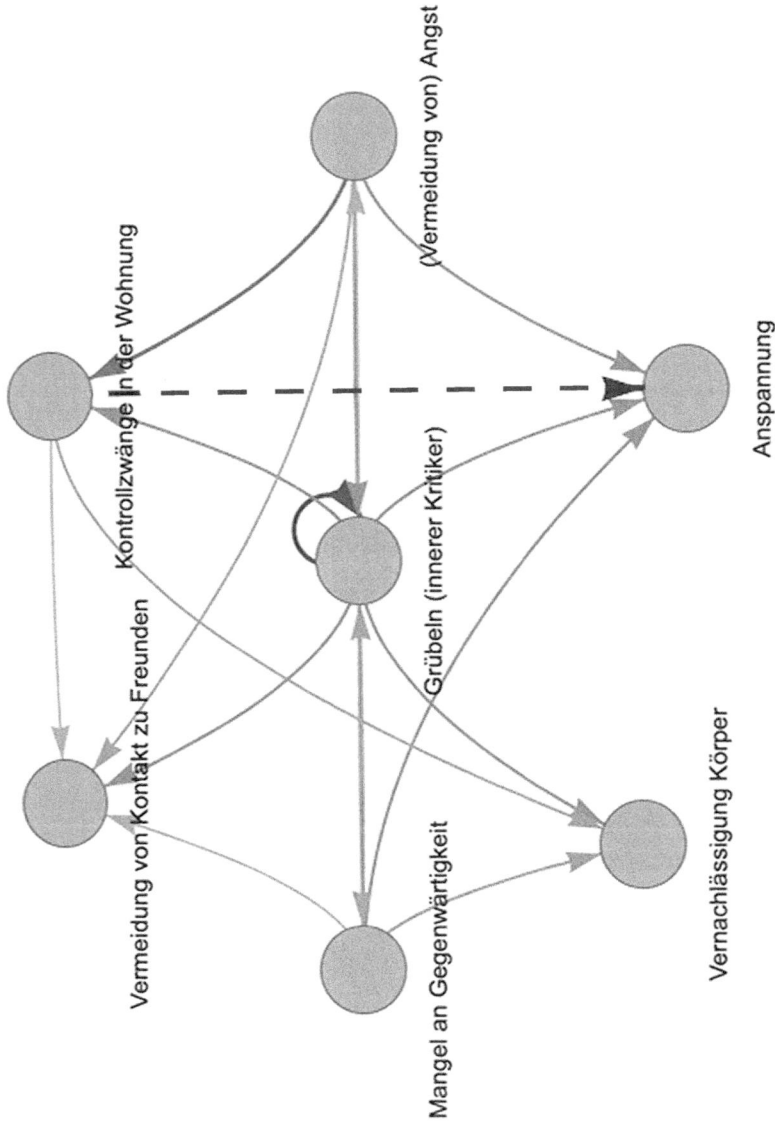

Abb. 13.1: Heikes Netzwerkanalyse

13 Selbstprozesse

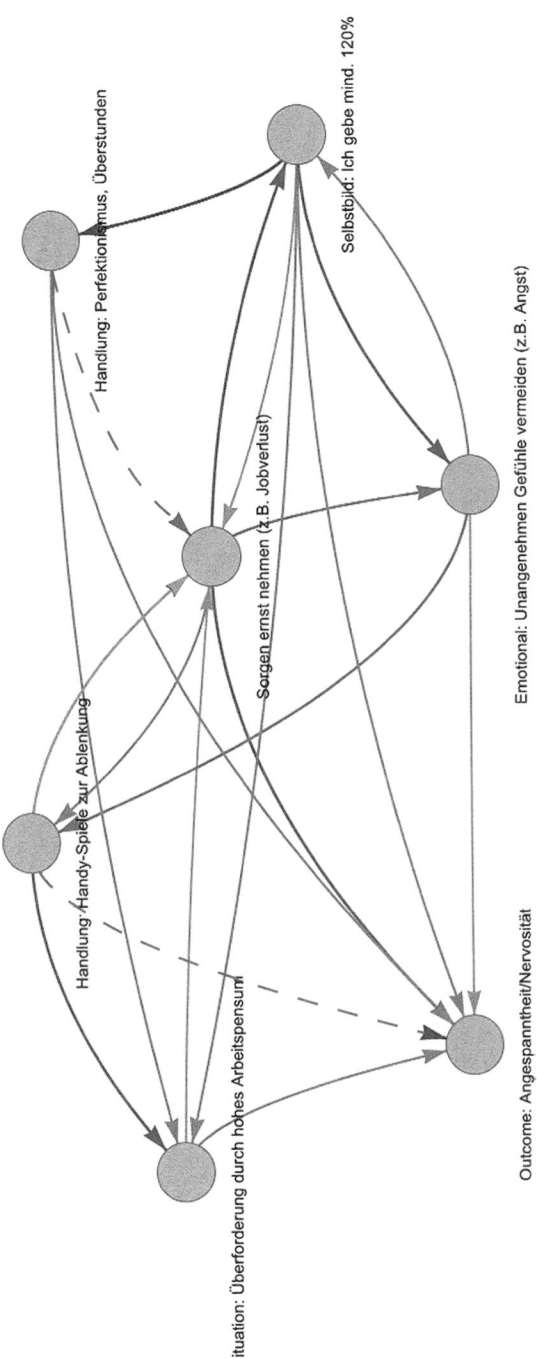

Abb. 13.2: Markus' Netzwerkanalyse

In anderen Fällen ist eine Unterscheidung zwischen automatisierten Bewertungen von Situation oder eigenen Emotionen einerseits, und dem Umgang mit Selbstbildern und -wertgefühl anderseits gut möglich und auch sinnvoll. Dies kann der Fall bspw. bei Schmerz-, Angst- und Zwangs-, Depressions- und Suchtdynamiken sein. Insbesondere wenn man das ACT-Konzept von Selbst-als-Kontext einführt und anwendet, bietet sich diese Unterscheidung in der Störungsdynamik gut an.

Fallbeispiel: Kognitive und Selbstprozesse bei Markus

Markus ist 44 Jahre alt und Projektleiter. Er leidet unter generalisierten Angstsymptomen und hatte mehrere depressive Einbrüche in der Vorgeschichte. Markus kommt sich überfordert vor und macht sich über verschiedene Möglichkeiten des Jobverlustes und dessen Konsequenzen sich wiederholende Sorgen (kognitive Dimension), er zeigt in der Situation auch ein sehr rigides Selbstbild, zusammengefasst mit dem Satz: »Ich gebe immer mindestens 120%«. Dieser Selbstprozess ist genauso zentral wie das Sich-Sorgen-Machen, inhaltlich/dynamisch jedoch unterschiedlich (▶ Abb. 13.2). Sowohl »Sorgen ernst nehmen« als auch »Ich gebe mindestens 120%« haben hohe »Outstrength« (ausgehende Verbindungen) und sind in dieser Dynamik zentral. Während Sorgen mit dem Handyspielen zur Ablenkung zusammenhängt, hängt das inflexible Selbstbild mit dem Perfektionismus und den Überstunden zusammen. Je nach Ziel unserer Interventionen auf der Handlungsebene, werden wir mit anderen Interventionen entweder das Selbstbild adressieren (etwa mit Selbst-als-Kontext-Übungen, der Stühle-Technik gegen innere Antreiber oder auch Imaginationsübungen zur biografischen Klärung) oder das Sich-Sorgen-Machen behandeln (etwa mit Expositionsübungen in sensu oder anderen Konfrontationstechniken).

14 Die motivationalen Prozesse

Der Begriff »Motivation« ist auf das lateinische Verb »*movere*« zurückzuführen, was so viel wie bewegen oder antreiben bedeutet. Motivationale Prozesse »bewegen« uns zu einer Handlung. Neurobiologische Forschung legt nahe, dass Motivation mit Erinnerungen, Emotionen, Kognitionen und Selbstprozessen zusammenhängt (▶ Kap. 6.1). Aber auch, dass eine Handlung, die unseren Präferenzen und Werten entspricht, deutlich weniger Energie kostet als eine, die ihnen widerspricht. Das ist von hoher Bedeutung bei der Veränderung von Gewohnheiten und Automatismen, ebenfalls beim Training von Impulskontrolle (Valente & Reusch, 2017; Ehret, 2019).

Wie Sie inzwischen vermuten, werden wir uns auch hier mit einem dimensionalen Verständnis von Motivation beschäftigen: Vermeidung und Annäherung. Aber zuerst die Fortsetzung der Selbsterfahrungsübung.

> **Selbsterfahrungsübung: Motivation**
>
> Bleiben Sie gerne bei der bereits bekannten Situation und lassen Sie erneut Emotionen und innere Bilder aufkommen. Wenn die emotionale Aktivierung spürbar ist, dann beschäftigen Sie sich mit Ihren unmittelbaren Wünschen in der Situation. *Was möchten Sie am liebsten tun? Was bewegt Sie zur Handlung? Welches Ziel verfolgen Sie dabei? Versuchen Sie etwas zu erreichen/verwirklichen oder eher etwas zu vermeiden?*

14.1 Annäherungsmotivation: Ziele und Werte

Bei Annäherungszielen geht es um eine Form der positiven Motivation: um ein symbolisches »hin zu« anstatt eines »weg von« (Harris, 2009). Zielklärungen und -analysen sind in der VT-Tradition gut verankert, wie etwa im bereits erwähnten »klassischen« Selbstmanagementansatz von Fred Kanfer (2012). Wenn wir psychologisches Leiden erleben und in einer emotionalen »Notlage« sind, dann fällt es uns häufig schwer, Annäherungsmotivation zu klären und Ziele zu definieren, denn die Vermeidungsmotivation *Der Schmerz/die Spannung soll aufhören* ist in aller Regel stärker und »biologischer«.

Im psychologischen Flexibilitätsmodell und ACT unterscheiden wir zwischen *Zielen und Werten*. Während konkrete Ziele erreichbar sind, wie etwa das Abschließen eines akademischen Abschlusses, der Kauf einer neuen Gitarre oder sogar das Erlernen eines schweren Stücks am Klavier, sind Werte es nicht. Werte stellen das Ergebnis einer freien und bewussten Wahl dar und stehen für das, was einem zu einem bestimmten Zeitpunkt im Leben wichtig ist. Und das kann am besten mit konkreten Handlungen formuliert werden, z. B. »*Zeit mit meinen Kindern verbringen*«, »*Meine Ehefrau liebevoll behandeln*« oder »*In der Arbeit meine Meinung deutlich sagen*«. Das Wort »Wert« ist mehrdeutig und kann auch eine moralisch-wertende Haltung meinen. Darum geht es aber nicht in unserem Kontext! Im Englischen ist das Wort »*Value*« sowohl ein Substantiv als auch ein Verb und der Fokus im Ausdruck »*Valued Living*« liegt eher auf der Handlung. So betrachtet sind Werte »Sinngebend«, denn Sie zeigen eine Richtung an und sind auf konkrete Handlungen ausgerichtet.

> Ein Wert bezeichnet vielmehr eine Haltung bzw. innere Ausrichtung als ein konkretes Ziel.

Wenn wir bei den oben genannten Beispielen bleiben, könnte ein konkretes Ziel beispielsweise lauten: »*Mit meinen Kindern am Samstag spazieren gehen*«, was spätestens am Samstagabend als »*erledigt*« oder »*nicht erledigt*« gelten würde. Wenn aber aufgrund der Wetterbedingungen ein Spaziergang nicht möglich war und man stattdessen den Nachmittag mit verschiedenen Brettspielen gemeinsam verbrachte, dann wurde die konkrete Handlung (»*Spazierengehen*«) dem übergeordneten Wert (»*Zeit mit meinen Kindern verbringen*«) angepasst. Werte geben eine Orientierung für eine langfristige und nachhaltige Erreichung von Lebenszufriedenheit und Vitalität.

Ein Zeichen psychischer Flexibilität besteht in der Fähigkeit, Werte bewusst wählen und ihnen konsequent folgen zu können. Das Fehlen von Werteklarheit geht mit Orientierungslosigkeit und einem tendenziellen kurzfristigen Denken beim Planen und Handeln einher.

Selbsterfahrungsübung (Fortsetzung)

Was hatten Sie sich vorhin gewünscht, in der Situation zu erleben? Ich möchte Sie dazu einladen, dieses YouTube-Video anzusehen: www.youtube.com/watch?v=BOksW_NabEk (alternativ geben Sie bitte den Titel »The Time you have left in Jelly Beans« in die Suche ein). *Wenn Sie sich vorstellen, heute wäre Ihr letzter Tag auf Erden … würden Sie sich genau das Gleiche wünschen? Oder möchten Sie Ihre Zeit lieber anderweitig verbringen? Falls es um einen Konflikt mit einer Person ging: Würden Sie das Gleiche tun, wenn Sie bspw. wüssten, dass es Ihre letzte Begegnung mit ihr sein wird?*

14.2 Vermeidungsmotivation

Während emotionalen Leidens gewinnt häufig die automatisierte Vermeidungsmotivation: *Das Unangenehme/Schmerzhafte soll aufhören.* In diesem Sinne spricht Russ Harris über einen »*weg von*« anstatt eines »*hin zu*«. Vermeidungsmotivation spielt in der Lerntheorie eine sehr wichtige Rolle und stellt den Kern der negativen Verstärkung als Motivation zur Verhaltensänderung oder -aufrechterhaltung dar. Vermeidung kann auf allen Dimensionen stattfinden, wie in ▶ Tab. 14.1 zu sehen ist.

Tab. 14.1: Beispiele Vermeidungsmotivation

	Beispiele
Situation	Vermeidung von öffentlichen Plätzen oder Verkehrsmitteln
Aufmerksamkeit	Ablenkung und Vermeidung von Ruhe, um die achtsame Wahrnehmung potenziell unangenehmer Stimuli (innerlich wie äußerlich) zu verhindern
Erinnerungen	Keine Filme mit Gewaltszenen anschauen, um traumatische Erinnerungen nicht zu aktivieren
Emotionen	Selbstverletzung zur Emotionsregulation
Kognitionen	Alkohol trinken, um Grübeln zu unterbinden
Selbst	Hohe Leistungsorientiertheit, um Selbstabwertungen zu reduzieren
Handlung	Kein Alkohol trinken, um die Kontrolle über seine Handlungen nicht zu verlieren

14.3 Emotionale Bedürfnisse als Motivation

Die biologische Perspektive

Im ▶ Kap. 6.5 beschäftigten wir uns mit den sieben motivationalen Systemen von Panksepp (Ressourcensuche, erotische Lust, Spiel, Fürsorge, Panik/Verlust, Angst, Wut). Aus einer biologischen Perspektive können Basisemotionen als wesentliches »Signal« für die Frustration oder Befriedigung von Grundbedürfnissen verstanden werden. In Konfliktsituationen motivieren uns Angst, Trauer, Ekel und Ärger zur Handlung im Sinne einer Reaktion. Freude motiviert uns dahingegen, aufgrund einer positiven Erfahrung in einer Situation zu bleiben. Es gibt aber auch nicht konflikthafte Situationen, bei denen Grundbedürfnisse zu einer »unaufgeforderten« Handlung motivieren, sodass wir eher *agieren anstatt zu reagieren* (▶ Kap. 15).

> Bei konflikthaften Situationen und Frustration von Grundbedürfnissen entsteht eine tendenzielle Vermeidungsmotivation, denn es geht uns in solchen Fällen um die Behebung einer Störung, welche aversive Basisemotionen hervorruft. Bei spontanen Handlungen funktionieren Grundbedürfnisse eher im Sinne einer Annäherungsmotivation.

Psychologische Grundbedürfnismodelle

Psychologische Modelle emotionaler Grundbedürfnisse erweitern die o. g. biologische Perspektive. Klaus Grawe (1994) postuliert eine im deutschsprachigen Raum gut bekannte Systematik mit vier Bedürfnissen: Bindung, Kontrolle und Orientierung, Selbstwerterhöhung und Lustgewinnung/Unlustvermeidung. Dweck (2017) entwickelte ein moderneres Modell mit sieben evidenzbasierten emotionalen Bedürfnissen, wobei zwischen Grundbedürfnissen und später entwickelten kombinierten/komplexeren Bedürfnissen unterschieden wird.

Die drei von Dweck beschriebenen psychologischen Grundbedürfnisse (»Basic Psychological Needs«) zeigen eine gute Überschneidung mit der von Eckhard Roediger und mir vorgeschlagenen Systematik *Bindung, Sicherheit und Autonomie* zum Verständnis des Modusmodells in der ST:

1. *Akzeptanz* beschreibt das Bedürfnis nach positiven sozialen Beziehungen, also nach sicheren positiven Bindungen.
2. *Vorhersagbarkeit* beschreibt das Bedürfnis nach Verständnis hinsichtlich der Beziehung zwischen Gegenständen und Ereignissen in der Welt, was teilweise mit dem Bedürfnis nach Kontrolle in Grawes Theorie übereinstimmt.
3. *Kompetenz* beschreibt das Bedürfnis nach Selbstwirksamkeit und der Entwicklung effektiver Fertigkeiten.

Die vier komplexeren Bedürfnisse (»Emergent Compound Needs«) bestehen in den meisten Fällen aus Kombinationen der drei Grundbedürfnissen und sind deutlich »psychologischer«.

4. *Vertrauen* ist eine Kombination aus Akzeptanz und Vorhersagbarkeit. Vertrauen setzt die Fähigkeit voraus, nahestehende Personen zu verinnerlichen, um diese wieder zu erkennen. Aus diesem Grund geht Dweck davon aus, dass sowohl das Konzept als auch das Bedürfnis nach Vertrauen erst ab dem siebten Lebensmonat möglich ist.
5. *Kontrolle* stellt die Kombination aus Kompetenz und Vorhersagbarkeit dar, wobei das Konzept und Bedürfnis die Fähigkeit zur Selbstreflektion und -wahrnehmung voraussetzt. Deswegen wird dieses Bedürfnis erst im zweiten Lebensjahr relevant.
6. *Selbstwert/Status* soll eine Kombination aus Akzeptanz und Kompetenz sein und beinhaltet den Wunsch, durch eigene Leistung emotionale Bestätigung und Anerkennung zu bekommen.

7. *Selbst-Kohärenz* beschreibt das Bedürfnis nach einem Gefühl der »psychologischen Intaktheit und Verwurzelung«. Dies bedeutet, dass die eigene Identität als ein Ganzes und nicht als fragmentiert erlebt wird, und dass eigene Erfahrungen und die Welt als sinn- und bedeutungsvoll erlebt werden.

> Psychologische Modelle emotionaler Grundbedürfnisse erweitern die biologische Perspektive, genauso wie nach außen orientierte prosoziale oder auch epistemische Emotionen die Systematik der Basisemotionen erweitern. Sie bringen mehr »Menschlichkeit« in die biologische Betrachtung und ermöglichen proaktives Planen im Sinne der Werte-Orientierung. Mit anderen Worten: »*Agieren anstatt nur zu reagieren*«.

Die ACT-Perspektive

Hayes (2019) spricht nicht über Bedürfnisse, sondern über tiefe menschliche Sehnsüchte (»Yearnings«). Psychologische Inflexibilität entsteht, wenn der Verstand kurzfristige Lösungen auf diese Wünsche sucht.

Tab. 14.2: Tiefe menschliche Sehnsüchte (orientiert an Hayes, 2019)

Sehnsucht	ACT-Inflexibilitätsprozess
Bindung	Selbst-als-Inhalt (man möchte besonders sein, um gemocht zu werden)
Kohärenz	Kognitive Fusion (man möchte die Wahrheit kennen, Zusammenhänge verstehen und Recht behalten)
Fühlen/Erleben	Erlebnisvermeidung (man möchte sich schnell gut fühlen, Schmerzen loswerden)
Orientierung	Mangel an Gegenwärtigkeit (man sucht Gründe für Erlebnisse und Handlungen in Vergangenheit und Zukunft)
Selbststeuerung	Unklarheit über Werte (man verfolgt unmittelbare Wünsche, schnelle Bedürfnisbefriedigung)
Kompetenz	Trägheit/Impulsivität (man fokussiert sich auf äußere Errungenschaften und wird perfektionistisch oder prokrastiniert).

Tiefenpsychologie: Innerer Konflikt als Motivationsprozess

In der operationalisierten psychodynamischen Diagnostik (OPD) werden ebenfalls Grundbedürfnisse postuliert. Benecke und Brauner (2017) sprechen über sieben basale Motivationssysteme: Bindung, Sicherheit, Autonomie/Individuation, Selbstbehauptung/Exploration, sinnliches Vergnügen/sexuelle Erregung, Selbstwert, Identitätsbildung. In psychodynamischen Modellen spielen innere (unbewusste) Konflikte eine sehr wesentliche Rolle bei der Erklärung der Entstehung klinischer Symptome. In der OPD werden sieben Konfliktmuster beschrieben, die in aller Regel auch den Konflikt zwischen spezifischen Grundbedürfnissen darstellen und auch als Dimensionen verstanden werden können – was sehr kompatibel mit unserem PBT-Verständnis ist.

1. Abhängigkeit ←→ Autonomie/Individuation
2. Unterwerfung ←→ Kontrolle
3. Versorgung ←→ Autarkie
4. Objektwert ←→ Selbstwert (»Selbstwertkonflikt«)
5. Prosozialität ←→ Egoismus (»Schuldkonflikt«)
6. Impulskontrolle ←→ Impulsbefriedigung (»Ödipal-sexueller Konflikt«)
7. Identitätskonsistenz ←→ Identitätsdissonanz (»Identitätskonflikt«)

> Die Beschäftigung mit der intrinsischen Motivation unseres Verhaltens, unseren Grundbedürfnissen und insbesondere mit inneren Konflikten, die sich häufig unserem Bewusstsein entziehen, öffnet eine Tür zwischen psychodynamischen und behavioristischen Modellen. Das EEMM und der PBT-Ansatz im Allgemeinen bieten den metatheoretischen Rahmen dafür.

14.4 Motivation aus evolutionärer und lerntheoretischer Sicht

Wenn wir die VSRK-Prinzipien heranziehen, dann bezieht sich Motivation zur Verhaltensänderung (V) oder zur Aufrechterhaltung neu erlernten Verhaltens (R) auf die Funktionalität und erlebten Konsequenzen – also auf die Selektion.

Selektionsprozesse finden auf verschiedenen Komplexitätsebenen statt. In ▶ Kap. 6 beschäftigten wir uns mit verschiedenen Ebenen der Handlungssteuerung aus biologischer Sicht: von Reflexen und automatisierten Gewohnheiten, über operant konditionierte Handlungen bis hin zu freien komplexeren Verhaltensentscheidungen. Diese verschiedenen Ebenen ermöglichen die Entstehung unterschiedlicher, häufig auch widersprüchlicher Handlungsimpulse und »Motivationen« in einer und dergleichen Situation. Während man bspw. zur späten Stunde an einem Buchprojekt sitzt und versucht, sich ohne Erfolg zu konzentrieren, entstehen Selbstzweifel und Frustration (C–), wobei ein gut etabliertes operant konditioniertes Verhalten wie etwa das ablenkende Anschauen von YouTube-Videos ($\mathcal{C}$–) eine mögliche Reaktion darstellt. Eine weitere Möglichkeit besteht aber auch darin, den Rechner auszuschalten (ebenfalls $\mathcal{C}$–) und einfach schlafen zu gehen, was im Sinne der langfristigen Gesundheit förderlich wäre und auch vor dem Hintergrund der bisherigen Erfahrung einer deutlich eingeschränkten Lebensfreude an einem Morgen nach fünf Stunden Schlaf angenehmere langfristige Konsequenzen haben wird. Das Zuklappen des Rechners geht aber nicht nur mit negativen Selbstprozessen einher, sondern widerspricht dem Wunsch, das Buch bald fertigzustellen, der wiederum positiv konnotiert ist und eine Annäherungsmotivation darstellt. Dieser Konflikt zwischen Motivationsebenen lässt sich nicht ohne eine bewusste Entscheidung aus einer symbolischen »Metaperspektive« auflösen.

> Motivationale Selektion beinhaltet somit nicht nur die Betrachtung der (lerntheoretischen) Funktionalität, sondern auch die persönliche Priorisierung von Wünschen, Bedürfnissen und Motiven aus einer Metaperspektive.

14.5 Motivationsprozesse in der Störungsdynamik

Die Betrachtung beteiligter motivationaler Elemente hilft uns, mitzufühlen und empathischer zu sein. Unsere Reaktionen und Verhaltensweisen verfolgen in aller Regel ein Ziel, welches anderen Menschen häufig nicht ersichtlich ist. Nehmen wir Bianca als Beispiel, die zunächst die Teilnahme an einer Gruppentherapie ablehnte. Wie gut verständlich ist es, wenn eine hilfsbedürftige Patientin »aus Prinzip« die Teilnahme an einer Behandlungsmaßnahme ablehnt, die ihr potenziell helfen könnte? Erst der Blick in die Verarbeitungsprozesse und die Betrachtung ihrer traumatischen Kindheit gibt dieser Reaktion eine Kulisse und der Motivation, sich nicht in Gefahr zu bringen (GB: Sicherheit), einen Kontext. Diese Motivation und die Verbindung mit den »alten Bildern« helfen uns ebenfalls, ihre automatisierten emotionalen Reaktionen sowie ihre emotionalen Vermeidungstendenzen zu verstehen. Um eine an sich bereits komplexe Grafik zu vereinfachen, können wir Motive und Bedürfnisse und die dazu gehörige Handlung als ein Element darstellen bzw. durch ergänzende Informationen und Hinweise auf bspw. Bedürfnisse und Motive erweitern. Sie könnten Biancas Netzwerkmodell in ▶ Abb. 12.1 mit einer entsprechenden Notiz und dem Text »Sicherheit« unterhalb/oberhalb der Handlung »Flucht und Erstarren« ergänzen. Wichtiger als die Art der grafischen Darstellung ist es, dass wir als Behandler über motivationale Prozesse informiert sind und diese im Kontext betrachten.

> Die Klärung automatisierter motivationaler Prozesse ermöglicht die Herausarbeitung/Formulierung eigener, bewusst gewählter Werte und Ziele als Teil der Veränderungsdynamik.

Vermeidungs- und Annäherungsmotivation im Kontext

In vielen Situationen kann die »Faustregel« hilfreich sein, dass Vermeidungsmotivation häufig Teil der Störungsdynamik ist, während Annäherungsmotivation in einer Veränderungsdynamik zu erwarten wäre. Hinter einer agoraphobischen Vermeidung, Handlungszwängen oder Schonverhalten bei Schmerzen finden wir auch in der Regel Vermeidungsziele. Dies ist aber leider nicht immer so. Die Annäherungsmotivation *der beste Psychotherapeut der Stadt sein* kann bspw. in einem bestimmten Kontext dazu motivieren, sich engagiert fortzubilden, Supervision in Anspruch zu nehmen und an sich im positiven Sinne zu arbeiten. Es kann aber auch zur Selbstüberforderung durch zu hohe Ansprüche an die eigene Leistung führen, oder auch zu Konflikten mit Kolleginnen und Kollegen, die man beneidet. Die Vermeidungsmotivation *Wut weniger aufkommen lassen, um die Kontrolle nicht zu verlieren* kann für das Erlernen von Impulskontrollstrategien auch sehr hilfreich sein

> Motivationale Prozesse müssen ebenfalls im Kontext verstanden werden

Fehlen von Priorisierung und motivationale Unklarheit als Problem

Das Fehlen motivationaler Flexibilität bezieht sich vor allem auf den Mangel an Klarheit darüber, welche der möglichen »Handlungsmotivationen« für einen eine höhere Priorität hat. Dabei spielen die angesprochenen verschiedenen Ebenen und auch der Widerspruch zwischen verschiedenen Wünschen und Bedürfnissen eine Rolle, etwas, das tiefenpsychologisch auf der Konfliktachse von OPD abgebildet wird.

15 Sichtbare Handlungsprozesse

Das sichtbare Verhalten steht traditionellerweise im Fokus der VT und ist möglicherweise am relevantesten, wenn wir psychologisches Leiden erklären möchten. Unser Verhalten beeinflussen maßgeblich alle anderen Dimensionen, es entsteht jedoch in dynamischer Wechselwirkung mit diesen.

> Verstehen wir Verhalten als dynamischen Multi-Level-Prozess, so können wir sichtbare Handlungen nur im Kontext der anderen psychologischen Dimensionen betrachten. Ebenfalls müssen wir aber bei der fokussierten Betrachtung anderer Elemente und Dimensionen die sichtbaren Handlungen mitbetrachten.

Die zentrale Rolle sichtbaren Verhaltens zeigt sich in seinen Auswirkungen, sowohl mikro- als auch makroanalytisch – also kurz- wie langfristig. Lebenszufriedenheit entsteht in aller Regel, wenn wir in der Lage sind, unser Verhalten unter Berücksichtigung unserer emotionalen Grundbedürfnisse im Sinne unserer langfristigen Ziele und Werte zu gestalten.

> **Selbsterfahrungsübung: Handlung**
>
> 1. Wie gut gelingt es ihnen, in der herausfordernden Situation ihre Handlung bewusst zu steuern und wie sieht Ihre Handlung konkret aus?
> 2. Wie gut funktioniert es, Ihre eigenen Ziele, Pläne, Wünsche und Bedürfnisse entsprechend dessen umzusetzen, was Ihnen im Sinne der letzten Übung zur Werteklärung im Leben wichtig ist?
> 3. Welche kurz- und langfristigen Konsequenzen lassen sich von Ihrem Verhalten ableiten?

Die Prozessdimension des sichtbaren Verhaltens stellt gewissermaßen das »Bindeglied« im biopsychosozialen Modell dar. Wenn wir bei der Metapher eines Wohngebäudes bleiben, so symbolisiert die sichtbare Handlung den Übergang zwischen den psychologischen Prozessen einerseits und den körperlich-biologischen und soziokulturell-interaktionellen Prozessen andererseits. Im erweiterten Sinne findet jede Intervention auf der Ebene der sichtbaren Handlungen statt. Jede Übung, die unsere Patienten zwischen den Sitzungen ausführen, beinhaltet eine Handlung. Die VSRK-Prinzipien beziehen sich zwangsläufig auf Verhaltensprozesse.

> Erlauben Sie mir eine provokante Aussage: Ohne Verhaltensänderung kann man schwer über den Erfolg einer Psychotherapie reden.

15.1 Nicht (primär) interaktionelle Handlungen

Auch wenn Verhalten nie in einem luftleeren Raum stattfindet, sind unsere Handlungen nicht immer primär sozial bzw. interpersonal. Handlungen außerhalb des sozialen Interaktionsraumes stellen sogar die Mehrheit der klinisch-relevanten Handlungssymptome nach ICD dar. Auch wenn nicht primär interaktionell, wirken sich Handlungsprozesse auf die Umgebung aus – und die kann sehr wohl sozial sein, denn in vielen Situationen sind andere Personen, Arbeitskollegen, Familienangehörige oder Partner involviert. Dies kann der Fall bei allen Handlungen in ▶ Tab. 15.1, sodass die funktionalanalytische Betrachtung sowohl im Sinne der »S«- als auch der »C«-Variable sich mit diesen interaktionellen Aspekten beschäftigen muss.

Tab. 15.1: Handlungen als klinische Symptome

Störungskomplexe	Handlungsbeispiele
Suchtprobleme	Der Konsum an sich und die assoziierten Handlungen
Depression	Sozialer Rückzug Arbeiten/Funktionieren statt Freizeitgestaltung/Hobbys Schlaf- und Essgewohnheiten Suizidale Handlungen und Vorbereitungen
Angststörungen	Vermeidung angstassoziierter Situationen, Ablenkung, Sicherheitsverhalten
Zwangsstörungen	Zwangshandlungen und -rituale
Somatisierung	Kontrollverhalten, Arztbesuche
Schmerzstörungen	Schon- und Vermeidungsverhalten
PTBS	Vermeidung von Triggern und traumaassoziierten Situationen
Essstörungen	Restriktives oder übermäßiges Essen, Erbrechen, Exzessives Trainieren, Einnehmen von Laxanzien u. ä. und andere Purgin-Methoden
Sexuelle Störungen	Vermeidung sexueller Handlungen
Persönlichkeitsstörungen	Impulsive Handlungen, Selbstverletzungen Interpersonal: Unterwürfiges, sozialvermeidendes, passiv-aggressives, offen-aggressives, überhebliches, theatralisches Verhalten

Tab. 15.1: Handlungen als klinische Symptome – Fortsetzung

Störungskomplexe	Handlungsbeispiele
Impulskontrollstörungen	Stehlen, Brandstiften, Sich Haare ausreißen, Tics, Skin Picking, sexuell deviantes Verhalten
ADHS	Hyperaktives Verhalten

15.2 Interaktionsprozesse

Wir sind soziale Wesen und sehr viele Handlungen sind primär interaktionell. Unsere interaktiven Handlungstendenzen entstehen in einem komplexen Zusammenspiel aller Prozessdimensionen – was im erweiterten SORC-Modell gut sichtbar ist. Emotionale Prozesse spielen in aller Regel eine sehr zentrale Rolle. Sowohl negative (aversive) als auch positive (angenehme) interpersonale Erlebnisse gehen mit emotionalen Aktivierungen einher und in besonders intensiven Momenten (wie etwa sehr schönen Erfahrungen oder auch Konfliktsituationen mit uns nahstehenden Menschen) sind diese Emotionen besonders stark.

> **Selbsterfahrungsübung**
>
> Wann hatten Sie zuletzt ein intensives Gefühl von Traurigkeit, Angst, Ekel, Ärger oder Freude? Die Wahrscheinlichkeit ist groß, dass Sie gerade an eine Situation mit anderen Personen denken (zur Klärung: Im interpersonellen Kontext wird Ekel als »Genervt sein« erlebt).

Bereits dargestellte Modelle zur Erfassung emotionaler Grundbedürfnisse bringen auch den sehr sozialen Charakter von Emotionen zum Ausdruck. In Panksepps Modell der motivationalen Systeme (▶ Kap. 6, insbesondere ▶ Tab. 6.2) zeigt sich das sehr deutlich: *Die Systeme Spiel, Fürsorge, Lust und Verlust sind primär interaktionell, während Ressourcensuche, Angst und Wut grundsätzlich interaktionell sein können.*

Konflikthafte Interaktionen

> Reaktive Konfliktlösung hat einen hohen evolutionären Stellenwert: Die Biologie unserer motivationalen, emotionalen und Handlungsmuster scheint zu einem großen Teil darauf ausgerichtet zu sein.

Angelehnt an den Systemen PANIC, FEAR und RAGE finden Sie in meinen Schematherapiepublikationen den Vorschlag, mit den biologischen Grundbe-

II Theoretische Grundlagen

dürfnissen Bindung, Sicherheit und Autonomie/Selbstbehauptung zu arbeiten. Dabei zeigt sich eine gute Übereinstimmung mit Dwecks Modell, aber ebenfalls mit anderen bekannten Systematiken.

Unsere aversiven Basisemotionen können gut diesen drei Bedürfnissen im Sinne der »Alarmzeichen bei Frustration von« zugeordnet werden: Trauer als Reaktion auf Bindungsverlust, Angst und Ekel als Reaktion auf Gefahr/Sicherheitsverlust, und Ärger als »Protest« gegen Frustration von Autonomie und Selbstbehauptung.

Was das sichtbare Verhalten angeht, können im Grunde *vier Grundausrichtungen möglicher Reaktionen auf konflikthafte/aversive Situationen* unterschieden werden, welche sich in vielen anderen Tierarten (v. a. Säugetieren) wiederfinden: *Folgen* (prosoziales Verhalten bis hin zur Unterwerfung), *Erstarren* (über sich ergehen lassen und »innerer« Rückzug), *aktive Flucht* (aktive Vermeidung) und *Kampf/Dominanz* (selbstbehauptungsorientiertes und aktiv-aggressives Verhalten). ▶ Abb. 15.1 zeigt dies als Systematik.

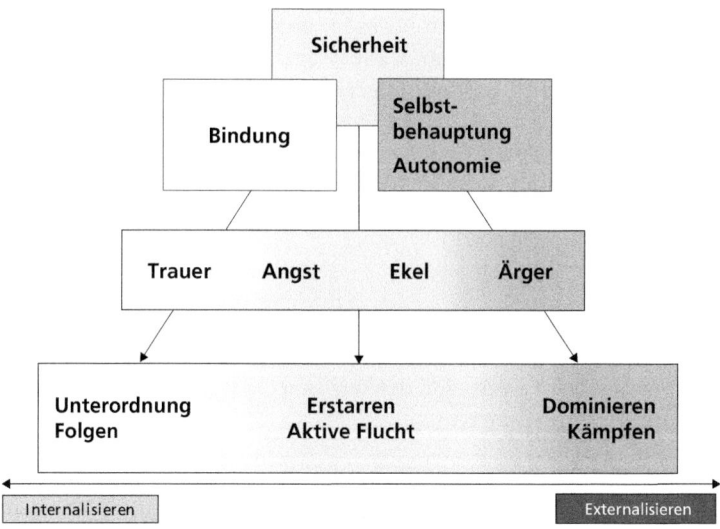

Abb. 15.1: Grundbedürfnisse, Basisemotionen und Verhalten in konflikthaften Situationen

Diese vier Grundausrichtungen lassen sich auch sehr gut als Orientierungskategorien für interpersonales Verhalten im positiven/flexiblen Sinne – d. h., wenn wir nicht im konditionierten und biologisch stark beeinflussten »Autopiloten« reagieren. ▶ Tab. 15.2 zeigt hierzu eine Übersicht sortiert nach den postulierten drei interpersonalen Grundbedürfnissen.

Tab. 15.2: Interpersonale Grundbedürfnisse und prototypische Verhaltensweisen (modifiziert nach Roediger & Valente, 2025).

	Basisemotionen bei Frustration	Panksepps Systeme	Mögliche automatisierte Handlungstendenzen	Beispiele für bewusste Handlungsalternativen
Sicherheit	Angst Ekel (Genervt sein)	FEAR	Flucht aus der Situation Erstarren Dissoziieren Vermeidung	Suche nach angemessener Distanz Klärung einer potenziellen Gefahrenlage Selbstfürsorge
Bindung	Verlassenheitsangst Trauer	SADNESS	Folgen/ Unterwerfung	Prosozial-kooperatives Verhalten Kontaktsuche
Selbstbehauptung Autonomie	Ärger	RAGE	Dominieren Kämpfen	Sich durchsetzen Sich einsetzen Initiative ergreifen und anleiten

Die Rolle von selbstreflexiven Emotionen und Selbstprozessen

Selbstreflexive Emotionen stellen dynamisch betrachtet nicht nur Reaktionen auf Stimuli, sondern auch sekundäre Reaktionen auf primären Basisemotionen dar – und beeinflussen damit die Handlung im Sinne des Outcomes eines komplexen Prozesses, an dem auch kognitive Prozesse beteiligt sind (▶ Tab. 11.1).

> In konflikthaften Situationen kann Schuld eher mit prosozialer Wiedergutmachung, Scham mit Erstarren oder Flucht und Neid/Stolz mit Dominanz und Kampf in Verbindung gebracht werden.

Diese komplexen Prozesse können die ursprüngliche Richtung der Verhaltenstendenz sehr verändern – Kombinationen aller Art sind möglich, was die Komplexität nicht unbedingt verringert. Wenn wir prozessorientiert denken, dann denken wir zwangsläufig im Sinne von Wechselwirkungen und Rückkoppelungsschleifen. Biancas Netzwerkmodell (▶ Abb. 11.1) zeigt, wie Ärger durch den Fokus auf Scham moderiert wird und Flucht/Erstarren auf der Handlungsdimension eine ansonsten zu erwartende dominante oder gar kämpferische Reaktion »ablöst«. Dabei spielen Selbstabwertungen und kognitive Bewertungsprozesse ebenfalls eine zentrale Rolle.

Die Rolle nach außen gerichteter Emotionen.

Auch diese Gruppe emotionaler Prozesse kann biologisch bedingte prototypische Reaktionsmuster korrigieren. Anti-soziale Emotionen (Misstrauen, Verachtung,

Hass) führen stärker in Richtung Kampf/Dominanz, wobei die ursprüngliche Trajektorie Autonomie → Ärger → Dominanz exazerbiert werden kann – Ärger muss nicht zwangsläufig zu Aggression führen, wie wir in ▶ Kap. 6 gesehen haben. Prosoziale und epistemische Emotionen können aber genauso diese Trajektorie verändern, sodass die kämpferische Tendenz durch bspw. Mitgefühl mit der Person vor einem gehemmt und anschließend prosoziales Verhalten gezeigt wird.

Das Konzept der Bewältigungsmodi in der Schematherapie

Die ST hat eine gute Evidenzlage für die Behandlung von interaktionellen Problemen und Persönlichkeitsstörungen. Das kontextuell-dimensionale Verständnis des Modusmodells (Roediger & Valente, 2025) greift genau die o. g. drei Interaktionsmuster in Konfliktsituationen auf und formuliert die prozessorientierte Hypothese, dass diese Handlungstendenzen auf der »vorderen Bühne« das Ergebnis komplexer Prozesse »hinter den Kulissen« sind. So entstehen drei Prägnanz-Typen, die jeweils Bindung, Sicherheit und Autonomie als Motiv priorisieren. Für die funktionalanalytische Erklärung dieser Priorisierung ziehen wir einerseits Schemata und »alte Bilder« im Sinne der Verarbeitungsprozesse, andererseits bestimmte kognitive Bewertungsmuster und Selbstprozesse heran. Mit diesem Verständnis von Modusdynamiken (Valente, 2021) kann ST sehr gut als prozessbasierte Methode verstanden und angewendet werden.

Positive Interaktionen

Möglicherweise fanden Sie bei der Überlegung vor ein paar Minuten aber eine positive Interaktion, über die Sie nachgedacht haben. Es ist etwas schwieriger, positive (d. h. nicht konflikthafte) Interaktionen hinsichtlich zugrunde liegender Grundbedürfnisse trennscharf zu unterscheiden. Möglicherweise erleben auch Sie eine Art Kombination aus verschiedenen Elementen. Im gewissen Sinne können wir auch spekulieren und behaupten, dass bei positiven Interaktionen möglicherweise die biologischen »Alarmsysteme« bei Mangel an Bindung, Sicherheit oder Autonomie eben nicht getriggert werden, und deswegen keine aversiven Basisemotionen aktiviert werden.

Dies widerspricht nicht unbedingt Pankseeps Systematik. Wenn wir mit anderen spielen (PLAY), erleben wir im Idealfall eine positive Bindung zu anderen Menschen, wie etwa nahstehenden Personen in der Familie oder im Freundeskreis. Wir erleben auch Sicherheit und Kontrolle, denn wir werden nicht bedroht oder schlecht behandelt und wir können uns darauf verlassen, dass es so bleiben wird. Aber auch Autonomie und Selbstbehauptung werden befriedigt, bspw. indem wir beim Spielen eine aktive oder gar führende Rolle übernehmen. Auch wenn sich die »Mischungen« aus diesen drei Grundbedürfnissen unterschiedlich ergeben können, zeigen sich insgesamt keine Alarmzeichen, entsprechend keine negativen Basisemotionen. Und wir freuen uns und erleben Vitalität und Spontaneität.

Ähnlich lässt sich auch erotisches/sexuelles Verhalten (LUST) anschauen: Wir erleben bei schönen sexuellen Erfahrungen Bindung und Nähe, Sicherheit und auch Autonomie. Das Gleiche gilt auch für fürsorgliche und beziehungsfördernden Verhaltensweisen (CARE), sei es gegenüber Kindern, Geschwistern, Freunden, Ehepartnern oder auch Eltern.

Auch das »Funktionieren« im Ressourcensuche-System (SEEKING) kann eine Gruppentätigkeit sein und somit eine prosoziale Orientierung darstellen. Auch hier stellen wir uns eine Balance zwischen den drei emotionalen Grundbedürfnissen vor, was die Aktivierung aversiver Basisemotionen zunächst verhindert.

Reaktive Konfliktlösung ←→ Proaktives Interaktionsverhalten als Dimension

Funktionalanalytisch können wir davon ausgehen, dass wir bei der Aktivierung von Konfliktbewältigungstendenzen das Ziel verfolgen, zurück zu einem »normalen« Zustand zu finden, in dem die Grundbedürfnisse Bindung, Sicherheit und Autonomie ausreichend befriedigt sind und starke Basisemotionen nicht notwendig sind. Aus dieser Perspektive handelt es sich grundsätzlich um eine Vermeidungsmotivation: Eine unangenehme Situation soll verändert werden, aversive Emotionen sollen wieder abklingen.

Die anderen Interaktionsmodi sind proaktiver, emotional angenehmer und können als Annäherungsmotivation verstanden werden. Interessanterweise ist eine genaue Zuordnung zwischen den vier proaktiven Systemen und den drei Grundbedürfnissen nicht möglich. In den meisten Fällen können wir dynamisch davon ausgehen, dass Bindung, Sicherheit und Autonomie zumindest ausreichend befriedigt sind, sodass keine Alarmsignale notwendig sind.

So entsteht eine Dimension im Sinne einer Wippe, wie Sie in ▶ Abb. 15.2 sehen können. Diese Dimension hat auch praktische Implikationen für die Gestaltung der therapeutischen Beziehung, wie wir in ▶ Kap. 18 sehen werden.

15.3 Handlungsprozesse in einer Störungsdynamik

Entscheidungsfreiheit vs. biopsychologischer Determinismus?

Die Frage nach der *Entscheidungsfreiheit des Menschen* hat eine sehr lange philosophische Tradition, mit der wir uns jetzt nicht beschäftigen werden. In unserem Fach jedoch ergibt sich die spannende Frage: *Wo beginnt unsere freie Entscheidung und wieviel davon ist konditioniert oder gar determiniert durch eigene Erfahrung, Lerntheorie und die Naturgesetze?*

Die im ▶ Kap. 6.1 vorgestellten fünf Ebenen der Handlungsinitiierung nach Rolls (2023) bilden eine *Komplexitätsdimension* zwischen Reflexen und explizit bewussten Handlungen. Dabei erhöht sich die Komplexität mit späterer Entwick-

II Theoretische Grundlagen

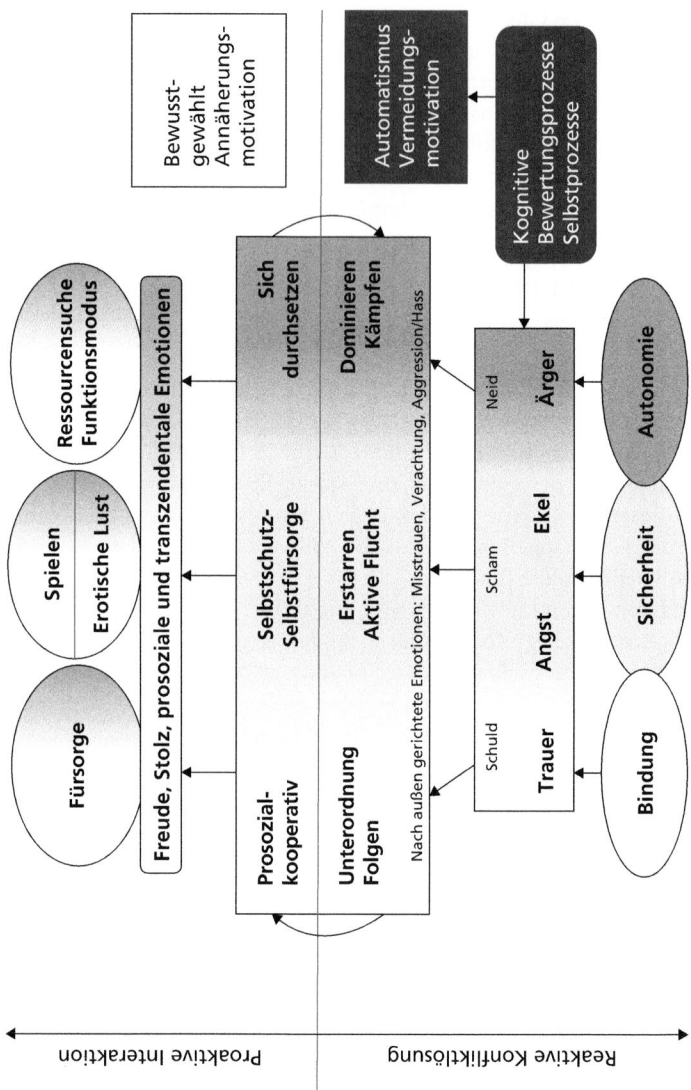

Abb. 15.2: Interaktionsverhalten als Dimension

lung in der Evolution, Beteiligung jüngerer Hirnregionen, zunehmender Handlungsflexibilität und bewusster Wahrnehmung. Die kontextuelle Perspektive betont ressourcenorientiert unsere Entscheidungsfreiheit, wobei auch hier ein dimensionales Verständnis notwendig ist. In ACT konzeptualisieren wir die bewusste Erkenntnis der eigenen Flexibilität und Freiheit als »Selbst-als-Kontext« und die darauffolgende Verantwortungsübernahme für die eigenen Entscheidungen als »Wertschätzung« oder »Klarheit über eigene Werte«. Mit einem ähnlichen Geist postulieren Eckhard Roediger und ich in der ST eine Dimension zwischen automatisierten schemaaktivierten, von Basisemotionen »gesteuerten« Bewältigungshandlungen (sogenannte »Bewältigungsmodi«) und flexibleren gegenwärtigeren bewusst gewählten Handlungen (sogenannter »Erwachsener-Modus«).

Was bedeutet »bewusst gewählt«?

Während sich psychopathologische Forschung mit der Frage der Top-Down-Regulation (dysfunktionaler) Impulse und starker Emotionen beschäftigt, legen die positive Psychologie und die kontextuellen Methoden wie bereits erwähnt den Fokus auf die Freiheit zu Entschlüssen und deren Umsetzung. Deterministen werden an dieser Stelle argumentieren, dass alles zwangsläufig eine Reaktion ist, denn auch imaginierte Stimuli sind Stimuli, auf die man reagiert. Existenzialisten dahingegen werden die grundsätzliche Freiheit des Menschen betonen. Die Wahrheit befindet sich in unserem Kontext möglicherweise irgendwo dazwischen. Lassen Sie uns hierzu eine *Selbsterfahrungsübung* machen.

> **Selbsterfahrungsübung: Entscheidungsfreiheit**
>
> **Szenario 1:** Stellen wir uns vor, Sie haben gerade nicht dieses Buch in der Hand und sitzen gerade bequem auf einem Sessel in Ihrem Wohnzimmer. Sie haben in der nächsten Stunde nichts vor und sind allein zuhause. *Womit möchten Sie sich beschäftigen? Einen Film schauen? Sport machen? Jemanden anrufen? Lesen? Ein Schläfchen machen? Sie sind völlig frei.*
>
> **Szenario 2:** Stellen wir uns vor, Sie haben gerade eine heftige Diskussion mit einer nahestehenden Person, die Sie mit verletzenden Worten angreift und einen »wunden Punkt« trifft. Sie stehen vor der Person und spüren schmerzliche Emotionen. Die Person lässt nicht locker und spricht weiter, schreit Sie an.

Im *Szenario 1* sind Sie nicht unmittelbar gezwungen, zu reagieren. Natürlich werden Sie auf Ihre unmittelbare emotionale Befindlichkeit vor dem Hintergrund der Erlebnisse der letzten Stunden reagieren, Sie genießen aber letzten Endes aufgrund des fehlenden situativen Drucks eine höhere Freiheit, sich zu überlegen, was Sie machen möchten. Und im Idealfall werden Sie sich für etwas entscheiden, was Sie in irgendeiner Art erfüllt oder glücklich macht.

Im *Szenario 2* dahingegen geschieht etwas, was starke Emotionen in Bewegung bringt und worauf Sie mit Ihrer Handlung reagieren werden, auch wenn Sie es nicht möchten – denn Sie können nicht »nicht reagieren« und auch das reine Erstarren ist eine Reaktion. Genauso der »Gegenangriff«, die Flucht oder auch die Äußerung Ihrer Verletzung mit der Bitte, diesen Streit zu beenden. In diesem Szenario spielen starke Basisemotionen eine wesentliche Rolle, ebenfalls Ihr »innerer Kontext« (frühe Erfahrungen, Bewertungsmuster und Verarbeitungsprozesse im Allgemeinen).

Handlungsflexibilität und Kontextsensitivität

In ▶ Kap. 1.3 beschäftigten wir uns mit der Konzeptualisierung komplexer Fälle mit zwei oder mehr Diagnosen nach ICD. Es sind vor allem die sichtbaren Handlungen, welche bei Sandra die Depression, die PTBS und die BPS jeweils charakterisieren, während auf den anderen psychologischen Dimensionen logischerweise viele Überschneidungen und gemeinsame »zugrunde liegende« Prozesse gefunden werden können. Die funktionale Analyse eines Problems ist im Wesentlichen die Suche nach einer dynamischen Erklärung für ein dysfunktionales Verhalten, das man in der Therapie zu ändern versuchen wird. Sandras impulsive Streits mit ihrem Partner, ihr (depressiver) Rückzug, ihre (posttraumatische) Vermeidung bestimmter Situationen und auch ihre dissoziativen Krisen und Selbstverletzungen sind das ultimative »Target« unserer Arbeit. Diese Handlungen haben sich zu Automatismen entwickelt, die wiederum zum erheblichen Verlust von Flexibilität und Entscheidungsfreiheit führen.

> Die wesentliche Dimension besteht zwischen *Automatismus und bewusst gewähltem Verhalten*. Unser Ziel ist nicht das Ersetzen dysfunktionaler Handlungen durch Alternativen, die wir für angemessener halten. Unsere Interventionen sollen vielmehr die verlorene Handlungsflexibilität und Kontextsensitivität wiederherstellen, sodass Patienten selbst entscheiden können, wie sie sich verhalten möchten.

III Praxis

16 Prozessbasierte Diagnostik

> **Merke**
>
> Wir schauen uns in diesem Kapitel verschiedene Möglichkeiten und Vorschläge an, prozessorientierte Diagnostik zu machen. Der Umgang damit soll flexibel sein und die konkrete Umsetzung hängt natürlich von Ihren Präferenzen und Ihrer eigenen methodischen Prägung ab.

Prozessbasierte Diagnostik

Unabhängig davon, welcher Methode Sie bei der Behandlung eines Patienten »treu bleiben« werden, stellt die prozessbasierte Betrachtung der Probleme und Ressourcen das Fundament für die gezielte Planung von Therapieinterventionen dar und ist somit zentral.

Es gibt mehrere konkrete Möglichkeiten für die Prozessdiagnostik und die Wahl des »Behandlungsfokus«. Im Allgemeinen sind folgende Schritte sinnvoll:

1. Funktionale Analyse des Problemverhaltens und Erstellung eines Netzwerkmodells (die Störungsdynamik)
2. Identifikation der zentralen Knoten der Störungsdynamik
3. Erstellung der funktionalen Alternative zum Problemverhalten entsprechend den Zielen der Person (die hypothetische Veränderungsdynamik)
4. Wahl der therapeutischen Veränderungsprozesse und konkreten Interventionen, um die funktionale Dynamik in der Sitzung und v. a. im Alltag zu aktivieren (Variation und Selektion)

16.1 Die Diagnostik im Überblick

▶ Tab. 16.1 zeigt wesentliche Elemente der Diagnostik und einen Vorschlag hinsichtlich einer orientierenden Struktur für die ersten drei bis vier Sitzungen. Diese Struktur kann natürlich variieren – ganz im Sinne der so häufig erwähnten Flexibilität und personalisierten Behandlung. In manchen Fällen finden bspw. Makro-

und Mikroanalyse in getrennten Sitzungen statt, etwa wenn die Besprechung der Makroebene und anderer nicht geplanter Inhalte mehr Zeit in Anspruch nehmen. In dem Fall kann zum Beispiel die Lösungsanalyse bereits auf die Mikroanalyse des Problemverhaltens folgen, wenn man jeweils 20–25 Minuten dafür benötigt.

Tab. 16.1: Prozessbasierte Diagnostik

Anamnestische Daten	Erfassung und Auswertung vor dem Erstgespräch mittels Fragebögen	• Behandlungsanlass und wesentliche klinische Symptome • Ressourcen und Kompetenzen • Lebensgeschichte • Therapiewünsche und -ziele • Bisherige Behandlungsversuche • Fragebögen und Tests
Funktionale Analyse des Problemverhaltens	1 bis 2 Sitzungen	Makroebene • Was hat sich im Leben verändert, was zur Destabilisierung führte? (»Wieso jetzt?«) • Erfassung wesentlicher biopsychosozialen Störungsprozesse (EEMM) Mikroebene • Exemplarische Mikroanalyse relevanter Probleme: erlebnisorientierte Exploration in der Sitzung oder während einer diagnostischen Exposition • Grafische Darstellung und Anleitung zur Selbstbeobachtung
Dynamische Netzwerkanalyse	1 Sitzung	• Auswertung der Daten der Selbstbeobachtung • Erstellung eines dynamischen Netzwerkmodells und Beurteilung der Stabilität
Lösungsanalyse	1 Sitzung	• Suche nach bereits erlebten Ausnahmen und Erstellung einer (hypothetischen) Alternative zum Problemverhalten • Grafische Darstellung

16.2 Anamnestische Datensammlung mittels Fragebögen

Lassen Sie vor dem Erstgespräch einen Anamnesebogen und die von Ihnen bevorzugten Tests ausfüllen

Die Sammlung relevanter anamnestischer Daten ist methodenübergreifend und kann in aller Regel mittels Fragebögen erfolgen, die dann im direkten Gespräch ausgewertet werden. Es gibt zahlreiche Anamnesebögen, die man im Internet finden kann. Viele Kollegen erstellen in der Regel solche Bögen selbst.

Meiner Erfahrung nach lohnt es sich, einem Patienten *bereits vor dem Erstgespräch* Anamnese- und diagnostische Fragebögen zukommen zu lassen. In aller Regel telefoniert man im Rahmen der telefonischen Erreichbarkeit mit einem Menschen und führt bereits ein kleines »Interview« zur Feststellung der Indikation. Im Anschluss daran kann man der Person die Bögen bspw. via E-Mail zukommen lassen, sodass sie diese vor dem Erstgespräch bearbeiten und ggf. zurückschicken. Dadurch kommen Menschen häufiger »sortierter« und mit klareren Vorstellungen in ein Erstgespräch und wir sparen Zeit, die wir im Erstgespräch für eine erlebnisorientierte Mikroanalyse mit Stühlen (s. u.) oder eine ähnliche Intervention verwenden können.

Sie können meinen Anamnesebogen kostenfrei auf der Internetseite www.schematherapie-stuttgart.de bzw. www.integrative-psychotherapie.org unter der Rubrik »Arbeitsblätter und Materialien« herunterladen.

Erfragen Sie einzelne Symptome und Prozesse, nicht Störungsbilder und Syndrome

Bereits im Screening erfragen wir den Behandlungsanlass und relevante klinische Symptome. Wenn wir einzelne Symptome nach Dimensionen sortieren, bekommen wir einen guten Überblick und Hinweise auf problematische Prozessdynamiken.

Vergessen Sie nicht, dass die Person vor Ihnen auch Ressourcen und Stärken hat

Unser Beruf ist traditionell pathologieorientiert – auch wenn sich dies erfreulicherweise durch die Entstehung und Popularisierung der Methoden der Dritten Welle allmählich verändert. Unsere Patienten haben nicht nur Probleme und Defizite, sondern auch Stärken, Kompetenzen, Ressourcen. Ein und dieselbe Verhaltenstendenz kann in unterschiedlichen Kontexten eine Stärke (z. B. die Fürsorglichkeit einer Mutter im Umgang mit ihren Kindern) und ein Problem (z. B. die Unterwürfigkeit der gleichen Person gegenüber ihrem zu dominanten Ehemann).

Wie Sie inzwischen wissen, spielt der Kontext und die Kontextsensitivität im PBT-Denken und in kontextuellen Psychotherapien insgesamt eine große Rolle.

Die Erfassung von Stärken und Kompetenzen kann mittels Fragebögen erfolgen, aber natürlich auch im Gespräch und auch durch den Einsatz von erlebnisorientierten Techniken und Arbeitsmitteln, wie etwa Therapiekarten (ein Beispiel dazu sind die Stärke-Karten von David Bernstein, www.i-modes.com, und auch Teile der Kreativen Materialien von Christian Ferreira de Vasconcellos) oder positive Imaginationsübungen.

Betrachten Sie die Lebensgeschichte als Kontext der Entwicklung von Ressourcen und Defiziten

Biografische Daten sind v. a. relevant hinsichtlich der Entwicklung von heute wirksamen Prozessen. Die O-Variable, die Verarbeitungsprozesse, das Schema-Konzept, die Bezugsrahmentheorie oder auch die Lerntheorie teilen die Grundannahme, dass unsere Lebenserfahrungen eine prägende Funktion haben und als Kontext zu verstehen sind – etwas, das die neurobiologische Forschung ebenfalls unterstützt.

Erfassen Sie Therapiewünsche und -ziele

Positiv formulierte Ziele erhöhen die Motivation zur Änderung. »Ich will weniger depressiv sein« hat nicht den gleichen motivierenden Effekt wie »Ich möchte unbedingt wieder die Kraft haben, um regelmäßig ins Karate-Training zu gehen«. Diese unerfüllten Wünsche ermöglichen durch das Heranziehen der VSRK-Prinzipien bereits die funktionalanalytische Betrachtung der Schwierigkeiten dieser Person, diese Ziele zu erreichen (mehr dazu gleich).

Setzen Sie Tests und Fragebögen bewusst ein und schauen Sie sich einzelne Items an

Viele uns bekannte Checklisten, wie die Symptom-Checklisten SCL-90 oder BSCL, das Depressionsinventar BDI oder die BPS-Symptomchecklist BSL, geben uns die Möglichkeit, nicht nur die Ergebnisse anzuschauen, sondern auch die einzelnen Antworten. Das ist mühsam, aber deutlich informativer, wenn man Symptome sucht, die wir anschließend funktionalanalytisch in Beziehung zueinander setzen möchten. Dies kann die Liste der erfragten Symptome im Sinne des Behandlungsanlasses erweitern.

Spezifische PBT-Fragebögen

Es gibt darüber hinaus zahlreiche ACT-Fragebögen, die grundsätzlich die sechs psychologischen Dimensionen explorieren. Gloster et al. (2021) untersuchten den sogenannten »PsyFlex« (Psychological Flexibility) Fragebogen, der sechs Items entweder dimensional mittels Visual Analogue Scales oder mit fünf möglichen Antworten zwischen »sehr häufig« und »sehr selten« erfragt. Diese lauten:

> **Psychologischer Flexibilitätsfragebogen (PsyFlex; Gloster et al., 2021)**
>
> 1. Auch wenn ich in Gedanken wo anders bin, kann ich in wichtigen Momenten auf das achten, was gerade vor sich geht *(Aufmerksamkeitsflexibilität)*.
> 2. Wenn es darauf ankommt, kann ich unangenehme Gefühle und Erlebnisse geschehen lassen, ohne sie gleich loswerden zu müssen *(Emotionale Flexibilität)*.
> 3. Hinderliche Gedanken kann ich mit Abstand betrachten, ohne mich von ihnen beherrschen zu lassen *(Kognitive Flexibilität)*.
> 4. Auch wenn mich Gedanken und Erlebnisse durcheinanderbringen, kann ich so etwas wie einen ruhenden Pol in mir wahrnehmen *(Stabiles Selbsterleben)*.
> 5. Ich bestimme, was für mich wichtig ist und entscheide, wofür ich meine Energie einsetzen möchte *(Motivationale Flexibilität)*.
> 6. Ich engagiere mich tatkräftig für das, was ich wichtig, nützlich oder sinnvoll finde *(Handlungsflexibilität)*.
>
> (Sie können diesen Bogen hier kostenfrei herunterladen: https://psychologie.unibas.ch/fileadmin/user_upload/psychologie/Abteilungen/Clinical_Psychology_and_Intervention_Science/docs/psy-flex/psy-flex-ger.pdf)

Das PBT-Forschungsteam um Steve Hayes, Stefan Hofmann und Joseph Ciarrochi entwickelte mehrere inzwischen wissenschaftlich untersuchte Fragebögen (Ciarrochi et al., 2022). Es handelt sich dabei nicht um psychometrische Tests, sondern um Item-Pools, mit denen man durch eine hochfrequente Befragung Korrelationen zwischen Items und Netzwerkanalysen errechnen kann. Die zwei relevantesten Bögen für die Erhebung von übergeordneten Prozessen und den Folgen der entstandenen Dynamik sind aktuell der sog. PBAT (Process Based Assesment Tool), der sowohl funktionale als auch dysfunktionale Prozesse untersucht, und der Outcome-Fragebogen, der verschiedene Emotionen und Empfindungen erfragt, die als Ergebnis bzw. als Folgen des Verhaltens angesehen werden können. In beiden Fällen wird sowohl in der Papierform als auch in der digitalen App-Version mit Visual Analogue Scales (VAS) gearbeitet, sodass Probanden zwischen »stimmt voll und ganz« und »stimmt gar nicht« einen Strich auf eine Linie pro Item setzen.

> **The Process Based Assessment Tool (PBAT)**
>
> *Emotionale Flexibilität*
>
> 1. Ich finde kein geeignetes Ventil für meine Emotionen.
> 2. Ich bin in der Lage, eine Reihe von Emotionen zu erleben, die dem Moment angemessen sind.

Kognitive Flexibilität

1. Mein Denken steht Dingen im Weg, die mir wichtig sind.
2. Ich setze mein Denken auf eine Weise ein, die mir hilft, besser zu leben.

Aufmerksamkeitsflexibilität und Gegenwärtigkeit

1. Mir fällt es schwer, mich mit dem gegenwärtigen Moment zu verbinden.
2. Ich achte auf wichtige Dinge in meinem Leben.

Sozialverhalten

3. Ich tue Dinge, die meine Verbindung zu Menschen verletzen, die mir wichtig sind.
4. Ich tue Dinge, um mich mit Menschen zu verbinden, die mir wichtig sind.

Motivationale Flexibilität und Autonomie

5. Ich tue Dinge nur, um dem zu entsprechen, was andere von mir wollen.
6. Ich entscheide mich dafür, Dinge zu tun, die mir persönlich wichtig sind.

Handlungsflexibilität

7. Ich finde keinen sinnvollen Weg, um mich selbst herauszufordern.
8. Ich finde persönlich wichtige Wege, um mich selbst herauszufordern.

Selbstfürsorge und Körper

9. Ich verhalte mich in einer Weise, die meiner körperlichen Gesundheit schadet.
10. Ich verhalte mich in einer Weise, die meiner körperlichen Gesundheit zugutekommt.

Variation

11. Ich fühle mich festgefahren und unfähig, mein ineffektives Verhalten zu ändern.
12. Ich bin in der Lage mein Verhalten so zu ändern, dass es meinem Leben hilft.

Retention

13. Ich habe Mühe etwas zu tun, das mir guttut.
14. Ich halte an Strategien fest, die zu funktionieren scheinen.

(Sie können diesen Bogen kostenfrei hier runterladen https://pbatsupport.com/free-download/.)

Outcome-Assessment

1. Wie sehr belasteten Sie Gefühle wie Traurigkeit, Niedergeschlagenheit und Desinteresse am Leben?
2. Wie sehr belasteten Sie Angst und Angespanntheit?
3. Wie sehr belasteten Sie Stressempfindungen?
4. Wie sehr belastete Sie das Gefühl von Ärger?
5. Wie sehr belastete Sie, dass Sie nicht die soziale Unterstützung bekamen, die Sie brauchten?
6. Wie sehr erlebten Sie gute Gesundheit?
7. Ich fühlte mich voller Energie.
8. Ich fühlte mich fast immer wach und achtsam.
9. Ich fühlte mich lebendig.
10. Ich war mit meinem Leben zufrieden.
11. Ich fühlte mich ausgebrannt von meiner Arbeit.

Diese Fragebögen sind Arbeitsinstrumente, die in den nächsten Jahren mit hoher Sicherheit weiter untersucht und entsprechend verändert oder erweitert werden. Interessanterweise stellt der PBAT eine Art Verbindung dar zwischen einer Makro-Betrachtung von Prozessen einerseits, die aktuell im Sinne einer Störungsdynamik zu problematischen Reaktionen führen, und der Mikro-Betrachtung der unmittelbaren und situationsbezogenen Interaktion zwischen individualisierten Formulierungen und Spezifizierungen dieser übergeordneten Prozessdimensionen andererseits.

16.3 Die Makroperspektive der funktionalen Analyse

Im Idealfall haben wir bereits vor dem Erstgespräch die ausgefüllten Fragebögen erhalten und hatten die Gelegenheit, uns damit zu beschäftigen. Sogar ein schnelles Überfliegen der Antworten ist bereits hilfreich, wobei wir im Gespräch mit der Person durchaus die Antworten gemeinsam durchgehen können. Das strukturiert das Erstgespräch sehr gut.

Erfragen Sie Prozesse, nicht Störungsbilder und Syndrome

Wenn Sie das Fundament für eine dynamische Gesamtbetrachtung der Problematik Ihres Patienten legen möchten, dann fangen Sie in der ersten Sprechstunde an, prozessorientiert zu denken. *Pointiert gesagt: Man sieht, was man sehen möchte und findet, was man sucht.* Und denken Sie bitte daran, dass wir zwischen Ereignissen und Prozessen unterschieden haben (▶ Tab. 3.1): Zu wissen, dass Bianca vor fremden Männern Angst hat, ist zwar selbstverständlich informativ, aber der Umgang mit dieser Angst in einem »Multi-Level-Verständnis« ist für die funktionale Analyse noch viel wichtiger.

Tab. 16.2: Prozessbasierte Fragen

Syndromorientierte Fragen	Prozessorientierte Fragen
Sie schreiben im Fragebogen, Sie haben Angst vor Fremden. Welche Menschen meinen Sie genau? Sind das eher Männer oder Frauen? Wie häufig haben Sie Angst?	Sie erwähnten, Sie haben Angst vor Fremden. Was erleben Sie, wenn Sie Angst haben? Wie fühlen Sie sich dann? Wie reagiert Ihr Körper? Wie gehen Sie dann mit diesen Empfindungen um? Erlauben Sie sich, diese Gefühle zu fühlen oder versuchen Sie eher, sie zu verdrängen? Wie machen Sie das genau? Gibt es auch Raum für andere Gefühle währenddessen?
Haben Sie andere posttraumatische Symptome? Vermeiden Sie z. B. bestimmte Situationen oder Personen? Driften Sie manchmal auch weg?	Können wir uns eine Situation anschauen, in der diese Ängste aufgetreten sind? Vielleicht treten sie sogar jetzt vor mir auf? Wie gehen Sie mit diesen Ängsten gerade um? Wie wirken sie sich z. B. auf Ihre Aufmerksamkeit aus? Worauf achten Sie dabei? Und was passiert dann? Wie denken Sie in dem Augenblick? Wie verhalten Sie sich dann? (etc.)

▶ Tab. 16.2 zeigt Beispiele für »Checklisten-Fragen« und prozessbasierte Alternativen dazu. Natürlich dürfen wir auch mit eigenen Checklisten arbeiten und ggf. solche Fragen stellen, aber damit erfragen wir keine Prozesse, sondern reine, losgelöste Inhalte.

> Die Fragen auf der rechten Seite der Tabelle geben viel mehr Raum für Individualität und Dynamik, und das ist der Kern des PBT-Denkens.

Denken Sie biopsychosozial und betrachten Sie alle Ebenen

Die funktionale Analyse beginnt mit einer Betrachtung des »großen Bildes«. Svitak und Hofmann (2022) stellen ein prozessbasiertes Diathese-Modell vor, das mehrere Ebenen unterscheidet:

1. Anforderungen an die Person (die S-Variablen)
2. Vulnerabilitätsmechanismen (die O-Variablen)
3. Reaktionsmechanismen (die R-Variablen in Wechselwirkung)
4. Problemebene (das Ergebnis, d. h. die Symptomkonstellationen, die zur Behandlungsnotwendigkeit führen)

16 Prozessbasierte Diagnostik

Im Idealfall haben sich Patienten bereits im Voraus im Anamnesebogen mit makroanalytischen Fragen beschäftigt und wir haben bei einem Blick in den Bogen bereits Hinweise auf wichtige Elemente erhalten, die wir im Interview aufgreifen. Im Gespräch mit unseren Patienten versuchen wir, das dynamische Zusammenspiel der verschiedenen Elemente zu erfragen. ▶ Abb. 16.2 kann dabei als Orientierung verwendet werden (auch auf www.schematherapie-stuttgart.de bzw. www.integrative-psychotherapie.org als PDF zu finden). Diese Abbildung zeigt die Prozessebenen des EEMM metaphorisch als Etagen eines Wohnhauses (▶ Kap. 3.1), was für Patienten in aller Regel sehr gut verständlich ist.

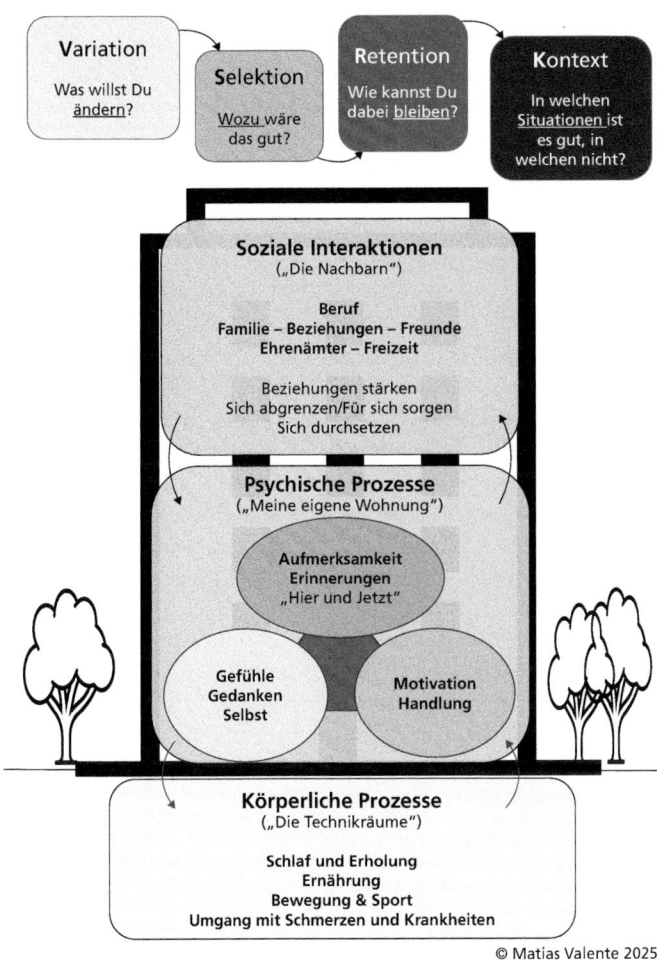

Abb. 16.1: Metapher des Wohnhauses

Leitfragen für die funktionale Analyse aus der Makroperspektive

1. Die *körperlich-biologischen Prozesse* stellen in der Metapher das Fundament des Hauses dar.
   a. Wie körperlich gesund ist die Person? Gibt es chronische Leiden und Einschränkungen, die sich auf die psychologischen Prozesse auswirken? Hat sich diesbezüglich in letzter Zeit etwas verändert? Kamen akute Beschwerden hinzu? Veränderungen der Medikation?
   b. Wie schläft die Person? Wie gut kann sie sich erholen und entspannen? Wie veränderte sich die Erholungsfähigkeit in letzter Zeit? Wie ist das funktional zu erklären?
   c. Wie viel Bewegung und Sport betreibt die Person? Wie gut gelingt es ihr, aktiv zu sein? Wie hat sich dies in letzter Zeit verändert und wie ist es funktional zu erklären?
   d. Wie gut ernährt sich die Person? Welche Rolle spielt Ernährung und Selbstfürsorge im Allgemeinen in ihrem Leben? Wie ist das funktional zu erklären?
2. Die *sozio-kulturellen Prozesse* stellen in der Metapher die Beziehungen mit den Nachbarn im großen Wohnhaus dar. Diese wirken sich auf die Ereignisse innerhalb der eigenen Wohnung aus.
   a. Wie sieht die aktuelle Lebenssituation, d. h. »das große Bild« des Lebens aus der Makroperspektive aus? Dazu gehören Beziehungen aller Art, Beruf, finanzielle Situation, Hobbys/Freizeit, Ehrenämter, der gesellschaftliche Kontext und kulturelle Aspekte.
   b. Was davon hat sich in letzter Zeit verändert? Waren diese Veränderungen von der Person gewollt? Erwartet? Wie wirkten sie sich auf sie und die anderen Bereiche des Lebens aus?
   c. Wie interagieren diese Dynamiken mit den psychologischen und körperlichen Prozessen?
3. Die *psychologischen Dimensionen* finden symbolisch in den eigenen vier Wänden statt. Sie stehen in enger Wechselwirkung mit den anderen zwei Ebenen. Hier bringen wir psychopathologische Symptome in das Bild und versuchen, sie im Kontext des Gesamtbildes zu sehen.
4. Die *VSRK-Betrachtung* ist natürlich sehr wichtig und versucht, die Adaptionsprobleme der Person zu erfassen. Wo finden sich die Schwierigkeiten schwerpunktmäßig?
   a. *An der Änderung des Verhaltens/der Variation:* Welche Verhaltensänderung hätte unter den veränderten Bedingungen stattfinden können/sollen, die nicht stattfand und wie ist das zu erklären?
   b. *An der Selektion adaptiveren Verhaltens:* Es gab mit hoher Wahrscheinlichkeit Ausnahmen zur problematischen Reaktion oder ansatzweise funktionalere Reaktionen. Wie kann man funktionalanalytisch/lerntheoretisch erklären, dass diese nicht ausreichend verstärkt wurden bzw. dass die Person nicht ausreichend subjektiv davon profitierte, sodass sie diese Alternativen nicht weiterverfolgte?

c. *An der Retention:* Vielleicht kam es doch zum Selektionsprozess, aber der Patient war nicht in der Lage, beim neuen Verhalten zu bleiben. Wie kann das erklärt werden?
d. *An der Kontextsensitivität:* Möglicherweise verfügt die Person über ein breiteres Repertoire an Reaktionen, verfehlt aber die Einschätzung der Situation hinsichtlich dessen, welche Reaktion in der spezifischen Situation für sie am besten wäre. Wie kann das erklärt werden?

Wie Sie sehen, sind diese Fragen zwar stark am EEMM orientiert, beinhalten jedoch keine methodenspezifischen Erklärungsmodelle. Wir sprechen nicht über dysfunktionale Schemata, kognitive Fusion, Fehlinterpretationen, fehlende Emotionsregulationsfertigkeiten oder Prägungen im Kiesler-Kreis. Die Übersetzung in eine spezifische Methode kann aber jederzeit erfolgen.

PBT und das EEMM bieten ein Metamodell zum effizienten funktionalanalytischen Verständnis und ermöglichen die methodenübergreifende Integration verschiedener Techniken in der Therapieplanung.

16.4 Die Mikroebene der funktionalen Analyse

Die Mikroanalyse der problematischen Verhaltensweisen ist essenziell für die Planung konkreter situationsbezogener Interventionen. Die Makroperspektive ist eine Luftaufnahme des aktuellen Lebens, in dem ein Problemverhalten kontextuellen Sinn ergibt. Die Mikroperspektive ist eine detaillierte Videosequenz des Verhaltens an sich. Makro und Mikro bilden so gesehen eine Dimension (▶ Kap. 5.3). Im ▶ Kap. 5 beschäftigten wir uns ausführlich mit einem EEMM-angepassten, erweiterten SORC-Modell. Es gibt mehrere Möglichkeiten, diese Mikroanalyse zu erheben. Natürlich könnte man sich einfach hinsetzen und mit dem Patienten im Gespräch die Kästchen des Schachbretts ausfüllen. Ich bevorzuge und empfehle Ihnen die Erhebung der Mikroanalyse im Sinne eines geleiteten Entdeckens während diagnostischer Expositionen bzw. erlebnisorientierter Übungen, bei denen man nicht nur über das Muster spricht, sondern es aktiviert und unmittelbar erlebt – denn nur dann haben diese Interventionen auch eine direkte therapeutische Wirkung.

Mikroanalyse mittels Stühle-Technik

Die Verwendung von mehreren Stühlen, um Prozesse erlebbar zu machen, wurde maßgeblich von der Gestalttherapie geprägt und findet unter anderem in der Schematherapie sehr häufig Anwendung. Für unsere Zwecke werden wir Stühle als

Stationen der SORC-Schleife betrachten. Dafür stellen Sie bitte Stühle entsprechend der ▶ Abb. 16.2.

> **Übung: Mikroanalyse auf Stühlen**
>
> Dauer: 25–30 Minuten
>
> Lassen Sie den Patienten mit seinem Handy ein Video der Übung mitschneiden, um es sich zuhause in Ruhe wieder anschauen zu können.
>
> Setzen Sie sich, wenn räumlich möglich, immer mit dem eigenen Stuhl/Hocker neben den Stuhl, auf dem die Person gerade sitzt, sodass keine konfrontative, sondern eine begleitende/explorierende/unterstützende Haltung entsteht.
>
> 1. Erklären Sie Ihrem Patienten zunächst die Übung: »Ich würde gerne diese Situation mit Ihnen genauer anschauen. Im Prinzip werden wir uns vorstellen, wir können den Film langsam abspielen und fast in Zeitlupe Ihre Gefühle, Gedanken und Ihr Verhalten erarbeiten und auf Stühle setzen. Das Ziel ist, die Dynamik des üblichen Musters zu verstehen.«
> 2. Stellen Sie einen leeren Stuhl oder Hocker zunächst als Symbol für die Person, mit der ein interpersoneller Konflikt stattfindet bzw. für die auslösende Situation. Dieser Stuhl wird die gesamte Zeit leer bleiben, er wird uns jedoch bei der Unterscheidung zwischen »Außenwelt« und »Innenwelt« helfen: »Wir stellen uns erst einmal vor, dieser leere Stuhl ist Ihre leere Wohnung nach dem Streit mit Ihrem Freund Markus.«
> 3. Auf Stuhl 1 explorieren Sie zunächst **Aufmerksamkeitsprozesse:** »Stellen wir uns vor, Sie befinden sich jetzt in dieser Situation. Stellen Sie sich möglichst lebendig Ihre Wohnung nach dem Streit am Telefon vor (ggf. mit geschlossenen Augen). Was passiert mit Ihrer Aufmerksamkeit? Worauf achten Sie? Ist Ihr Fokus eher nach außen oder nach innen gerichtet? Fokussieren Sie sich auf etwas Bestimmtes oder nehmen Sie das Ganze wahr? Wie gegenwärtig sind Sie? Wie stark spüren Sie den Kontakt zum Hier und Jetzt?«
> 4. Weiterhin auf Stuhl 1 explorieren Sie **Verarbeitungsprozesse:** »Machen Sie die Augen für einen Moment zu. Unser Hirn ist ein unglaubliches Rechenzentrum, das innerhalb von Millisekunden und völlig unaufgefordert eigene Erinnerungen und ‚alte Bilder' sucht und findet, die uns helfen, die aktuelle Situation besser zu verstehen oder einzuordnen. Kommt Ihnen gerade irgendeine Erinnerung oder ein ‚altes Bild' in den Sinn? Welches?«
> 5. Auf Stuhl 2 explorieren Sie **körperliche und emotionale Reaktionen und Prozesse:** »Was fühlen Sie in diesem Moment in Ihrem Körper, während Sie sich in dieser Situation befinden? Was fühlen Sie im Herzen? Welche Emotionen überwiegen? (ggf. Emotionen anbieten). Wie gehen Sie mit diesen Gefühlen um? Können Sie sie eher annehmen, oder möchten Sie sich dagegen wehren?«

6. Auf Stuhl 3 explorieren Sie **kognitive Bewertungen und Prozesse sowie Selbstprozesse:** »Wie denken Sie in der Situation? Wie bewerten Sie die eigenen Gefühle und Reaktionen? Wie gehen Sie mit diesen Gedanken um? Wie ernst nehmen Sie sie? Wie gehen Sie mit sich selbst um? Eher entwertend oder mitfühlend?«
7. Auf Stuhl 4 explorieren Sie zunächst **motivationale Prozesse:** »Was bewegt Sie zur Handlung? Welches Ziel verfolgen Sie dabei? Versuchen Sie etwas zu erreichen/verwirklichen oder eher etwas zu vermeiden? Auf welchen der anderen Stühle möchten Sie ggf. etwas vermeiden: Erinnerungen, Gefühle, Gedanken? Welche Bedürfnisse verfolgen Sie dabei?«
8. Auf dem gleichen Stuhl lassen Sie sich die **Handlung als »Rollenspiel«** (sofern möglich) zeigen und explorieren die Konsequenzen: »Zeigen Sie mir, wie Sie in der Situation reagieren. Was machen Sie genau? Was sagen Sie? Wie tun/sagen Sie es? Was passiert dann?«
9. Im Stehen erfolgen die **Reflektion und zusammenfassende Wiederholung** der ganzen Schleife: »Wenn wir uns das Ganze nochmal anschauen und zusammenfassen, dann haben wir gesehen ...«

Es kann während der Übung grundsätzlich wichtig und notwendig sein, eine Prozessdimension nachzuexplorieren, wenn z. B. jemand erst nach der Äußerung mancher Gedanken oder Selbstabwertungen emotional stärker oder anders reagiert. Fühlen Sie sich grundsätzlich frei und gehen Sie zurück zum passenden Stuhl.

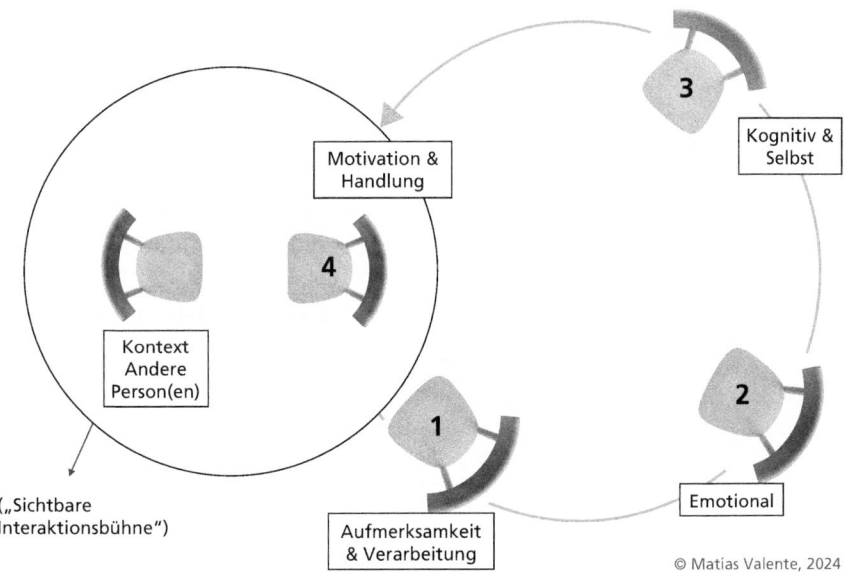

Abb. 16.2: Mikroanalyse auf Stühlen

Mikroanalyse als Exposition in sensu (Imaginationsübung)

Auf jeder Prozessdimension (sinnbildlich auf jedem Stuhl) kann die Selbstbeobachtung mit imaginativen Interventionen gestärkt werden. Es ist aber ebenfalls möglich, die gesamte Mikroanalyse als Imaginationsübung im Sinne einer in-sensu-Exposition mit der problematischen Situation durchzuführen. *In diesem Fall empfehle ich Ihnen, den Patienten mit seinem Handy eine Audioaufnahme mitschneiden zu lassen und dabei neben ihm zu sitzen.* Die Reihenfolge der zu eruierenden Prozessdimensionen bleibt als Orientierung die Gleiche, auch die Art zu fragen. Insbesondere bei der Suche nach »alten Bildern« können emotional intensivere Reaktionen stattfinden, wovon wir bei der imaginativen Überschreibung grundsätzlich profitieren. Anschließend zu untersuchen, wie sich diese »alten Bilder« auf die unmittelbaren Reaktionen und Dynamiken im Umgang mit der aktuellen Situation auswirken, kann sowohl diagnostisch sehr fruchtbar als auch für die Person im Sinne eines motivierenden »Aha-Moments« sehr wichtig sein.

Mikroanalyse als Exposition in vivo

Besonders bei Zwangs- und Angstsymptomen ergibt sich häufig die Indikation und auch Möglichkeit, die prozessorientierte Mikroanalyse im Umgang mit der tatsächlichen aktivierenden Situation durchzuführen. Jemand mit einem Waschzwang erlebt bspw. ausreichende emotionale Aktivierung beim Berühren einer Türklinke in der Praxis, jemand mit sozialen oder agoraphobischen Ängsten muss auch nur mit Ihnen die Praxis verlassen und möglicherweise ein paar Schritte laufen, wenn Ihre Praxis zentral liegt, um das Muster zu aktivieren. Das ist an sich keine Neuheit und uns Verhaltenstherapeutinnen und -therapeuten gut bekannt. Wir können während dieser diagnostischen Expo genauso wie auf Stühlen oder in der Imagination prozessorientiert eruieren und uns an der erweiterten SORC-Schleife orientieren.

Grafische Darstellung

Am Ende von ▶ Kap. 5 schauen wir uns die Schachbrett-Darstellung (▶ Abb. 5.3) des EEMM sowie ein Beispiel einer erweiterten SORC-Analyse einer Selbstverletzung an. V. a. am Anfang empfehle ich Ihnen, das Schachbrett als Arbeitsblatt zu verwenden (Sie finden es auf www.schematherapie-stuttgart.de bzw. www.integrative-psychotherapie.org), auch als Orientierung für die Durchführung der Übung. Sie können während der Mikroanalyse bereits Notizen machen oder eben zum Schluss mit dem Patienten zusammen. Wir haben eine grundsätzliche Tendenz, viel Text zu schreiben, was für das Endprodukt überfordernd sein kann. Hier gilt die Regel: »weniger ist mehr!« Das Wichtigste sind die Prozesse und Vorgänge, nicht die Inhalte.

Selbstbeobachtungsanleitung bis zur nächsten Sitzung

Die Video- bzw. Audioaufnahme und der SORC-Kreis stellen die Basis für die Selbstbeobachtung in den Wochen bis zur nächsten Sitzung dar. Man kann sich bspw. beim ansatzweisen Auftreten des Verhaltens oder bei der (spontanen oder geplanten) Konfrontation mit der problematischen Situation mit Hilfe des Arbeitsblattes bewusst und systematisiert selbst beobachten und ggf. die Beobachtungen stichwortartig dokumentieren. Insbesondere soll die Person prüfen, ob wir etwas Wichtiges bei der Erarbeitung in der Sitzung vergessen bzw. etwas überbewertet haben. Aber auch im Sinne einer Lösungsanalyse kann der Patient beobachten, welche Veränderungen bei Ausnahmen stattfinden – anders gefragt: *Mit einer Veränderung auf welchem Stuhl kann die Rückkoppelungsschleife unterbrochen werden?*

16.5 Erstellung eines dynamischen Netzwerkmodells

Während SORC die gesamte Palette der sichtbaren und verdeckten Reaktionen exploriert und abbildet, ermöglicht die Netzwerkanalyse eine dynamische Bewertung. Wir untersuchen dabei die Wechselwirkungen zwischen den verschiedenen Prozessdimensionen und verfolgen das wesentliche Ziel, die zentralsten Elemente des Modells zu identifizieren. Denn diese Störungsprozesse bieten in der Regel die Eingangstür in die Veränderungsdynamik und sind für die Wahl der Behandlungsschwerpunkte und -interventionen von hoher Relevanz.

Alle Netzwerkmodelle, die Sie in diesem Buch bisher gesehen haben, wurden auf der Plattform PsychFlex (www.psychflex.com) von Steve Hayes und Gijs Jansen mit dem Tool »PLAN« (Personalized Life Analysis Network) erstellt. Selbstverständlich können aber diese Grafiken auch »altmodisch« mit Stift und Papier erstellt werden. Die Arbeitsschritte sind im Grunde die gleichen.

> **Ein Netzwerkmodell erstellen**
>
> Das Netzwerkmodell wird sich auf die bereits untersuchte Mikroanalyse eines bestimmten Verhaltens beziehen, sodass Sie mit der Situation und teilweise der Wechselwirkung zwischen den verschiedenen Prozessen bereits gearbeitet haben.
>
> 1. Malen Sie die relevanten Knoten (Kreise) und beschriften Sie sie mit prozessorientierten Stichworten (»Vermeidung von Angst« anstatt nur »Angst«, »Grübeln« statt konkreter Gedanken etc.).
> 2. Um die Kanten (Pfeile) zu malen, erfragen wir Wechselwirkungen und Einflüsse. Starten Sie mit einem Knoten und fragen Sie den Patienten in Bezug

auf einen zweiten (am Beispiel von Biancas Modell, ▶ Abb. 11.1): »*Wie sehr beeinflusst die selektive Aufmerksamkeit und der Fokus auf Anzeichen von Ablehnung die Schamwahrnehmung während des Gesprächs mit Stefan?*«. Anders gefragt: »*Was würde mit dem Fokus auf Scham passieren, wenn die Aufmerksamkeit weniger selektiv wäre?*«. Entsprechend malen wir, wenn eine Verbindung besteht, einen Pfeil von Knoten 1 zu Knoten 2. Die Intensität kann mit der Linienstärke oder auch mit der Größe des Pfeilkopfs dargestellt werden. Für eine negative Korrelation kann entweder eine punktierte Linie oder auch eine andere Farbe verwendet werden.

3. Erfragen Sie jede mögliche Verbindung der Reihe nach und erarbeiten Sie mit dem Patienten zusammen das gesamte Bild. Die Selbstbeobachtung in den letzten Wochen spielt natürlich eine Rolle, aber auch Ihre eigenen Beobachtungen und Intuition.
Viele Patienten tendieren dazu, »überall Verbindungen zu sehen«. In dem Fall zählen die stärkeren Einflüsse – denn wenn wir überall Pfeile malen, dann wird die Grafik unübersichtlich und weniger aussagekräftig.

4. Wenn das Bild fertig ist, dann identifizieren wir die zentralen Knoten, von denen die meisten Pfeile ausgehen (»Out-Strength« oder Außengrad in der Netzwerktheorie). Es können mehr als einer sein. Diese Prozesse sind für die Therapieplanung von hoher Bedeutung und in der Behandlungsplanung das wahrscheinlichste Ziel unserer Interventionen.

5. Manche Elemente werden anders herum von mehreren anderen Knoten beeinflusst, sie empfangen also mehrere Pfeile (»In-Strength« oder Innengrad). Sie können sehr wichtig sein, um Leidensdruck zu erklären, es handelt sich aber eher um Ergebnisse bzw. »Outcomes«.

16.6 EMA-Daten und empirisch gewonnene Netzwerke

Dank der rasanten technologischen Entwicklung der letzten Jahre können, wie im ▶ Kap. 1 angedeutet, hohe Mengen an Daten mittels Smartphone-Apps gewonnen werden und somit Netzwerkanalysen unter Verwendung empirisch gewonnener ideografischer Daten erstellt werden. In der Praxis geht es darum, im Rahmen einer hochfrequenten Selbstbeobachtung im Alltag bzw. während kritischer Situationen Fragebögen auszufüllen (sog. »Ecological Momentary Assessments«, EMA), um durch die Auswertung hoher Datenmengen individualisierte dynamische Netzwerke zu erstellen.

SORC-Analyse als Netzwerkmodell (Stagnier et al., 2024)

Eine Möglichkeit, dynamische Netzwerkmodelle empirisch zu erstellen, stellt der Ansatz von Stefan Hofmann und Ulrich Stagnier dar, der sich an SORC-Kategorien orientiert und die Mikroanalyse eines problematischen Verhaltens darstellt. Ähnlich wie oben dargestellt erhebt man zunächst im diagnostischen Interview die konkreten Daten der Mikroanalyse und bereitet die personifizierten Knoten vor, sodass der Patient mit Zugang zu einer noch experimentellen App mehrmals täglich einschätzen kann, wie stark der entsprechende Prozess bzw. Element gerade aktiv ist (»Status-App« der Universität Frankfurt, noch nicht für das breite Publikum zugelassen, eine Praktiker-Studie läuft aktuell). Die Auswertung ermöglicht ähnlich wie bei der oberen Anleitung die Identifikation der zentralen Knoten, die in der Behandlung primär adressiert werden sollen.

Links im Modell der ▶ Abb. 16.3 sehen Sie den Stimulus, in dem Fall das Wahrnehmen des Gruppenmitpatienten, der strengt schaut. Als wesentliche Verarbeitung wird das Wiedererleben vom Trauma (O-Variable) dargestellt. In Verbindung damit werden die zentralen Emotionen Panik und Scham, die von der Patientin stark fokussiert werden, und der Gedanke »Ich bin verwundbar« wahrgenommen. Als übergeordnete Vermeidungsmotivation finden wir »Streben nach Sicherheit«, was ebenfalls mit der fehlenden Gegenwärtigkeit im Umgang mit den »alten Bildern« in Verbindung gebracht werden kann. Das sichtbare Verhalten ist das Erstarren.

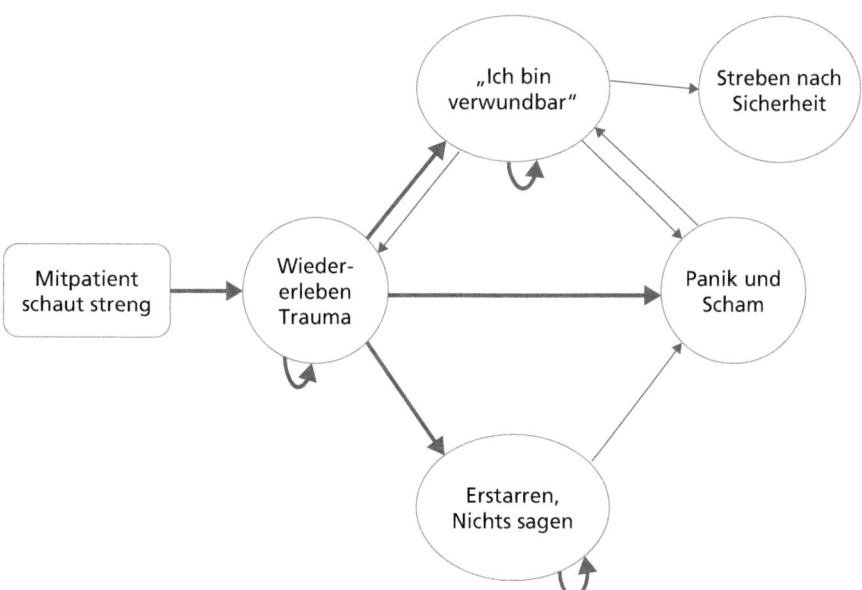

Abb. 16.3: Dynamisches Netzwerkmodell einer Patientin mit posttraumatischer Vermeidung (angelehnt an Stagnier et al., 2024)

Auch die bereits erwähnte App »PsychFlex« wird bald die Möglichkeit anbieten, die Items zu individualisieren, welche Patienten bei der EMA-Diagnostik als VAS (Visual Analogue Scales) vorgelegt bekommen, sodass auch individualisierte SORC-Analysen möglich sein werden. Der aktuelle Fokus bei PsychFlex liegt jedoch auf der Erhebung von Daten mittels PBAT, PsyFlex und Outcome, was wir uns jetzt genauer anschauen werden.

PBAT-Analyse als Netzwerkmodell (Ciarrochi et al., 2022)

Die drei bereits vorgestellten Fragebögen können mit Hilfe der PsychFlex-App vom Patienten hochfrequent beantwortet werden, sodass eine Netzwerkanalyse mit den übergeordneten Prozesskategorien und den Outcomes erstellt werden kann. In der aktuellen Version der App können Sie »nur« Korrelationen zwischen zwei Variablen errechnen und grafisch darstellen – im Laufe der nächsten Monate soll eine sehr große Aktualisierung erfolgen, sodass die automatisierte Erstellung von Netzwerkmodellen mit Darstellung aller Prozesse und Outcomes wie in der ▶ Abb. 16.5 möglich sein wird.

Fallbeispiel

Schauen Sie sich ▶ Abb. 16.4 an. Sie zeigt zwei verschiedene Beispiele.

1. Die obere Grafik zeigt die Verbindung zwischen dem Symptom/Outcome »Traurigkeit« und dem Prozess »Fehlende Gegenwärtigkeit«. Die Korrelation ist mittel bis stark, was qualitativ noch besser verstanden werden kann, wenn man den Patienten bittet, parallel dazu eine Liste mit Stichworten zu den Erlebnissen/Aktivitäten des Tages zu führen. Der 23-jährige Patient mit depressiven Symptomen berichtete, an den ersten Tagen der Untersuchung (17.02–19.02) viel Zeit allein zuhause verbracht und über seine vor einigen Monaten gescheiterte Beziehung nachgedacht zu haben. An den Tagen danach (21.02.–27.02.) war sein Ärger über den Beziehungsbruch viel präsenter (ein weiteres Outcome, das auch mit fehlender Gegenwärtigkeit einhergeht), dafür die Traurigkeit niedriger. Seine Schwierigkeiten, im Hier und Jetzt zu sein, bleiben deswegen weiterhin auf einem hohen Niveau.
2. Die untere Grafik zeigt die sehr hohe positive Korrelation zwischen den psychologischen Prozessen »Gedanken sein lassen« (kognitive Flexibilität) und »Werte-Klarheit« (motivationale Flexibilität) im Psychologischen Flexibilitätsfragebogen bei einem 49-jährigen Patienten während der Rückfallprophylaxe nach der erfolgreichen Behandlung seiner Panikattacken und reaktiv-depressiven Symptomen.

16 Prozessbasierte Diagnostik

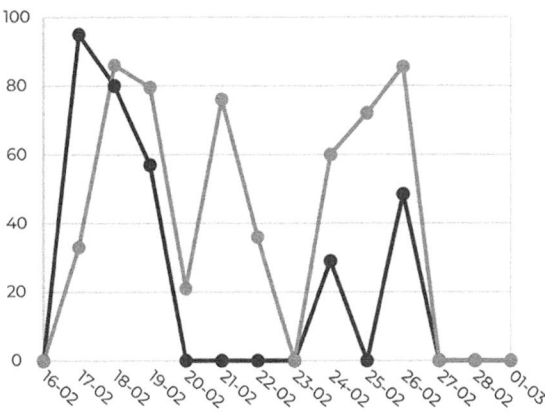

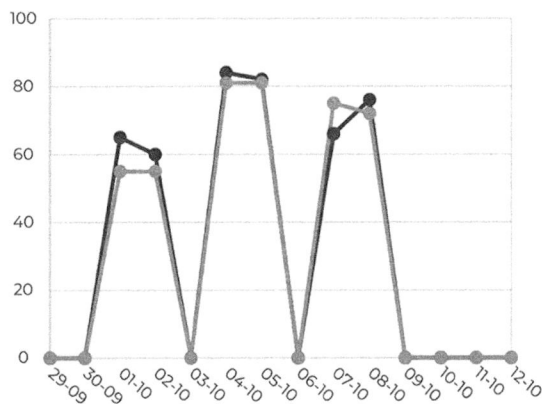

Abb. 16.4: Beispiele für die Errechnung der Korrelation zwischen Prozessen/Outcomes in der App PsychFlex (www.psychflex.com).

III Praxis

Viel spannender ist die bereits angekündigte Aktualisierung. Steve Hayes ermöglichte mir netterweise die Arbeit und das Experimentieren mit der Beta-Version der neuen App, um Ihnen in diesem Buch über die Möglichkeiten berichten zu können. ▶ Abb. 16.5 zeigt die KI-unterstützt erstellte Netzwerkanalyse unter Berücksichtigung aller negativen PBAT-Items. »Stuck Unable to Change« (Mangel an Handlungsvariation) zeigt den höchsten Außenrand und ist vermutlich für die Behandlung von zentraler Bedeutung.

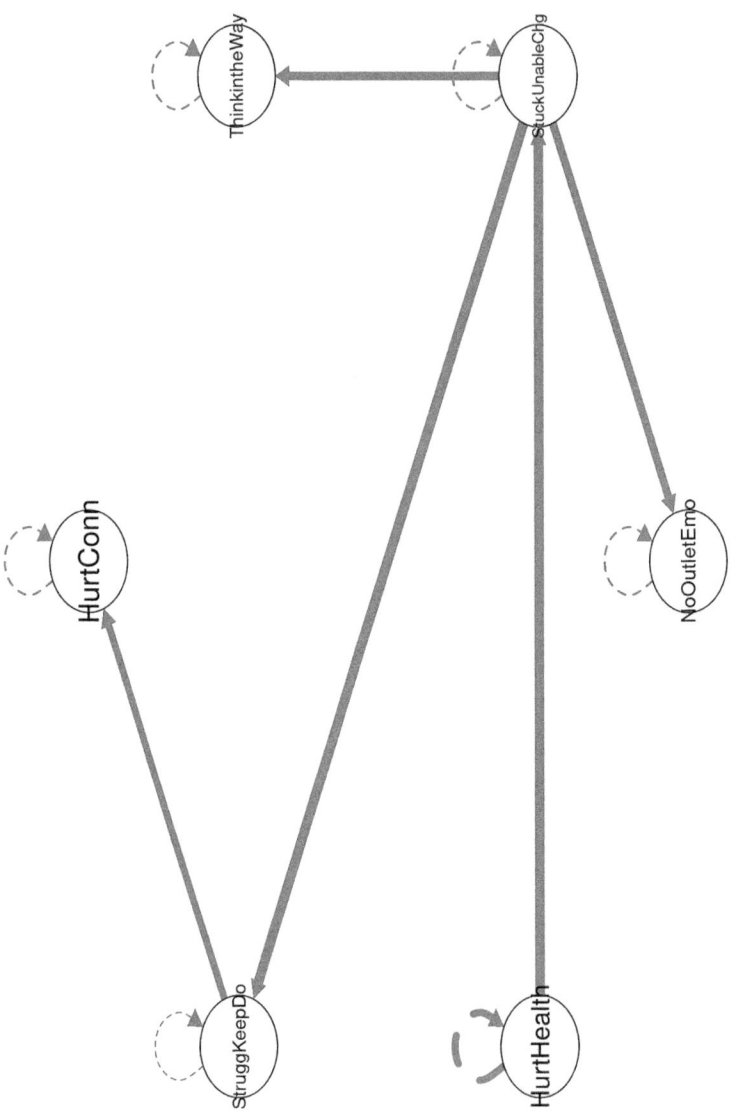

Abb. 16.5: Empirisches Netzwerkmodell einer Patientin mit verschiedenen Angst- und depressiven Symptomen

Eine gute App ist kein Garant für eine gute Psychotherapie

Die Verwendung solcher Programme und Apps verfolgt das Ziel, zentrale Prozesse schneller und effizienter zu identifizieren sowie den Behandlungsverlauf und die Effektivität unserer Interventionen zu messen – ähnlich wie eine gute psychometrische Untersuchung. Insgesamt soll dadurch unsere Arbeit erleichtert und die Diagnostik verbessert werden. Die App funktioniert wie ein Assistent, der für uns sehr komplexe Messungen und Datenerhebungen übernimmt.

16.7 Lösungsanalyse und Formulierung einer hypothetischen Veränderungsdynamik

Mit einer ähnlichen Herangehensweise wie bei der Erarbeitung der Störungsdynamik, versuchen wir die Dynamik funktionaler Alternativen zum problematischen Verhalten zu erfassen und erlebnisorientiert darzustellen. Die Makroanalyse und die Erfassung von Ressourcen und Kompetenzen bietet eine gute Grundlage, um sich auf die Suche nach »Ausnahmen« zu machen. In manchen Fällen berichten unsere Patienten über positive Ausnahmen, die wir uns dann gemeinsam anschauen können. In anderen Fällen erarbeiten wir »experimentell« eine Alternative unter Laborbedingungen, die aber als solche im Alltag der Person spontan noch nicht stattfand.

Lösungsanalyse mittels Stühle-Technik

Die folgende Übung ist im Grunde eine Erweiterung der bereits vorgestellten mikroanalytischen Stühle-Übung.

> **Übung: Lösungsanalyse auf Stühlen**
>
> Dauer: 25–45 Min
>
> Diese Übung sollte früh genug in der Sitzung begonnen werden, um innerhalb der 50 Min. zu bleiben. Der Aufbau der Stühle entspricht der Mikroanalyse des Problemverhaltens, ▶ Abb. 16.1. Lassen Sie unbedingt eine Audio- oder Videoaufnahme mit dem Handy des Patienten laufen.
>
> 1. Stellen Sie die Stühle auf und wiederholen Sie zusammenfassend die exemplarische Mikroanalyse mit Hilfe der Zeichnung ohne erneute Exploration: »*Letztes Mal hatten wir uns eine typische Situation angeschaut und festgestellt, dass Sie in solchen Momenten Ihre Aufmerksamkeit überwiegend auf ... richten. Dabei*

spielen »alte Bilder« eine wichtige Rolle. Sie fühlen ... und versuchen diese Gefühle nicht wahrzunehmen und dann sagen Sie zu sich selbst gedanklich ...« (etc.)
2. Explorieren Sie die spontane Ausnahme aus den letzten Wochen ebenfalls als mikroanalytische Dynamik. Schauen Sie sich alle Dimensionen einzeln an und stellen Sie, wenn Sie die räumlichen Möglichkeiten haben, neben jeden Stuhl einen zweiten, auf dem die Person sitzen kann, um die funktionalen Alternativen jeweils zu zeigen/erarbeiten. Wenn Sie bspw. auf dem »neuen« Stuhl neben Stuhl 1 sitzen, dann erfragen Sie hier die Aufmerksamkeitsprozesse und suchen Sie die Unterschiede zur Störungsdynamik: *»Sehr häufig fokussieren Sie sich in solchen Situationen auf (...). Wie gehen Sie aber jetzt mit dem Fokus der Aufmerksamkeit um? Was ist anders im Vergleich zum üblichen Stuhl?«* Dann gehen Sie zur nächsten »Station« und erfragen ebenfalls die neuen Reaktionen und die Unterschiede zur Störungsdynamik, bis Sie alle Stühle erfragt haben.
3. Wenn Sie alle Dimensionen eruiert/erarbeitet haben, dann reflektieren Sie mit Ihrem Patienten im Stehen vor den Stühlen. Seien Sie nicht zu sparsam mit Lob und Anerkennung – in der DBT nennen wir das »aktives Cheerleading«. Suchen Sie nach Veränderungsprozessen: *Welche Dimension bietet praktisch betrachtet die beste/günstigste Möglichkeit, um von der einen in die andere Dynamik zu wechseln?* Anders gefragt: *Welcher (funktionale) Prozess macht das gleichzeitige Auftreten der Störungsdynamik unmöglich?*
4. Probieren Sie wenn möglich mit der Person eine konkrete Intervention bzw. Technik aus, um auf der (intuitiv) identifizierten günstigsten Prozessdimension den Wechsel von einem zum anderen Stuhl zu üben: *»Stellen wir uns vor, Sie befinden sich in einer ähnlichen Situation und das übliche Muster aktiviert sich bereits. Sie sitzen wie gewohnt auf diesem Stuhl und merken, wie Sie automatisiert bei Stefan auf Anzeichen achten, dass er genervt sein könnte. Jetzt wechseln Sie den Stuhl und wir probieren etwas anderes aus ...«*
5. Unterstützen Sie die Selektion mit fokussiertem Erleben der Folgen der Intervention: Wie wirkt sich die Übung auf den anderen Stühlen aus?
6. Unterstützen Sie die Retention mit konkreten Hausaufgaben, etwa, sich das Video anzuschauen, aktiv Situationen aufzusuchen um die Übung auszuprobieren, Selbstbeobachtungsprotokoll etc.

Imaginative Lösungsanalyse

Analog zur imaginativen Mikroanalyse eines problematischen Verhaltens, können in der Imagination ebenfalls Ausnahmen bzw. Alternativdynamiken eruiert, erlebbar gemacht und sogar ausprobiert werden. Ähnlich wie bei der Übung mit Stühlen, sollte man früh am Anfang der Sitzung damit beginnen, um sowohl die Störungs- als auch die Veränderungsdynamik bei der imaginativen Konfrontation gut erarbeiten zu können.

Experimente während einer diagnostischen in-vivo-Exposition

Möglicherweise haben auch Sie während Ihrer VT-Ausbildung gelernt, bei der ersten »diagnostischen Exposition« Übungsaspekte im Sinne eines »Experiments« zu testen und mit dem Patienten gemeinsam zu prüfen, wie sich die Reaktionsverhinderung (z. B. die Flucht) auf Wahrnehmung, emotionale und kognitive Reaktionsmuster auswirkt. Wie bereits in ▶ Kap. 1 angedeutet: PBT greift die Prozessorientierung der ersten behavioristischen Therapieansätze auf und entwickelte sie weiter. Während wir die Reaktionsverhinderung und bspw. die Handlung »im Zug sitzen bleiben« ausprobieren, können wir analog zur Exploration der Störungsdynamik auch die Veränderungsdynamik explorieren, indem wir alle Prozessdimensionen eruieren/erfragen: »*Während wir jetzt im Zug sitzen bleiben, anstatt auszusteigen: Was passiert mit Ihrer Aufmerksamkeit? Wo richten Sie den Fokus hin? Wie offen nehmen Sie jetzt die Situation wahr? Kommen Ihnen möglicherweise andere Erinnerungen/‚alte Bilder' in den Sinn? Womit bringen Sie diese neue Erfahrung automatisch in Verbindung? Wie reagieren Sie emotional? Wo fühlen Sie das im Körper?* (etc.)«

Erweiterung der SORC-Grafik

Die Alternative zur Störungsdynamik kann auf der gleichen Grafik mit einer anderen Farbe festgehalten werden, etwas, was für viele Patienten erfahrungsgemäß sehr hilfreich sein kann – besonders während Verhaltensexperimenten, bei denen alle wichtigen Informationen für Selbstbeobachtung und -steuerung auf einer Seite ersichtlich sind. ▶ Abb. 16.6 zeigt die Erweiterung der ▶ Abb. 5.3 nach Luisas Selbstverletzung, aber mit den alternativen Interventionen als Lösungsanalyse in Grün.

16.8 Beurteilung der Netzwerkstabilität

Eine der wesentlichen Ziele mathematischer Netzwerkberechnungen ist die Vorhersage anstehender Veränderungen bzw. die Beurteilung von Veränderungsresistenz bzw. Resilienz. Scheffer et al. (2012) zeigen in einem Review sehr interessante Forschungserkenntnisse aus zahlreichen Disziplinen (Biologie, Chemie, Klimatologie, Ökonomie, Ökologie, Soziologie), die auch auf psychopathologische Netzwerke gut übertragbar ist, wie PBT-Publikationen zeigen (Hofmann et al., 2021; Svitak & Hofmann, 2022; Stagnier et al., 2024). Es gibt bestimmte Eigenschaften eines komplexen Systems, die auf Änderungsresistenz hindeuten.

III Praxis

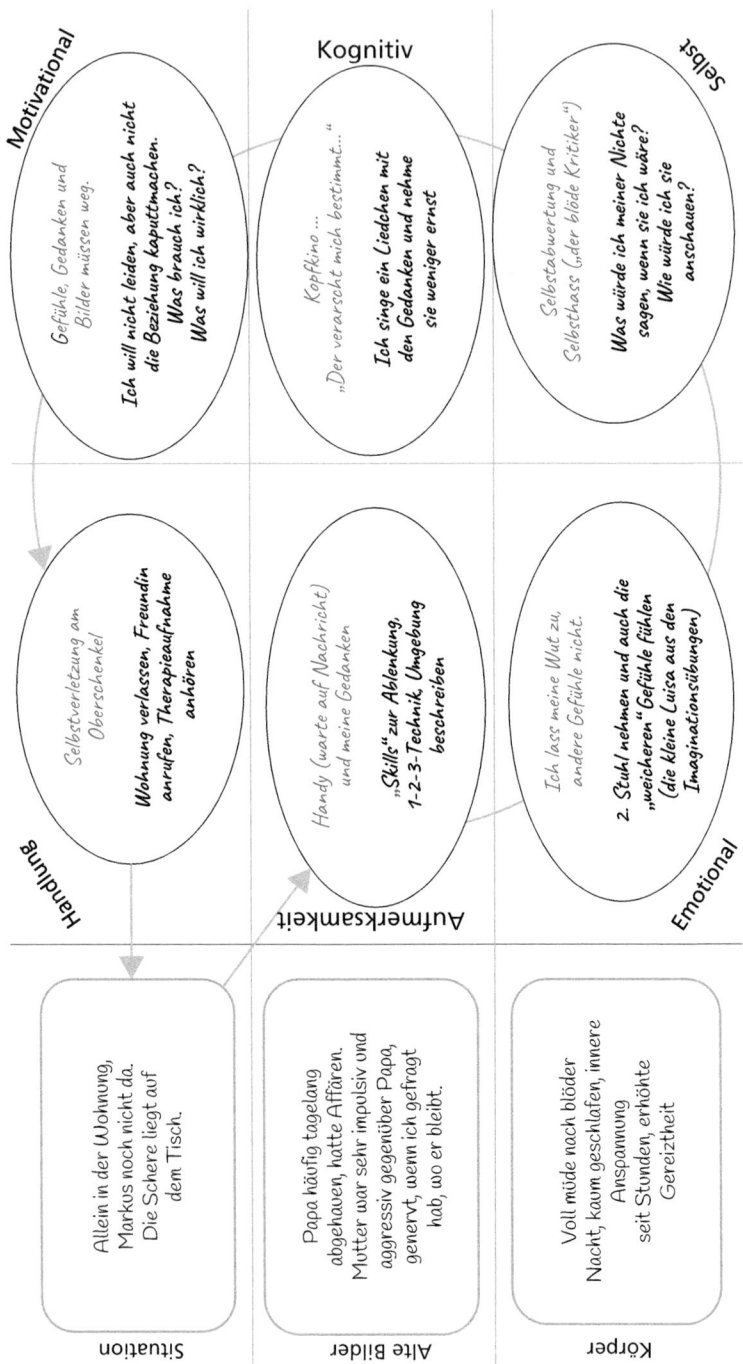

Abb. 16.6: Erweitertes SORC-Modell mit Lösungsanalyse

Homogenität

> Erklärt eine Störungsdynamik als Muster verschiedene problematische Outcomes, sodass die gleichen »zugrunde liegenden« Prozesse in vielen unterschiedlichen Situationen aktiv sind und das Funktionieren der Person im Allgemein dominieren, so spricht man von einer hohen Homogenität des Systems.

Das ist zu erwarten bei komplexen Störungsbildern mit mehreren Symptomkomplexen, wie etwa bei Sandra (▶ Kap. 1), aber auch in Fällen, in denen mit einer einzigen ICD-Diagnose das Muster in sehr vielen Situationen auftritt, wie etwa bei einer schweren Zwangsstörung. Wenn Kontrollzwänge »nur« in der eigenen Küche auftreten, dann existieren zahlreiche Alternativen (Netzwerke), wie etwa das Verhalten in fremden Küchen oder bei der Arbeit – in dem Fall sprechen wir über eine geringe Homogenität. Wenn Kontrollzwänge sehr generalisiert auftreten, dann dominiert das zugrunde liegende Netzwerk das Geschehen in sehr vielen Bereichen und Situationen – die Homogenität ist hoch.

Konnektivität

> Bei einer hohen Anzahl an Verbindungen und Wechselwirkungen zwischen Elementen eines Systems spricht man von einer hohen Konnektivität.

Je mehr Kanten vs. Pfeile zwischen den Knoten in einem Modell, um so stabiler und entsprechend veränderungsresistenter das System. Ein System mit hoher Konnektivität kann besser Einflüsse von außen abwehren und findet in der Regel schnell zurück zum ursprünglichen Zustand. Eine »einfache« kognitive Intervention bei Bianca könnte zu keiner oder sogar vorübergehend zu einer kleinen Veränderung führen, die aber nicht generalisieren würde. Das System würde sich schnell reorganisieren und es würde zu keiner anhaltenden Veränderung kommen. Wir benötigen komplexere »Multi-Level« Interventionen und möglicherweise hohe Wiederholungen.

Gesamtbetrachtung

Wir benötigen für die Beurteilung der Stabilität aus praktischer Sicht die gleichzeitige Betrachtung der Homogenität und der Konnektivität. Eine Zwangsdynamik, die nur zuhause in der Küche stattfindet, kann bei der Erarbeitung des Netzwerkmodells eine hohe Konnektivität aufweisen, sie tritt aber insgesamt isoliert auf und es zeigen sich andere alternative Netzwerke.

> Im kommenden Kapitel beschäftigen wir uns mit der Relevanz für die Behandlungsplanung. Wie Sie aber vermutlich ahnen: *Je stabiler das Netzwerk, umso mehr Arbeit kommt in der Behandlung auf uns zu.*

17 Prozessbasierte Behandlung

17.1 Netzwerktheorie der Veränderung

Veränderung bedeutet einen Wechsel von einem Netzwerkzustand in einen anderen – im Kontext der Psychotherapie von einer Störungs- in eine Veränderungsdynamik. Scheffer et al. (2012) verwenden dabei die Metapher von Bergen und Tälern und sprechen über »Tipping Points« (Kipppunkte) – in der Metapher die Spitzen der Berge (▶ Abb. 17.1).

- Bei stabilen, homogenen und hochkonnektiven Netzwerken zeigen sich in der Regel »tiefe Täler« und eine Veränderung funktioniert nur unter Einwirkung starker Einflüsse von außen. Die Erholungszeit (»Recovery Rate«) nach Störungen von außen ist kurz, das System kann sich schnell erholen und zum gewöhnlichen Zustand zurückkehren. Veränderung ist schwerer zu erreichen. Wenn eine Destabilisierung jedoch stark genug ist und der Tipping Point erreicht und überschritten wurde, beginnt anschließend eine Kettenreaktion an Veränderungen. *Die Traumatherapie-Interventionen bei Bianca (▶ Kap. 12) finden alle 10–14 Tage statt und werden aufgenommen, sodass sie die Imaginationsübungen zuhause selbstständig wiederholen kann. Die Effekte in der Sitzung sind sichtbar und spürbar, sie halten aber nicht lange an und sie vergisst häufig, die Sitzungen wieder anzuhören. Es braucht 8–10 Sitzungen, bis die Effekte beginnen länger anzuhalten und sie die Hausaufgaben auch erfüllt.*
- Bei instabileren, heterogenen und schwächer verbundenen Netzwerken sind die Berge deutlich flacher und die Tipping Points leichter zu erreichen. Das System reagiert auf kleinere Einflüsse und passt sich schneller an, dafür finden Veränderungen langsamer und weniger spektakulär statt. *Die körperorientierten Interventionen bei Heike (▶ Kap. 17.4) in einer einzigen Sitzung erreichen den Tipping Point, der Effekt der Intervention in der Sitzung dauert lange genug an, sodass sie die Vereinbarungen umsetzen kann. Es kommt zu einer allmählichen, aber stabilen Besserung.*
- Das sog. »Critical Slowing Down« gilt als häufiges Anzeichen einer anstehenden kritischen Veränderung. Ein ansonsten stabiles System fängt an, sich nach Destabilisierungen langsamer zu erholen – die Resilienz des Netzwerkes lässt nach und eine Veränderung könnte bald stattfinden. *Nach den besagten 8–10 Sitzungen bei Bianca fängt sie an, die Aufnahmen häufiger anzuhören und eigenständig Verhaltensexperimente zu planen und verabredet sich bspw. mit alten Freundinnen.*

17 Prozessbasierte Behandlung

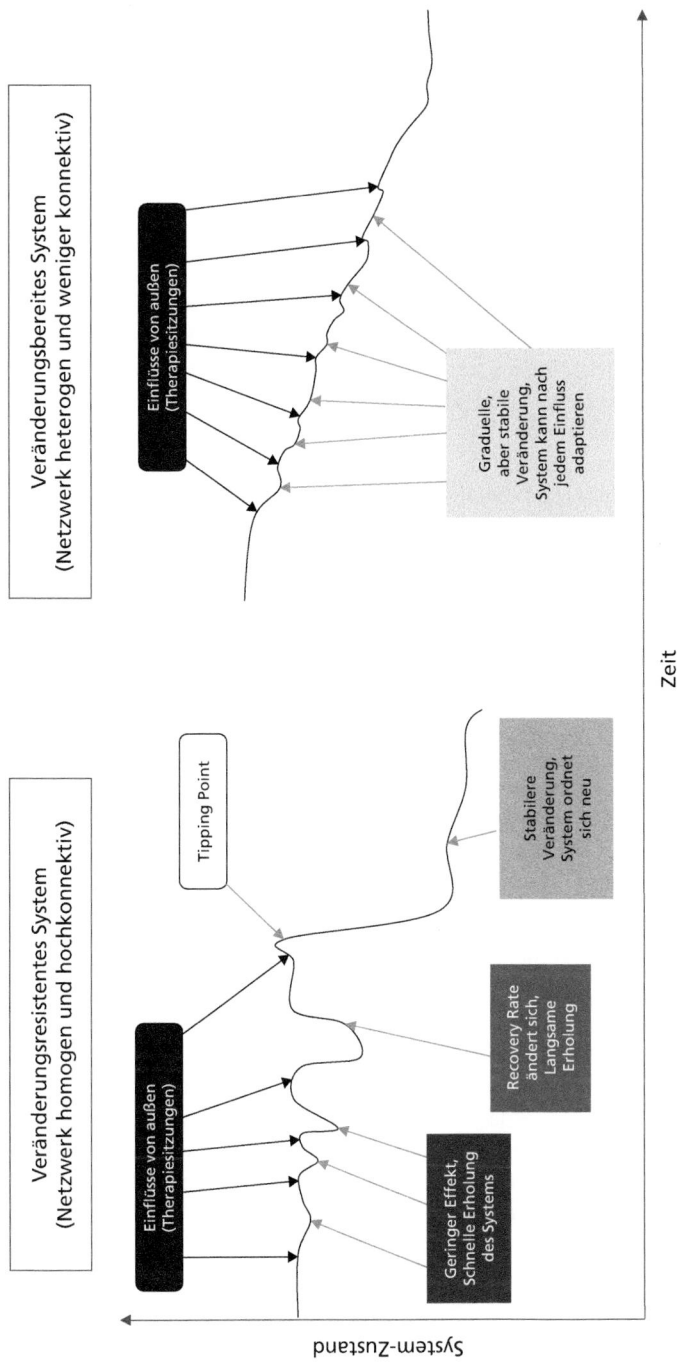

Abb. 17.1: Netzwerktheorie der Veränderung (angelehnt an Scheffer et al., 2012)

> **Merke**
>
> Die Unterscheidung zwischen funktionalen (»gesunden«) und dysfunktionalen (»pathologischen«) Netzwerken ist zunächst zweitrangig. Die Netzwerktheorie erklärt lediglich die Stabilität eines Systems und seine Veränderungsbereitschaft.

Das operationalisierbare Verständnis von Veränderungsbereitschaft und Stabilität eines Netzwerkes ist in vielerlei Hinsicht hilfreich und für die Behandlung relevant. Wir können damit nicht nur wie oben geschildert die Destabilisierung eines unerwünschten Netzwerkzustandes als dynamischen Prozess verstehen und den »Widerstand« des Netzwerkes konzeptualisieren. Wir können auch diese Erkenntnisse heranziehen und Strategien ableiten, um eine neu etablierte, jedoch noch instabile funktionale Dynamik veränderungsresistenter zu machen und somit Rückfälle zu prävenieren.

Schauen wir uns jetzt die praktischen Anwendungsmöglichkeiten konkreter an.

17.2 Behandlungsplanung und Suche nach geeigneten Veränderungsprozessen

> Veränderungsprozesse sind Mediatoren für Veränderung (▶ Kap. 2.4) und leiten den Wechsel in eine funktionale Alternative zur üblichen Störungsdynamik ein, die mit dieser nicht kompatibel ist.

Es sind die Wirkmechanismen, die wir »hinter« Intervention vermuten bzw. durch die Interventionen aktivieren wollen. Wenn Veränderungsprozesse eine sinnbildliche Tür zwischen den Dynamiken darstellen, dann sind unsere konkreten Interventionen die praktischen Schritte durch diese Tür. Die Identifikation der wesentlichen Veränderungsprozesse ermöglicht die Erstellung eines individualisierten Behandlungsplans mit evidenzbasierten Interventionen und Techniken.

Veränderungsprozesse lassen sich nicht immer von der Störungsdynamik ableiten. In manchen Fällen spielen bspw. Aufmerksamkeitsprozesse eine zentrale Rolle in der Netzwerkanalyse der Störungsdynamik und werden dann auch als Veränderungsprozesse für Interventionen gewählt. Das war der Fall in der Arbeit mit Bianca (▶ Kap. 11), bei der die posttraumatischen Verarbeitungsprozesse und die selektive Wahrnehmung bei geringer Gegenwärtigkeit zentral waren. Es gibt wiederrum andere Fälle, bei denen die Zentralität der Aufmerksamkeitsprozesse in der Netzwerkanalyse der Veränderungsdynamik höher ist und somit auffälliger als in der Störungsdynamik. Das war bei Peter (▶ Kap. 3) im Umgang mit dem Computerspielen und dem Cannabiskonsum der Fall. Bei der Suche nach »Ausnahmen« fanden wir ein neues Netzwerk, das absolut inkompatibel mit dem Störungsnetzwerk war, in dem Gegenwärtigkeit eine hohe Zentralität und Konnektivität hatte – sie war also eine Art »Eingangstür« in die funktionalere Dynamik.

Unten finden Sie eine ausführliche Tabelle mit der konkreten Unterscheidung zwischen Veränderungsprozessen (z. B. Emotionale Wahrnehmung) und spezifischen Techniken (z. B. Stühle-Übung, Selbstbeobachtung etc.). Die wesentliche Frage gerade lautet aber: »*Wie kann ich Veränderungsprozesse identifizieren?* Dazu gibt es verschiedene Möglichkeiten.

Reflektion mit dem Patienten nach der Lösungsanalyse und Verhaltensexperiment

Diese Option schauten wir uns bereits am Ende der Lösungsanalyse mittels Stühle-Übung an. Dabei folgen wir einerseits unserer Intuition, andererseits der unseres Patienten – was im Übrigen keinesfalls verboten ist. Das Experiment mit einer entsprechenden Intervention, welche die Person während der nächsten Wochen ausprobieren wird, bringt wieder Empirie und »patientenbezogene klinische Evidenz« ins Bild.

Erstellung einer Netzwerkanalyse der Veränderungsdynamik

Dadurch kann man die zentralen Knoten der positiven Dynamik identifizieren, um konkrete Interventionen zu planen, die genau diese Prozesse aktivieren und konsolidieren sollen. Die Vorgehensweise ist die gleiche wie bei der Erstellung einer Störungsdynamik (▶ Kap. 16.5), nur der Inhalt ein anderer. ▶ Abb. 3.3 im Kap. 3 zeigt bspw. die Veränderungsdynamik bei Peter im Umgang mit seinem suchtartigen PC-Spielen und Cannabiskonsum. Mit Hilfe dieser Grafik erkannten wir in seiner Behandlung, dass insbesondere die Stärkung seiner Fähigkeit zur Gegenwärtigkeit/Achtsamkeit im Umgang mit Spaziergängen und sozialen Kontakten nicht nur den Wechsel von der Störungs- in die Veränderungsdynamik ermöglichten (Variation/Selektion), sondern diese am besten stärkte und konsolidierte (Retention).

Verwendung von Computer-Programmen und Apps

Sowohl die Status-App der Uni-Frankfurt als auch das bereits angesprochene PsychFlex – und sicherlich bald andere Anbieter und Programme – bieten uns auch Unterstützung bei der Identifikation wesentlicher Veränderungsprozesse und ggf. passender Interventionen. ▶ Abb. 17.2 zeigt den Entscheidungsbaum hinsichtlich möglicher Veränderungsprozesse für die Patientin mit den verschiedenen Angst- und Depressionssymptomen, bei der bereits der Mangel an Handlungsvariation als zentraler Störungsprozess identifiziert worden war. Wenn man in PsychFlex diesen Prozess als zu veränderndes Outcome angibt und anhand der EMA-Daten alle positiven Veränderungsprozesse als mögliche Variablen durchspielen lässt, dann bekommt man folgende Hinweise: »Committed Action« (Engagiertes Handeln im

Sinne von ACT) zeigt einen hohen Einfluss auf das Outcome Handlungsvariation. Wenn Engagiertes Handeln aber höher ist als 67 (VAS 0–100), dann ist der Blick auf »Connection to People« (Aufbau sozialer Kontakte) v. a. aber unter Berücksichtigung von »Considering my own Needs« (eigene Bedürfnisse ernstnehmen) die nächste Möglichkeit, das Outcome zu beeinflussen.

17.3 Allgemeine Empfehlungen

Therapie beginnt in der 1. Sitzung

Diagnostik und Psychoedukation werden in der Tradition verhaltenstherapeutischer Behandlungsmanuale häufig als eigenständige Behandlungsphasen beschrieben und von der aktiven Behandlungsphase teilweise scharf getrennt. Dabei bedient man sich eines eher medizinisch orientierten Behandlungskonzeptes, nach welchem einer Behandlungsmaßnahme immer eine Diagnostik als Basis für eine empirisch abgesicherte Therapieplanung und eine ausreichende Aufklärung des Patienten vorausgeht. *Diese Trennung ist aber in der Psychotherapie meines Erachtens künstlich, unnötig und führt unter Umständen zu einer Verschlechterung der Behandlungsqualität.*

Um die Wirkung von Psychoedukation und Diagnostik zu untersuchen, planten mein Team und ich im Rahmen einer noch unveröffentlichten Wirksamkeitsstudie für ein Schematherapieprogramm im vollstationären Setting (Valente et al., in Druck, voraussichtlich 2026) eine 2-wöchige, diagnostisch-psychoedukative Phase vor Beginn der eigentlich zu untersuchenden 10-wöchigen Behandlung, in der vier protokollierte Sitzungen mit der Therapeutin bzw. dem Therapeuten zur Besprechung der Fragebogenergebnisse, der biographischen Anamnese und zur Erstellung eines Fallkonzepts und Behandlungsplans, ansonsten aber keine spezifischen Interventionen in der Einzeltherapie und keine Gruppenbehandlungen stattfanden. Diese zwei Wochen und vier diagnostisch-psychoedukativen Sitzungen ohne gezielt-definierte Intervention hatten auf keine der Outcome-Variablen einen signifikanten Effekt: keine Besserung der sekundären Variablen Depressivität (BDI), der allgemeinen Symptombelastung (SCL-90R), der Lebenszufriedenheit (FLZ) und der spezifischen ST-Messinstrumente, sowie ebenfalls keine Besserung der primären Variablen Selbstakzeptanz, emotionale Akzeptanz und dysfunktionale Überzeugungen/Selbstabwertungen (gemessen mit täglichen Einschätzungen mittels Visual Analogue Scales).

> Selbstverständlich sind Diagnostik und Psychoedukation notwendig. Therapieinterventionen sollten aber, wenn indiziert, bereits ab der ersten Sitzung parallel dazu stattfinden.

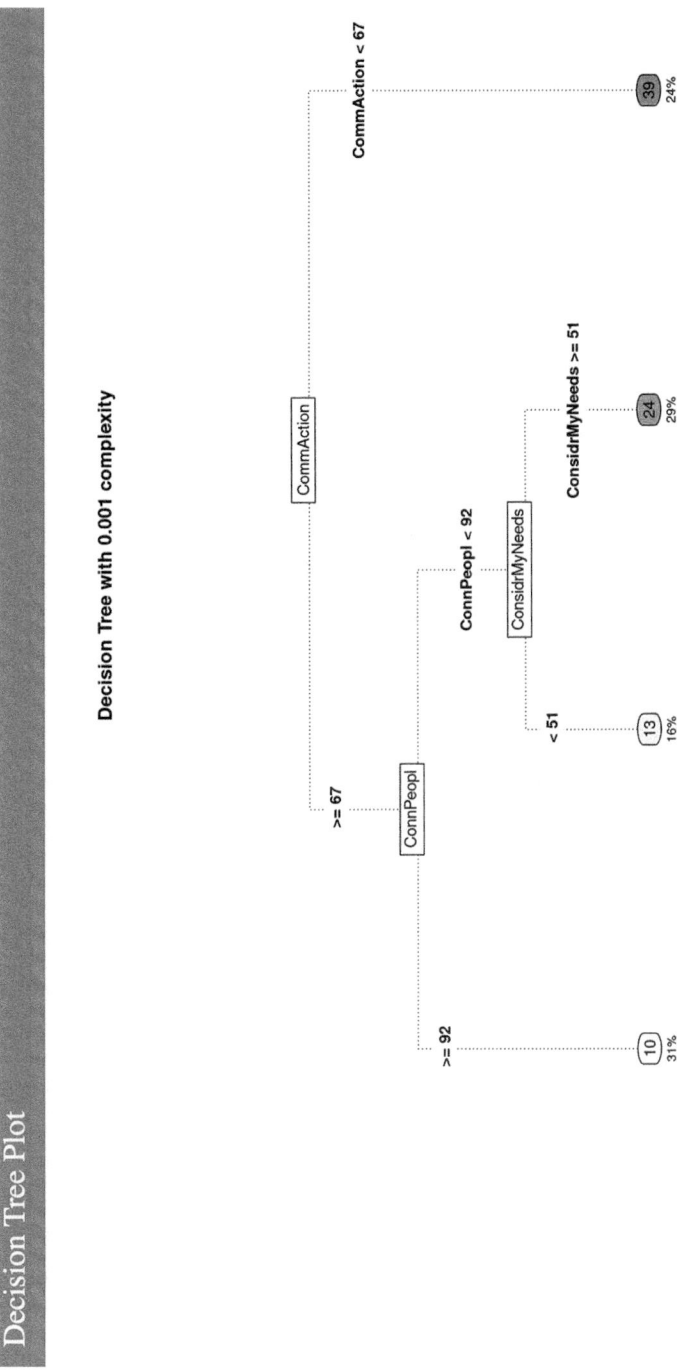

Abb. 17.2: Der Entscheidungsbaum für Veränderungsprozesse in PsychFlex

Natürlich wirkt sich eine ausgewogene therapeutische Haltung, die Bindung, Sicherheit, Wertschätzung, Respekt und Hoffnung auf Besserung verkörpert, von der ersten Minute auf den Patienten positiv aus. Darüber hinaus tragen gut geführte diagnostische Interventionen zu einem besseren Verständnis auch seitens des Patienten für seine Schwierigkeiten bei, was den positiven Effekt durch die unspezifischen positiven Auswirkungen der therapeutischen Beziehungsgestaltung verstärken wird.

> Aber auch konkrete Interventionen können/sollen, wenn indiziert, in der ersten diagnostischen Sitzung stattfinden.

Wenn ein Patient mit Panikattacken ohne organische Ursache in die erste Sprechstunde kommt, dann könnten Sie nach Besprechung der Fragebögen und anfänglicher funktionaler Analyse den ersten Hyperventilationstest (Schneider & Margraf, 1998) mit ihm gemeinsam durchführen und dabei weitere Prozessinformationen sammeln. Wie üblich können Sie gleich nach dieser Stunde das HV-Training in den Alltag übertragen und ihn dazu anleiten, die Übungen in hoher Frequenz mit steigender Zeit bis zur nächsten Sitzung durchzuführen. Auch der Beginn eines systematischen Aktivitätsaufbaus mit bewusstem Einplanen von Sport, Hobbys und sozialen Kontakten bereits nach der ersten Sitzung mit einer Patientin mit depressiven Symptomen wird sowohl der vertieften prozessorientierten Diagnostik als auch der Besserung der Depressivität dienen. In beiden Fällen erfolgen Diagnostik, Psychoedukation und Behandlungsbeginn gleichzeitig.

Therapiesitzungen müssen nicht wöchentlich sein

Auch wenn die meisten Studien mit wöchentlichen Settings durchgeführt werden, kenne ich sehr wenige Untersuchungen, die die Behandlungsfrequenz als Variable untersuchen. In den meisten Leitlinien wird die wöchentliche Frequenzempfehlung als Expertenkonsens und nicht als empirisch belegtes Kriterium dargestellt.

Bruijniks et al. (2024) fanden bspw. bei einer großen multizentrischen Studie mit 200 depressiven Patienten in Kurzzeittherapie mit 20 Sitzungen KVT oder IPT heraus, dass eine Frequenz von wöchentlich zwei Sitzungen zwar zu schnelleren Effekten als eine wöchentliche Frequenz führt, die Effekte jedoch zwei Jahre nach der Behandlung keinen signifikanten Unterschied aufweisen.

Das wirksame an unserer Arbeit sind gezielte erlebnisorientierte Interventionen, die unseren Patienten eine »Hilfe zur Selbsthilfe« sind. In vielen – möglicherweise den meisten – Fällen kann sogar von Beginn an eine Frequenz von Terminen alle zwei bis drei Wochen reichen, wenn während dieser Termine wirksame Techniken angewendet und die Patienten dazu angeleitet werden, mit Hilfe der Audio- oder Videoaufzeichnungen der Sitzung und zusätzlichem Material Übungen zu Wiederholungen und konkrete Änderungen im Alltag umzusetzen. Dies bedeutet zugleich, dass Sie mehr Menschen aus Ihrer Warteliste gleichzeitig in Behandlung nehmen können.

Die Therapielänge ist genauso individuell wie die Behandlung an sich

Manche Behandlungen sind innerhalb von sehr wenigen Stunden beendet – und manche Behandlungen kommen formell sogar nicht zustande, wenn eine passende Intervention bereits während der Sprechstunden/Probatorik den »Nagel auf den Kopf« trifft und sich daraufhin eine Veränderungsdynamik entfaltet, die zur Besserung führt.

> Die Therapielänge ergibt sich aus dem Therapieplan und dem Behandlungserfolg im Verlauf, der beinah ständig beobachtet werden muss. Anders gesagt: Jede Sitzung könnte potenziell die letzte sein, wenn ein Veränderungsprozess in Gang gesetzt wurde und die Prognose ausreichend positiv ist.

Behandlungen sollten innerhalb des KZT-Kontingenten stattfinden. Und dies aus gutem Grund: Grawe et al. (1994) berichten, bezogen auf die Behandlung von Symptomstörungen, dass nach zehn Sitzungen 50 % des Effektes erreicht sind und nach 25 Sitzungen 80 %. In einer Studie von Kool et al. (2024) mit Menschen, die unter verschiedenen Persönlichkeitsstörungen und komorbider Depression litten, waren längere Therapien (50 Sitzungen) anfangs wirksamer als kürzere (25 Sitzungen), aber nach zwei Jahren Follow-Up glichen sich die Effekte aus. Zur Orientierung: 70 % der Patienten erhalten in Deutschland eine reine KZT ohne Ausschöpfung des Kontingents (Multmeier & Tenckhoff, 2014), was grundsätzlich wünschenswert ist.

Verlieren Sie die Ziele des Patienten und seine Motivation nicht aus den Augen

> Ein Patient möchte in aller Regel wieder Lebenszufriedenheit erleben: Er hat sich sinnbildlich verlaufen und fragt uns nach dem Weg – nicht nach *unserem*, sondern nach *seinem*.

Die übergeordnete Motivationsklärung ist von hoher Bedeutung. Die Tatsache, dass die Person in unserer Praxis ist, spricht für ihre Unzufriedenheit mit dem aktuellen »Outcome« ihres Verhaltens. Die Frage nach Veränderungszielen ist alltagsbezogen: »*Was möchten Sie im Alltag tun, was Sie gerade nicht tun? Was möchten Sie erleben, was Sie derzeit nicht erleben? Was vermissen Sie, was fehlt Ihnen?*« Unsere Aufgabe besteht dann darin, dies in Verbindung zu bringen mit der bereits eruierten und erstellten Störungsdynamik.

> Wenn die Mikroanalyse und die Störungsdynamik nicht erklären, wieso der Patient seine Ziele nicht erreicht, im Leben unzufrieden ist und klinische

> Symptome generieren muss, dann haben wir möglicherweise etwas Wesentliches übersehen

Erweitern Sie Ihr Repertoire und bleiben Sie »Up-To-Date«

Je mehr Methoden und Techniken wir kennen, um so flexibler sind wir. Wir können unsere Weiterbildungspflicht erfüllen, indem wir unser methodisches Wissen in den uns bekannten und nahestehenden Methoden vertiefen. Aber ebenfalls, indem wir neue/»fremde« Techniken lernen und unsere »Komfort-Zone« verlassen. Als Verhaltenstherapeut besuche ich bspw. lieber ein Seminar in systemischer Familientherapie als in »Expositionsbehandlung 2.0«.

Schauen wir uns ein noch konkreteres Beispiel an. Vielleicht arbeiten auch Sie häufig mit traumatisierten Personen und haben eine Art »Lieblingstechnik« für die konfrontative Traumaexposition. In meinem Fall ist das die bereits erwähnte Technik des imaginativen Überschreibens (oder Imagery Rescripting). Ich wende aber auch andere Techniken an, wie z. B. die narrative Exposition NET und auch EMDR. Boterhoven de Haan et al. (2020) führten ein RCT mit 155 komplex traumatisierten Patienten und verglichen den Effekt von bis zu zwölf Sitzungen Traumakonfrontation mit entweder Imaginativem Überschreiben oder EMDR. Die Effekte waren in beiden Gruppen sehr hoch (ImRs $d = 1{,}72$, EMDR $d = 1{,}73$). Die Evidenz von EMDR ist in zahlreichen Studien belegt worden, ebenfalls die von ImRs. Beide Techniken sind also nicht nur evidenzbasiert, sondern auch sehr effektiv. Mit welchem Argument könnte ich meinen traumatisierten Patienten eine so effektive Technik wie EMDR vorenthalten, nur weil ich ImRs persönlich schöner finde? Ich verstehe es als meine Pflicht, ein möglich breites Repertoire an erprobten Traumatechniken zu haben.

Deswegen empfehle ich uns allen sehr gerne, auf PubMed, ResearchGate oder mittels Papier-Journals auf dem aktuellen Stand und damit offen für neue Erkenntnisse und Entwicklungen zu bleiben. Dort können wir uns auch die Ideen/Lust holen, eine bestimmte neue Technik/Methode zu lernen. Besonders hinsichtlich prozessbasierter Therapieforschung ist die Entwicklung rasant, sodass das Team um Hayes, Hofmann und Ciarrochi sehr häufig neue Studien und Papers publizieren.

Sortieren Sie Ihr Werkzeug und behalten Sie den Überblick

Unsere Techniken und Interventionen sind unser konkretes Werkzeug für die praktische Arbeit. Das EEMM ermöglicht eine Sortierung der Techniken nach Prozessebenen/-dimensionen, Wirkmechanismen und Veränderungsprozessen. Sie können Ihre wirksamen »Lieblingstechniken« in einer Überblickstabelle eintragen und den EEMM-Kategorien zuordnen und immer wieder, wenn neue Interventionen/Übungen dazukommen, die Tabelle ergänzen.

Strukturieren Sie sich und Ihre Sitzungen

Eine kurze Einstimmungsphase ist in der Regel sehr hilfreich für beide: Sie können Ihrem Patienten ein Glas Wasser oder eine Tasse Tee anbieten, was zu einem Ritual werden kann. Der Inhalt des Gesprächs in den ersten Minuten ist an sich selten wichtig, denn dieses Gespräch dient vor allem einer emotionalen Einstimmung aufeinander und einem »Ankommen« in der Sitzung. Wenn Sie aber länger als fünf Minuten dafür nehmen, könnte Ihnen diese Zeit am Ende der Sitzung fehlen, was zum Überziehen der geplanten Zeit, Opferung der eigenen kleinen Pause und Frustration führen wird. In diesem Sinne vermeiden Sie am besten die allgemeine Frage: *»Wie geht's Ihnen heute?«* Stattdessen fragen Sie direkt nach den Hausaufgaben und der Auswirkung der letzten Sitzung: *»Letztes Mal machten wir eine Imaginationsübung mit traumatischen Erfahrungen mit Ihrer Mutter … Wie ging es Ihnen danach? Wie war es beim Wiederanhören? Wie hat sich die Übung auf (Situation X) ausgewirkt?«*. Dadurch sind wir sofort im »Therapiegeschehen« und kommen auch schneller zur Festlegung des Themas der Sitzung. In manchen Fällen ist der Plan bekannt: *»Wir wollen heute eine weitere Imaginationsübung machen, können wir gleich damit anfangen?«* In anderen wird das Thema zuerst gemeinsam festgelegt: *»Was haben Sie heute in die Sitzung mitgebracht, woran wir arbeiten können?«*

Auch der Beginn der Sitzung mit einer kurzen Achtsamkeitsübung, wie wir es in ACT sehr häufig machen, kann die Sitzung sehr gut strukturieren. Denn Aufmerksamkeitsflexibilität und Perspektivwechsel sind eine gute Ausgangslage, um anschließend das Thema der Sitzung gemeinsam festzulegen.

Holen Sie das Feedback des Patienten nach jeder Sitzung ein

Respekt und Augenhöhe sind essenzielle Elemente in der Beziehung zu unseren Patienten. Die Fragen *»Wie fanden Sie unsere Stunde heute? Was nehmen Sie mit? Was fanden Sie besonders hilfreich?«* stärken aber nicht nur die Therapiebeziehung. Wir tendieren häufig dazu, negative Effekte (»Non-Response«) zu übersehen und die Wirksamkeit unserer Interventionen zu überschätzen. Die in ▸ Kap. 2 bereits erwähnte Metaanalyse von Lambert (2017) über die Wirksamkeit ambulanter Psychotherapie zeigte: Wenn Therapeuten »rechtzeitig« erfahren, dass ein Patient keine Besserung erlebt und die Therapie ineffektiv ist, kann die Non-Response-Rate signifikant reduziert werden. Allein das Wissen darüber verbessert das Outcome der Behandlung eines potenziellen »Non-Responders«. Und eine zusätzliche Unterstützung bspw. durch Supervision führt zu einer weiteren Besserung des Effekts.

17.4 Behandlungsstruktur

> **Vergessen Sie nicht**
>
> PBT ist keine neue Methode mit eigenen Techniken, sondern eine Herangehensweise und ein Metamodell zur effizienteren indikativen Anwendung bereits existierender (möglichst evidenzbasierten) Techniken und Methoden.

Jede Methode bietet ein Behandlungsrational und eine Strukturierung spezifischer Interventionen. Eine prozessbasierte Herangehensweise ist prinzipiell auf jede Methode anwendbar, sofern man aus ihrer Perspektive dynamische Vorgänge funktionalanalytisch betrachten und zwischen Störungs- und Veränderungsdynamiken unterscheiden kann. Leichter gelingt es erwartungsgemäß bei Methoden, deren zugrunde liegenden Störungs- und Veränderungstheorien sich an lerntheoretischen Konzepten orientieren, denn dann ist auch die Anwendung des EEMM und seiner Prozesskategorien leichter. Dazu gehören in aller Regel störungsspezifische Konzepte und Manuale innerhalb der KVT, die häufig das SORC-Schema verwenden, aber auch viele Dritte-Welle-Methoden wie ACT, CBASP oder DBT. Andere Modelle bedürfen einer Adaption der zugrunde liegenden Theorien, um bessere Schnittstellen mit dem EEMM zu ermöglichen. Dazu gehört auch die Schematherapie – mit der man sehr gut prozessbasiert arbeiten kann, wenn man die komplexe Schematheorie simplifiziert (Valente, 2021; Roediger & Valente, 2025) und ihre wesentlichen Konzepte in SORC-Elemente »übersetzt«.

> Prozessbasiert zu arbeiten folgt dem grundlegenden Prinzip, dass eine funktionalanalytische Diagnostik der Anwendung bewusst gewählter evidenzbasierter Interventionen vorausgeht. Mit anderen Worten: *Klärung der Störungsdynamik, Identifikation von Veränderungsprozessen und Anwendung passender Techniken und Evaluation des Erfolgs* bilden ein lebendiges und dynamisches Arbeitsmodell.

Modulares Vorgehen

Viele insbesondere transdiagnostische Methoden wählen häufig einen solchen Ansatz, dazu gehören DBT, teilweise ACT, Schematherapie sowie eine modifizierte Version von CBASP (»CBASPersonalized«). Module sind eigenständige themenspezifische Einheiten von Techniken und Interventionen. In einem PBT-Verständnis erfolgt die thematische Sortierung von Interventionen nach Prozessebenen bzw. -dimensionen. Sinnbildlich funktionieren Module wie Bausteine eines Therapieplans.

Während in traditionellen manualisierten Methoden die Module in einer vorgegebenen Reihenfolge und teilweise mit protokollierten Inhalten formuliert werden, entwickelt sich moderne Psychotherapie zu einem deutlich flexibleren und individualisierbaren Umgang mit Modulen, die man nach Bedarf einsetzt, ggf. verkürzt oder anpasst und miteinander kombiniert. Diese Haltung wird in einer PBT-Herangehensweise gewählt. Die Indikation ergibt sich aus der individualisierten Diagnostik und der identifizierten Veränderungsprozesse.

In vielen Fällen orientieren sich Module nach Prozessebenen- und dimensionen, wie etwa das fokussierte Training emotionaler oder sozialer Kompetenzen, Achtsamkeit, Selbstwert und Impulskontrolle in der DBT. In anderen Fällen orientieren sich Module nach zu behandelnden Themen und Symptomen, wie etwa Fokus auf Vergangenheitsbewältigung und Traumatherapie oder auch Rückfallprophylaxe und Zukunftsplanung. Module können auch aus komplexen Techniken entstehen, wie etwa eine Serie von Expositionsübungen bei Angst- oder Zwangssymptomen.

> Die Definition spezifischer Module und die festgelegten Schwerpunkte variieren methodenabhängig. Das wesentliche Merkmal einer PBT-Herangehensweise ist die individualisierte Indikationsstellung und die flexible Anpassung der Interventionen. Module sind »Bausteine«, die nicht manualisiert, sondern indikativ eingesetzt und kombiniert werden.

Die »Single Session Therapy«-Einstellung

Das Konzept von Hoyt & Talmon (2014) bedeutet nicht, dass eine Therapie nur eine Sitzung dauern *muss*. Auch wenn das nicht selten – insbesondere an offenen Beratungsstellen – der Fall ist, geht es dabei viel mehr um die Einstellung: *Betrachte jede Sitzung, als könnte sie potenziell die letzte sein.* Wenn wir eine Sitzung als Gesamtbehandlungszeit betrachten, so finden Diagnostik und Intervention in einer und der gleichen Stunde statt. Das ist an sich kein Widerspruch zum modularen Vorgehen: Sie können mit Bianca als Behandlungsmodul das Training von Gegenwärtigkeit und Diskrimination von Trauma-Erinnerungen und Hier und Jetzt durchführen und trotzdem jede Sitzung eine unmittelbar aktuelle und relevante Situation anschauen, dynamisch explorieren und mit verschiedenen Gegenwärtigkeitsinterventionen bearbeiten. Diese Haltung stellt sicher, dass wir bei jeder Begegnung mit Bianca den diagnostischen Fokus neu justieren und aktiv intervenieren/mit ihr arbeiten.

17.5 Veränderungsprozesse und VSRK-Prinzipien

Die Evolutionstheorie »hinter« dem EEMM und dem PBT-Modell erklärt sowohl die Entstehung dysfunktionaler Dynamiken als auch die Entstehung neuer funktionaler Alternativen.

> Erfolgreiche therapeutische Interventionen ermöglichen Veränderungen und neue Erfahrungen (*Variation*), die aufgrund der positiven Effekte zur häufigen selbstgewählten Wiederholung im Alltag (*Selektion*) über eine längere Zeitspanne (*Retention*) führen. Und das alles natürlich im Kontext der Lebensumstände und Lerngeschichte, der Wünsche und Zukunftsvisionen der Person, die neue Strategien flexibler und in Abhängigkeit zur Situation eigenständig anpassen soll (*Kontext*).

Die grafische Darstellung des EEMM (▶ Abb. 4.1) zeigt uns genau das: Auf jeder Dimension finden sich »Eingangstüren« in das System und die VSRK-Schritte beginnen grundsätzlich mit einer spezifischen Dimension; die Effekte generalisieren sich jedoch innerhalb der Grafik, sodass Veränderungen auf den anderen Dimensionen und Ebenen nicht nur zu erwarten, sondern wünschenswert sind. Schauen wir uns das erneut an einem konkreten Beispiel an.

Fallbeispiel (Fortsetzung): Heikes Selbstfürsorge

In ▶ Kap. 13 schauen wir uns das Netzwerkmodell von Heike an. Ihre Zwangsgedanken und -handlungen (Kontrollzwänge im Umgang mit ihrem Kind) sowie verschiedene Angst- und depressive Symptome besserten sich im Laufe der Psychotherapie in ca. acht Monaten sehr gut, es finden danach nur noch Erhaltungstermine alle sechs bis acht Wochen statt. Sie kümmert sich weiterhin um ihre schwerkranke Mutter und plant gerade die Wiederaufnahme ihrer beruflichen Tätigkeit als Erzieherin. Der geplante berufliche Wiedereinstieg stellt für sie eine Herausforderung dar, sie zeigt teilweise Ansätze der »alten« Störungsdynamik, sodass Sie um einen früheren Termin als geplant bittet. Die funktionale Analyse ergibt bei der Betrachtung der biophysiologischen Ebene, dass sie derzeit abends vor dem Fernseher sitzt und dafür häufig zu spät ins Bett geht und fünf bis sechs Stunden schläft. Darüber hinaus macht sie seit ein bis zwei Monaten keinen Sport und kein Yoga mehr, was sie in früheren Zeiten als sehr stabilisierend erlebte.

Natürlich zeigt sich eine Wechselwirkung zwischen diesen körperlichen Prozessen und verschiedenen psychologischen Dimensionen. Das Fernsehen stellt einerseits einen Versuch dar, für sich nach anstrengenden Tagen zu sorgen, indem sie »etwas für sich tut«. Und in der Tat schaut sie sich immer wieder eine Doku oder eine Serie an, die sie interessiert. Gleichzeitig findet dabei eine sinnbildliche »Flucht« aus Gedankenkreisen, Beschäftigung mit alten Bildern und unangenehmen Emotionen statt, was das Verhalten »lange wach bleiben und Fernsehen« negativ verstärkt. Häufig schaut sie sich auch ein Kurzvideo nach dem anderen in sozialen Medien an und ist »wie hypnotisiert«, was den Vermeidungscharakter des Fernsehkonsum verdeutlicht. Gleichzeitig »kann sie sich nicht aufraffen«, ihre 20–30 Minuten Yoga zu machen. Sie denkt, es sei einfach anstrengend und verschiebt es einfach auf den nächsten Tag – jeden Tag aufs Neue. Die Lösungsanalyse zeigt aber, dass wenn sie in den letzten Monaten ausnahmsweise doch Yoga machte, sich Grübeln und emotionale Karussellfahrten kaum zeigten und sie anschließend auch früher ins Bett ging.

Die körperliche Ebene ist eine günstige Eingangstür für die Intervention in der Sitzung. Stellen Sie sich vor, Sie würden Heike jetzt behandeln. Mit welchen Interventionen können wir sie dazu motivieren, ein Alternativverhalten auszuprobieren, um häufiger Yoga zu machen und früher ins Bett zu gehen (*Variation*)? Wie können wir die Funktionalität, also die positiven Effekte dieses Verhaltens ausreichend klären und erlebbar machen, sodass Heike dieses Verhalten weiter wählt und häufiger umsetzt (*Selektion*)? Wie können wir für eine langfristige Aufrechterhaltung dieser neuen Abendrituale sorgen, auch dies »ständig« in der Therapie besprechen zu müssen (*Retention*)? Und wie gelingt es uns, Heike dafür zu sensibilisieren, dass es im aktuellen Kontext besonders sinnvoll sein könnte, diese Rituale häufig anzuwenden, und dass es sicherlich unter anderen Umständen mehr »Flexibilität« in der Abendgestaltung geben wird?

17.6 Wie kann Variation eingeleitet werden?

Gezielte Veränderung erfolgt idealerweise als Ergebnis geplanter Interventionen. Jede Technik, die wir in der Praxis anwenden, verfolgt in der Regel das Ziel, eine Veränderung zu erzielen. Spezifische Interventionen auf einer Dimension haben Auswirkungen auch auf andere Dimensionen und im Idealfall auf das Gesamtsystem – Veränderungsprozesse sollen möglichst »Multi-Level« sein und den Wechsel von der dysfunktionalen in die funktionale Dynamik ermöglichen. Die Sortierung nach Dimensionen zeigt in den meisten Fällen wie bereits erwähnt die sinnbildlichen »Eingangstüren« in das System.

> Die Arbeit mit allen psychologischen Dimensionen beinhaltet sowohl das Erlernen spezifischer Fertigkeiten im Umgang mit einer Problemsituation (Mikroperspektive) als auch das Training der grundsätzlichen situationsübergreifenden Flexibilität auf dieser Dimension (Makroperspektive). Aus einer Metaperspektive ist das nicht unwichtig: Die konkreten Problemsituationen sind sowohl konkrete Veränderungsziele als auch exemplarische Übungsfelder. Wir suchen grundsätzlich eine Generalisierung der Effekte auf andere – auch künftige – herausfordernde Situationen.

Verarbeitung

> Die Arbeit mit Verarbeitungsprozessen geht fast grundsätzlich mit Aufmerksamkeitsflexibilisierung einher: Eine Person, die sich von »alten Bildern« di-

> stanzieren und in eine Beobachter-Position wechseln kann, erlebt dabei eine höhere Freiheit und Gegenwärtigkeit auf allen psychologischen Dimensionen.

Die gezielte Arbeit mit diesen überwiegend automatisierten und unbewussten Vorgängen findet in vielen Fällen impliziert statt, während wir andere »Eingangstüren« in das System wählen und auf anderen Dimensionen explizit intervenieren. Im EEMM finden wir die O-Variable im Prinzip überall, denn die dynamischen Netzwerke werden als Ergebnis der VSRK-Prinzipien der Veränderung im Kontext der individuellen Geschichte eines Individuums verstanden. Konkreter formuliert: Wenn Sie mit Bianca Interventionen für eine bessere Stimulus-Diskriminierung und Aufmerksamkeitslenkung üben, um explizit Gegenwärtigkeit und die Beobachterperspektive im »Hier und Jetzt« zu stärken, dann arbeiten Sie implizit auch mit der Fähigkeit, Abstand zum »Dann und Damals« zu gewinnen. Wenn Sie mit ihr einen neuen Umgang mit aversiven Emotionen explizit üben, sodass sie »traumabedingte« Basisemotionen besser annehmen kann und trotz »alter Bilder« und Schemaaktivierungen das Experiment wagt, an einer Gruppentherapie teilzunehmen, dann üben Sie mit ihr implizit auch die Distanzierung zu den alten Bildern bzw. Schemata.

Es gibt aber darüber hinaus Interventionen, bei denen die Klärung der O-Variable und das Training einer höheren Flexibilität im Umgang mit automatisierten Verarbeitungsprozessen explizit im Vordergrund stehen.

- Die *Klärung von Mustern, Schemata und Grundannahmen* ermöglicht zunächst kognitiv eine bessere Unterscheidung zwischen gegenwärtiger Erfahrung und »alten Bildern«.
- *Diskrimination* als Prozess meint die aktive Anwendung von Techniken, um in einer herausfordernden Situation die o. g. Unterscheidung bewusst und emotional erlebbarer durchzuführen.
- *Traumabewältigung* meint im Wesentlichen die Veränderung des Umgangs mit traumatischen Erfahrungen.
- *Reframing* stellt einen möglichen Lösungsansatz dar, bei dem v. a. die Flexibilität im Umgang mit dem In-Bezug-Setzen von alten und aktuellen Bildern (ACT) als Prozess gemeint wird.

Aufmerksamkeit

> Variation entsteht, wenn wir unter Anleitung unsere Aufmerksamkeit willentlich steuern und dadurch neue Flexibilität auf anderen Dimensionen erlangen.

Zahlreiche Interventionen können der Person helfen, dies während der Sitzung oder auch zuhause zu erleben. Um das DBT-Trainingsmanual zu zitieren, geht es sowohl um die Entscheidung, »was« man wahrnehmen möchte, als auch darum, »wie« man wahrnehmen möchte:

- Die konkrete *Aufmerksamkeitslenkung* kann ein relevanter Prozess sein, dabei stärken wir die »Was«-Fähigkeit – also das Spiel mit dem attentionalen Fokus.
- *Achtsamkeitsübungen* haben aber mehr dem »Wie« zu tun: offen, akzeptierend, wertfrei etc.

Solche konkreten Übungen können sowohl im Rahmen einer Lösungsanalyse im Umgang mit schwierigen Situationen erarbeitet und als konkrete Bewältigungstechnik angesetzt als auch als situationsunabhängiges Trainingsmodul verstanden werden.

Emotional

> Emotionale Variation entsteht, wenn wir einen anderen Umgang mit Emotionen erleben und mit Hilfe konkreter Techniken und Fertigkeiten verschiedene emotionale Qualitäten und Dimensionen »navigieren« können.

Emotionen sind Ereignisse, die teilweise schwer beeinflussbar sind – v. a. Basisemotionen. So finden wir auch Basisemotionen als »Outcome« in der PBT-Fragebogendiagnostik. Der Umgang damit dahingegen ist relevant in der Störungsdynamik. Die Vermeidung bestimmter Emotionen und der bewusste Fokus auf andere, häufig in Wechselwirkung mit anderen Knoten des Netzwerkmodells, sind häufig relevante Störungsprozesse. Die funktionalen Veränderungsprozesse bilden dabei eine Dimension mit ihnen. Das »Navigieren« dieser Dimensionen ist mit Hilfe konkreter Interventionen trainierbar.

- *Emotionale Wahrnehmung* ist die erste grundlegende Dimension. Die Funktionalität entscheidet sich im unmittelbaren Kontext, denn intensive Emotionswahrnehmung ist keinesfalls per se adaptiv (auch in der DBT spricht man über »emotionsunabhängiges Handeln« als eine wesentliche zu trainierende Fertigkeit in der Behandlung von BPS).
- *Emotionale Offenheit/Akzeptanz* meint wieder ein »Wie« im Umgang mit der emotionalen Aktivierung. Dimensional gesehen bewegen wir uns hier zwischen einer offenen, akzeptierenden, ggf. selbst-mitfühlenden Haltung einerseits, und einer rigideren, ablehnenden und vermeidenden Haltung andererseits.
- *Emotionale Benennung und Kontextualisierung* meint das Finden passender Worte und das Verständnis vor dem Hintergrund aktueller Erlebnisse (S-Variable), eigener Lebensgeschichte (O) und eigener, ggf. frustrierter emotionalen Grundbedürfnisse. Wenn wir unsere Emotionen nur inhaltlich verstehen, dann folgen Rückschlüsse auf die Situation – habe ich Angst, so muss dies bedeuten, dass die Situation im Hier und Jetzt gefährlich ist.
- *Gezielte emotionale Regulation* kann mit spezifischen Interventionen angesteuert werden. Interessanterweise liegt der dynamische Fokus der Interventionen aber selten auf der emotionalen Dimension selbst – das ist im Übrigen eine Faustregel, die sich im PBT-Verständnis fast grundsätzlich durchzieht: Die Eingangstür

und die Veränderungsintervention befinden sich auf einer anderen Ebene oder Dimension als das anvisierte Outcome selbst. Sie können im Rahmen von Gegenwärtigkeitsübungen den Fokus auf die unmittelbare Situation richten und dabei eine Distanzierung zu Emotionen erleben. Aber auch in Kombination mit Verarbeitungsprozessen (z. B. Imaginationsübungen mit traumatischen Bildern), mit kognitiven Prozessen (z. B. bei Susanne, Bianca oder Stefan die Arbeit mit automatisierten Bewertungen, die mit Gefühlen einhergehen), mit Selbstprozessen (z. B. die Stärkung des Selbstmitgefühls und die Modifikation von Selbstabwertungen), mit motivationalen Prozessen (z. B. Stefans Vorhaben, sein Umgang mit anderen Menschen zu ändern und liebevoller/offener zu werden) und mit Handlungsprozessen (z. B. Verhaltensexperimente und Expositionsübungen) kann die Regulation von Emotionen trainiert werden.
- Auch wenn *Habituation* unter emotionaler Regulation praktisch impliziert ist, spielt sie als eine zentrale Rolle in der Therapie von Angst-, Zwangs-, Ess- und Suchtdynamiken und wird häufig als eingeständiger Veränderungsprozess/Wirkfaktor konzipiert.

Kognitiv

> Kognitive Variation erleben wir in dem Moment, in dem wir einen flexibleren Umgang mit Gedanken, Glaubenssätzen und unmittelbaren Bewertungen erleben. Auch hier geht es nicht so sehr um das »Was wir denken«, sondern um die Beeinflussung des »Wie wir denken«.

Kognitive Interventionen verfolgen das Ziel, störungsrelevante dynamische Prozesse (Grübeln, Sich Sorgen, Sich mit Kognitionen fusionieren, Fehlinterpretieren, automatisiertes Bewerten) zu adressieren, um eine funktionalere Dynamik in Gang zu setzen. Wir finden in der KVT-Tradition zahlreiche kognitive Veränderungsprozesse und Interventionen, ebenfalls in Dritte-Welle-Methoden. Dabei werden jedoch unterschiedliche Schwerpunkte gelegt – auch wenn alle Methoden dabei kognitive Flexibilität als übergeordnetes Ziel haben. Metaphorisch betrachtet spielt das Element »Kognition« in der Dritte-Welle nicht mehr die »erste Geige«, denn der Blick richtet sich auf das Funktionieren des gesamten Orchesters. Das bedeutet jedoch nicht, dass man gänzlich darauf verzichtet.

Tab. 17.1: Übersicht wesentlicher kognitiver Paradigmata

	Behaviorismus	Kognitive Wende	Dritte-Welle-Methoden
Gewichtung	Introspektion wird abgelehnt und die »Blackbox« nicht oder wenig beachtet.	Hohe Wichtigkeit und wesentliches Ziel therapeutischer Interventionen	Multi-dimensionale Betrachtung mit höherer Gewichtung emotionaler und motivationaler Reaktionsanteile

Tab. 17.1: Übersicht wesentlicher kognitiver Paradigmata – Fortsetzung

	Behaviorismus	Kognitive Wende	Dritte-Welle-Methoden
Betrachtung	Gedanken werden als Folgen von Verhaltensweisen oder als Begleitphänomene angesehen.	*Inhaltlich;* Die Frage lautet: WAS denkt der Mensch? Gedanken beeinflussen kausal Emotionen und Handlungen.	*Prozessorientiert-funktional;* Die Frage lautet: WIE denkt der Mensch. Kognitionen und eine bestimmte Denkweise interagieren mit den anderen Elementen einer komplexen Reaktion.
Wesentliche psychopathologische Konzepte	Operante Verhaltensprinzipien (Stimulus-Reaktion-Konsequenz)	• Automatische Gedanken • Irrationale Gedanken • Denkfehler und Fehlattributionen	• Metakognitionen • Mangel an gedanklicher Flexibilität • Kognitive Fusion
Veränderungsprozesse und Interventionen	Keine spezifischen Interventionen für Kognitionen, Fokus auf Verhaltensänderung durch Beeinflussung der Kontingenzen (Stimuli und Konsequenzen).	Kognitive Umstrukturierung • Aufdeckung von Denkfehlern u. Ä. • Inhaltliche Korrektur und Ersetzen durch andere Gedanken • Überprüfung durch Verhaltensexperimente	Funktionaler Kontextualismus und Blick auf die dynamischen Effekte • Kognitive Distanzierung (z. B. in Verbindung mit Achtsamkeit oder nicht kompatiblen Verhaltensweisen) • Kognitive Defusion

Die Überwindung dieser teilweise »dogmatischen« Kämpfe inspirierte auch Stephan Hoffmann und Steven Hayes dazu, die Metaperspektive des EEMM zu entwickeln, wie ich Ihnen bereits erzählte.

> Die große »Menge« an Prozessen und Techniken impliziert auch, dass wir über ein sehr breites Repertoire an Interventionen verfügen und mit unseren Patienten vieles »ausprobieren« können, um die passenden zu finden.

Selbst

> Variation in Selbstprozessen erleben wir, wenn wir einen flexibleren Umgang mit uns und unseren Reaktionen aller Art zulassen und trotzdem ein stabiles Selbsterleben haben.

Auch hier entstehen verschiedene navigierbare Dimensionen, die wir mit konkreten Interventionen eruieren und ansteuern. Selbstprozesse sind komplex und beinhalten emotionale und kognitiven Elemente, aber auch Verarbeitungs- und Aufmerksamkeitsvorgänge. Ähnlich wie bei emotionalen und kognitiven Prozessen, zeigen Interventionen auf diesen Dimensionen verschiedene Schwerpunkte.

- *Selbstmitgefühl* ist bspw. ein überwiegend emotionaler Prozess, bei dem nach außen orientierte prosoziale Emotionen auf die eigene Person projiziert werden.
- *Selbstvertrauen und Selbstwerterhöhung* dahingegen zeigen stärker kognitive Elemente, mit Bewertungen der Situation und der eigenen Person.
- *Selbst-als-Kontext* zeigt eine sehr starke Anlehnung an Aufmerksamkeitsflexibilität und Perspektivwechsel.

Motivation

> Motivationale Variation findet statt, wenn wir automatisierte Vermeidungsmotivation durch eine bewusste Motivation ersetzen und dadurch höhere Gestaltungsfreiheit bei der Wahl unserer Handlungen erleben.

Vermeidungsmotivation ist nicht per se problematisch, es geht vielmehr um die bewusste Entscheidung. Wenn Sie nach einem sehr langen Arbeitstag in der Praxis das Treffen mit einer Freundin verschieben, mit der Sie gerade häufig konflikthafte Auseinandersetzungen haben, um sich stattdessen vom anstrengenden Tag zu erholen, ist das überwiegend vermeidungsmotiviert und trotzdem als bewusste Selbstfürsorge zu bewerten. Sie haben über Konsequenzen nachgedacht, eigene Bedürfnisse dabei wahrgenommen und unter Umständen wertorientiert gehandelt.

Die fehlende Klarheit über Ziele, Werte oder eigene Bedürfnisse stellt aber ein Mangel an motivationaler Flexibilität und unterstützt die automatisierte Vermeidungsmotivation. Verschiedene Techniken ermöglichen Klärung/Ausarbeitung, wobei der Fokus anders gelegt wird.

- Die *Arbeit mit emotionalen Grundbedürfnissen* geht deutlicher mit emotionalen Veränderungsprozessen einher als »Brücke« zur Verhaltensänderung. Wir lernen gegebenenfalls unsere Emotionen auch als »Alarmzeichen« für Bedürfnisfrustration zu interpretieren und richten unsere Aufmerksamkeit mehr auf diese Bedürfnisse als auf bspw. zu rigide kognitive oder Selbstprozessen.
- Die *Definition von Zielen* setzt direkt auf der Handlungsebene an. Ziele beschreiben konkrete Handlungen und deren Konsequenzen.
- Die *Klärung von Werten* befindet sich gewissermaßen dazwischen: Die Frage nach den Handlungen, die einem so sehr wichtig sind, dass man dafür seine Lebenszeit investieren würde, auch wenn es der letzte Tag des Lebens wäre, ist sehr emotional. Dabei aktivieren sich prosoziale und epistemische Emotionen. Bei der Umsetzung richtet sich der Fokus aber grundsätzlich auf Verhaltensänderung.

Handlung

> Verhaltensänderung ist das wesentliche Ziel einer (Verhaltens)Therapie. Variation bedeutet, »experimentell« neue Handlungen durchzuführen und durch Selektions- und Retentionsprozesse sein Handlungsrepertoire zu erweitern.

Hier finden wir eine Vielfalt an möglichen Veränderungsprozessen und Techniken, denn auf der Handlungsebene findet die entscheidende Differenzierung von Störungsbildern und -dynamiken (▶ Kap. 1.3) statt. Handlungen sind in aller Regel beobachtbar und gut operationalisierbar, was das Präzisieren von Outcome-Zielen und die Wahl von Intervention/Veränderungsprozess erleichtert. Eine sehr ausführliche Darstellung finden Sie unten in der ▶ Tab. 17.1.

Körperliche Prozesse

> Variation auf der Ebene der körperlichen Prozesse geht grundsätzlich mit Änderungen auf der psychologischen Ebene einher. Dabei mögen verschiedene Dimensionen beteiligt sein, die sichtbare Handlung spielt aber die wichtigste Rolle.

Wir finden nicht selten psychologischen Prozesse, die die Umsetzung von Veränderungen im Umgang mit Schlaf, Erholung, Bewegung und Selbstfürsorge im Allgemeinen erschweren. Das ist z.B. der Fall, wenn eine Person mit massiven Selbstabwertungen auf der psychologischen Ebene Selbstfürsorge »sabotiert«. Körperliche Prozesse können zentrale psychopathologische Elemente in der Fallkonzeption sein (wie etwa Schlaf bei einer Schlafstörung oder Essverhalten bei einer Essstörung). Aber auch darüber hinaus finden sich häufig bedeutsame Zusammenhänge und Wechselwirkungen: Ein Mensch mit sozialen Ängsten wird möglicherweise eine andere Herausforderung darin erleben, sich für einen Yoga-Kurs anzumelden, als ein Mensch ohne solche Befürchtungen. Jemand mit depressiven Symptomen und Antriebsverminderung wird größere Schwierigkeiten haben, sich auf sportliche Aktivitäten wie Joggen oder Radfahren einzulassen, als bspw. die besagte Person mit sozialen Ängsten.

In solchen Fällen wird die Arbeit mit den psychologischen Prozessen an erster Stelle erfolgen, um dann solche Veränderungen im Umgang mit körperlichen Prozessen thematisieren zu können. Darüber hinaus aber handelt es sich bei allen vorgestellten biophysiologischen und körperlichen Prozessen um operationalisierbare Elemente, die im Rahmen der Behandlung mittels konkreter Interventionen verändert werden können – wie etwa Schlafhygienemaßnahmen.

Körpertherapeutische Interventionen

In einer Körperpsychotherapie, wie etwa der »Somatic Experiencing«-Methode nach Peter Levine (2010) oder der körperorientierten Psychotherapie nach George Downing (1996), werden in der Regel Multi-Level-Interventionen mit einem vordergründigen Fokus auf der körperlichen Prozessebene angewendet. Solche Übungen und Techniken bewirken aber in der Regel – in direkter oder indirekter Form – weitreichende Veränderungen auf der Ebene der psychologischen und der sozialen Prozesse. Die bewusste Anwendung von Körperwahrnehmungstechniken oder auch Atemübungen kann bspw. zu einer Veränderung im autonomen Nervensystem führen, die sich stark auf unmittelbare emotionale Wahrnehmung und Regulation auswirkt.

> Im Prinzip lässt sich auf jeder psychologischen Prozessdimension eine Verbindung zu körperlichen Prozessen finden, sodass im umgekehrten Sinne körpertherapeutische Interventionen unsere Aufmerksamkeit, unser Denken, unseren Umgang mit Emotionen, unsere Selbstprozesse, unsere Motivation zur Handlung und auch unser Verhalten beeinflussen können.

17.7 Veränderungsprozesse und Interventionen im Überblick

Wir sprachen gerade über eine gute Sortierung des eigenen Werkzeugs, um den Überblick zu behalten. Die folgende Tabelle stellt genau diesen Versuch dar. Sie ist allerdings nicht exhaustiv und verfolgt nicht das Ziel, die Vollständigkeit aller evidenzbasierten Techniken darzustellen. Sie dient aber als Orientierung und Anregung, sich mit den Wirkmechanismen unseres Handels zu beschäftigen.

Tab. 17.2: Überblick von Veränderungsprozessen und konkreten Techniken (Quellen: Ehret, 2019; Kazantzis et al., 2018; Hayes et al., 2022; Linden & Hautzinger, 2022; Stagnier et al., 2024; Heidenreich & Michalak, 2023; Valente, 2021)

	Veränderungsprozess Wirkmechanismus	Konkrete Interventionen (Beispiele)
Verarbeitung	Klärung von Mustern/ Schemata	• Biografische Klärung der Entstehung durch Lebenslinie-Übungen, Klärung prägender Beziehungserfahrungen oder Float-Back-Technik in der Imagination • Besprechung von Fragebögen und Verlinkung mit aktuellen Situationen

Tab. 17.2: Überblick von Veränderungsprozessen und konkreten Techniken (Quellen: Ehret, 2019; Kazantzis et al., 2018; Hayes et al., 2022; Linden & Hautzinger, 2022; Stagnier et al., 2024; Heidenreich & Michalak, 2023; Valente, 2021) – Fortsetzung

	Veränderungs- prozess Wirkmechanismus	Konkrete Interventionen (Beispiele)
		• Selbstbeobachtung unter Verwendung von Tagebüchern und Arbeitsblättern • Diagnostische Mikroanalyse mittels Stühle-Technik
	Diskrimination	• Diskriminationstraining (»hier und jetzt vs. dort und dann«) • Interpersonale Diskriminationsübungen • Gegenwärtigkeit während Schemaaktivierung
	Trauma- bewältigung	• Imaginatives Überschreiben • Prolongierte Exposition • Narrative Exposition • In-Vivo-Exposition mit Triggern • EMDR
	Reframing	• RFT-Übungen zur psychologischen Flexibilität
Aufmerksam- keit	Achtsamkeit und Gegenwärtigkeit	• Achtsamkeit nach Sinneskanälen • Achtsamkeit mit inneren Prozessen (Gedanken, Emotionen, Empfindungen, Schmerzen) • Bodyscan-Übungen • Gehmeditation • Atemmediation • Training von »Was«- und »Wie«-Skills in der DBT
	Aufmerksamkeits- lenkung	• Gezielte Fokussierungsübungen
Emotional	Emotionen wahrnehmen und benennen	• Achtsamkeit bei Körperwahrnehmung • Psychoedukation während Selbstbeobachtung • Arbeitsblätter (z. B. Skillsmanual DBT) • Stühle-Übungen mit Basisemotionen (»Kindmodi« in der ST)
	Emotionale Akzeptanz	• Therapeutische Metaphern und Übungen zur inneren Offenheit und emotionale Bereitwilligkeit (ACT) • Prolongierte Expositionsübung in sensu • Fokus auf Emotionen während Exposition in vivo • Stuhldialoge mit verschiedenen Emotionen (ST, Gestalttherapie)

Tab. 17.2: Überblick von Veränderungsprozessen und konkreten Techniken (Quellen: Ehret, 2019; Kazantzis et al., 2018; Hayes et al., 2022; Linden & Hautzinger, 2022; Stagnier et al., 2024; Heidenreich & Michalak, 2023; Valente, 2021) – Fortsetzung

	Veränderungs-prozess Wirkmechanismus	Konkrete Interventionen (Beispiele)
	Emotionale Regulation	• Gegenwärtigkeit und Aufmerksamkeitslenkung • Konkrete Regulationsfertigkeiten (DBT) • Imagery Rescripting • Mittels kognitiver Techniken (z. B. Arbeit mit automatisierten Bewertungen, die mit Scham einhergehen) • Selbstprozesse (Selbstmitgefühl, Reduktion von Selbstabwertung) • Motivationale Prozesse und Klärung der Konsequenzen impulsiven Verhaltens
	Habituation	• Expositionsübungen in sensu oder in vivo
Kognitiv	Kognitive Umstrukturierung	• Erarbeitung automatischer Gedanken, dysfunktionaler Grundannahmen und Fehlinterpretationen • Sokratischer Dialog • Empirische Disputation • Hedonistische Disputation • Überprüfung durch Verhaltensexperimente • Erarbeitung und Modifikation von Metakognitionen • Kritikerkonfrontation im Stuhldialog (ST)
	Kognitive Defusion (ACT)	• Arbeit mit Symbolen zur Externalisierung • Humor und provokative Techniken • Arbeit mit therapeutischen Metaphern • Imaginationsübungen
	Kognitive Distanzierung	• Achtsamkeit und Aufmerksamkeitslenkungstechniken • Imaginationsübungen • Hypnotherapeutische Techniken • Stuhl aus dem Zimmer tragen im Stuhldialog
	Grübel-Management	• Grübelprotokoll • Gedankenstopp und -aufschiebung • Paradoxe Intervention: Absichtlich grübeln zu bestimmten Zeiten
	Sorgen-Management	• Exposition in sensu mit Sorgen-Skripts • Sorgenprotokoll • Emotionale Akzeptanz/Regulation bei Anspannung & Angst
	Zwänge-Management	• Zwangsexposition in sensu • Emotionale Akzeptanz/Regulation

Tab. 17.2: Überblick von Veränderungsprozessen und konkreten Techniken (Quellen: Ehret, 2019; Kazantzis et al., 2018; Hayes et al., 2022; Linden & Hautzinger, 2022; Stagnier et al., 2024; Heidenreich & Michalak, 2023; Valente, 2021) – Fortsetzung

	Veränderungs-prozess Wirkmechanismus	Konkrete Interventionen (Beispiele)
Selbst	Aufbau von Selbstvertrauen	• Selbstwirksamkeitstraining • Positive Selbstverbalisation • Zeitprojektion und Imagination erwünschten Verhaltens
	Aufbau von Selbstwertgefühl	• Stuhldialoge und Aufbau des »Erwachsenenmodus« (ST) • Erarbeitung eigener Stärken und Kompetenzen
	Reduktion von Selbstabwertung	• Kognitive Umstrukturierung- und Defusionstechniken im Umgang mit den spezifischen Gedanken (s. o.) • Konfrontation innerer Kritiker im Stuhldialog
	Selbstmitgefühl	• Imaginationsübungen • Stuhldialoge zur Stärkung des Mitgefühls im »Erwachsenenmodus« gegenüber eigenen Emotionen und Bedürfnissen (ST)
	Selbst-als-Kontext (ACT)	• Arbeit mit Metaphern (z. B. Schachbrett) • Erlebnisorientierte Übungen zur Unterscheidung zwischen Selbst-als-Inhalt und als Kontext • Perspektivwechsel-Übungen • Stuhldialoge mit verschiedenen Seiten des Selbst
Motivation	Fokus auf Ziele	• Zielformulierung, Zielerreichungsskalierung mit Arbeitsblättern • Zeitprojektionsimagination
	Fokus auf Werte	• Motivational Interviewing • Werte-Arbeit mit Metaphern, Imaginationen und Arbeitsblättern (ACT) • Empathische Konfrontation automatisierter Bewältigung (ST)
	Fokus auf Grundbedürfnisse	• Komplexe Stuhldialoge zur Verlinkung verschiedener Prozessebenen (Modusarbeit in der ST) und Klärung unerfüllter Bedürfnisse »hinter« emotionaler Reaktionen
Handlung	Verhaltens-aktivierung	• Psychoedukation zum Zusammenhang zwischen Aktivitäten und Stimmungslage • Vereinbarung positiver Aktivitäten und Arbeit mit Aktivitätenlisten • Tages- und Wochenpläne • Genusstraining

Tab. 17.2: Überblick von Veränderungsprozessen und konkreten Techniken (Quellen: Ehret, 2019; Kazantzis et al., 2018; Hayes et al., 2022; Linden & Hautzinger, 2022; Stagnier et al., 2024; Heidenreich & Michalak, 2023; Valente, 2021) – Fortsetzung

	Veränderungs-prozess Wirkmechanismus	Konkrete Interventionen (Beispiele)
	Impulskontrolle und Selbststeuerung	• Stimuluskontrolle • Reaktionskontrolle in Expositionsübungen • Habit Reversal Training • Selbstinstruktionstraining • Kontingenzmanagement und Selbstverstärkung • Video-Selfmodeling • Empathische Konfrontation von Bewältigungsmodi (ST) • Werte-Klärung und Engagement-Strategien (ACT) • Stresstoleranz-Fertigkeiten (DBT)
	Training sozialer Kompetenz	• Kommunikationstraining • Arbeit an Dynamiken auf der hinteren Bühne mittels Stuhldialoge (ST) • Videogestütztes Selfmodeling • Modelling in Rollenspielen
	Training von Mitgefühl	• Imaginative Techniken (CFT, ST) • Mentalisierung und Empathie-Übungen • Empathische Konfrontation egoistischen Verhaltens und Konfrontation mit Konsequenzen (ST) • Training des »Erwachsenenmodus« im Umgang mit anderen Menschen im Stuhldialog (ST)
	Problemlösen	• Problemlösetraining (Problemanalyse, Lösungsanalyse, Probeeinsatz der Lösung unter Selbstbeobachtung) • Vermittlung fehlender spezifischer Fertigkeiten
	Verhaltens-experimente	• Commited-Action-Techniken (ACT) • Experimente planen und durchführen, in Selbstbeobachtungsbögen als Situations- und Lösungsanalysen festhalten
Körperliche Prozesse	Aufbau von Selbstfürsorge	• Well-Being-Übungen • Selbstfürsorge-Tagebuch • Imaginationsübungen zum Selbstmitgefühl als Basis der Selbstfürsorge (CFT, ST)
	Besserung der Schlafgewohnheiten	• Schlafhygiene • Zielsetzung und Verhaltensvereinbarung, Schlafprotokolle

Tab. 17.2: Überblick von Veränderungsprozessen und konkreten Techniken (Quellen: Ehret, 2019; Kazantzis et al., 2018; Hayes et al., 2022; Linden & Hautzinger, 2022; Stagnier et al., 2024; Heidenreich & Michalak, 2023; Valente, 2021) – Fortsetzung

	Veränderungsprozess Wirkmechanismus	**Konkrete Interventionen (Beispiele)**
	Aufbau sportlicher Aktivität	• Motivationsaufbau und Verhaltensvereinbarung • Monitoring des Erfolgs mit Aktivitätsprotokoll • Mentales Training in der Imagination
	Stressreduktion	• Biofeedback • Stressimpfung • Entspannungstechniken (PMR, AT) • MBSR-Techniken
Therapeutische Interaktion	Akzeptieren und Annehmen (Fokus auf Fürsorge und Bindung)	• Techniken des disziplinierten persönlichen Einlassens (CBASP) • Achtsamkeit und Akzeptanz in der Beziehung (ACT) • Therapeutisches Mitfühlen (CFT) • Validierungstechniken (DBT) • Kontrollierte Selbstöffnung und begrenzte Nachbeelterung (ST)
	Kontrolle erleben lassen (Fokus auf Sicherheit)	• Diskriminationstraining und Wahrnehmung des Hier und Jetzt bei Schemaaktivierungen gegenüber dem Therapeuten (ST) • Transparenz in Sitzungen und bei Interventionen • Gemeinsame Erarbeitung von Arbeitsschwerpunkten, Zielen und Plänen
	Konfrontieren und zur Veränderung motivieren (Fokus auf Autonomie)	• Loben und positiv deuten bei erwünschtem Verhalten (»Shaping«) • Fokus auf Veränderung, »Cheerleading«, Modelling, Problemlösen, paradoxe Interventionen und Kontingenzmanagement (DBT) • Werte-Orientierung und Engagement in der Beziehung (ACT) • Empathische Konfrontation (ST)
	Wohlbefinden, Spontaneität und Spiel fördern	• Humorvolle Interventionen • Entspannungs- und Wohlbefindens-Übungen gemeinsam machen • Gemeinsam lachen • Sich mitteilen und an eigener Freude und Zufriedenheit z. B. aufgrund des Therapieverlaufs teilhaben lassen

17.8 Selektion und Retention

> Der natürliche Selektionsprozess beginnt bereits während der Intervention bzw. unmittelbar danach – sofern sie positiv verlief. Er kann von uns gezielt unterstützt werden, in dem wir den Fokus der Aufmerksamkeit auf die positiven dynamischen Veränderungen richten, die dabei stattfinden.

Mit dem Konzept der Selektion beschäftigen wir uns bereits bei der Wahl der Intervention mit der Funktionalität und den individuell zu erwartenden Wirkmechanismen: Ein Hyperventilationstraining mag für manche Menschen wirksamer im Sinne der Habituation sein, für andere im Sinne der kognitive Neubewertung, für andere im Sinne des spielerischen Umgangs mit der Technik. Dies beeinflusst bereits die strategische Anwendung der Technik. Dabei stellen wir uns zunächst die Frage: *Wie kann ich diese Technik so anwenden, dass sie für diesen Menschen die bestmögliche Wirkung entfaltet?* Dabei ist die multidimensionale Prozessbetrachtung ein perfekter Denkrahmen. Wenn Bianca bspw. Diskriminationstechniken anwendet, um Stefan nicht mit ihrem Vater zu verwechseln (▶ Kap. 11), erlebt sie eine Distanzierung von Selbstabwertungen, Scham und Anspannung. Selektion hat in diesem Fall mit der Milderung der aversiven emotionalen Reaktionen (C−) und dem Erleben von Freiheit zu tun, sich anders zu verhalten, was an sich positive Konsequenzen mit sich bringt (C+). Dadurch wirkt sich die Intervention auf das Gesamtsystem aus und motiviert Bianca dazu, diese Techniken nach der Sitzung auch eigenständig erneut anzuwenden.

Aus lerntheoretischer Sicht arbeiten wir hier mit positiver und negativer Verstärkung und deren bewusster Betrachtung. Sie können aber diese Konzepte erweitern, in dem Sie dabei emotionale Grundbedürfnisse heranziehen und aversive Emotionen als Anzeichen derer Frustration betrachten. Dabei entstehen möglicherweise verschiedene Schwerpunkte, Sie erarbeiten jedoch in beiden Fällen Selektionsprozesse.

> Auch wenn methodenspezifische Unterschiede zu erwarten sind, lautet die wesentliche Frage nach einer Intervention: *Was ist jetzt anders?* Spezifischer gefragt: *Wie wirkt sich diese Übung/Technik auf die Art und Weise aus, wie Sie sich und die Situation wahrnehmen (bzw. fühlen, denken, sich Selbst erleben etc).*

Hinsichtlich des Selektionsprozesses stellen wir uns aber auch die Frage: *Wie kann ich praktisch die Wahrscheinlichkeit erhöhen, dass die Person in den kommenden Tagen sich bewusst für die Wiederholung einer bestimmten Intervention entscheidet?* Selektion geht mit der Erwartung eines positiven Outcomes einher, was wiederum wahrscheinlicher ist, wenn eine Person die positive Wirkung einer neuen, in der Therapiesitzung ausprobierten »experimentellen« Strategie im Umgang mit einer herausfordernden Situation bewusst wahrnimmt. So gehen Selektion und Retention flüssig ineinander über.

> Retention bezieht sich auf die vermutlich schwierigste Aufgabe im Kontext der Verhaltensänderung und kann mit der Frage zusammengefasst werden: *Wie gelingt es mir, den Menschen zu motivieren und dabei zu begleiten, die Veränderung über längere Zeit aufrechtzuerhalten, sodass daraus ein neuer Automatismus wird?*

Das ist meines Erachtens die größte Herausforderung in der Psychotherapie und möglicherweise die wesentliche Erklärung für die sehr hohe Nonresponder-Zahl in naturalistischen Studien (▶ Kap. 2). Auch hier werden Sie methodenspezifische Nuancen und Besonderheiten finden. Im Sinne der Netzwerktheorie geht es hier um die Stabilisierung eines neuen Netzwerkes – also um die Stärkung von Homogenität und Konnektivität des neuen Netzwerkzustandes. Hierzu einige allgemeine Ideen:

Lassen Sie die Person mit dem eigenen Smartphone die Sitzung aufzeichnen

In meinem DBT-Training lernte ich diese Technik kennen, was inzwischen in der »Smartphone-Ära« sehr gut realisierbar ist. Mit dem eigenen Smartphone nimmt die Person je nach Technik mit Audio oder Video unsere Sitzung auf, um damit zwischen den Sitzungen arbeiten zu können. Das unterstützt erfahrungsgemäß Selektion und insbesondere den Retentionsprozess, die Person kann auf verschiedenen Dimensionen reagieren und Verbindungen zwischen Prozessen erkennen und stärken.

Geben Sie Hausaufgaben auf

Verhaltensexperimente und -verträge, Selbstbeobachtungsprotokolle, selbstständige Expositionsübungen, die Umsetzung des gemeinsam erarbeiteten Rollenspiels im Umgang mit Arbeitskollegen oder das Anhören einer Imaginationsübung. Wenn wir einen Menschen 14-tägig sehen, dann verbringt er zwei von 336 Stunden bei uns. Die Therapie muss in den anderen 334 Stunden primär stattfinden und erfolgt durch Hausaufgaben strukturiert und im Sinne unseres Therapieplans.

Bleiben Sie dran und fragen Sie nach

Auch Vereinbarungen, die man vor einigen Monaten getroffen hatte und zunächst im Sinne der kurzfristigen Selektion funktionierten, haben noch nicht den »Retentionstest« bestanden. Es liegt an uns, die Personen daran zu erinnern und sie zu motivieren, ggf. die VSR-Serie neu zu starten, falls die alten Autopiloten wieder die Kontrolle übernommen haben. Die Sitzungsaufnahmen werden übrigens helfen, denn wir müssen die Intervention nicht gänzlich wiederholen und können den Patienten bitten, mit der entsprechenden Aufzeichnung zu arbeiten.

17.9 Kontextsensitivität

Die Erweiterung des Verhaltensrepertoires allein reicht nicht, um die angestrengte psychologische Flexibilität zu erreichen. Wie wir an vielen Stellen bereits feststellten, geht es in einer funktionalkontextualistischen Betrachtung nicht um die Frage »*Was ist per se richtig und gesund?*«, sondern um die Frage »*Was funktioniert für einen bestimmten Menschen in einer bestimmten Situation?*«

> Das Training von Kontextsensitivität geht mit Resilienz einher und erklärt evolutionstheoretisch möglicherweise den zentralen Wirkmechanismus bei der Rückfallprävention.

In der Tat finden wir bei den Dritte-Welle-Methoden mehrere achtsamkeitsbasierte Programme zur Rückfallprävention, wie etwa die Achtsamkeitsbasierte Rückfallprävention (MBRP) für die Arbeit mit Suchtproblemen und die Achtsamkeitsbasierte kognitive Therapie (MBCT) zur Prävention depressiver Rückfälle.

In den meisten Methoden finden sich Empfehlungen und Techniken, um unserem Patienten die Verantwortung über den weiteren Verlauf seiner Therapie zu übertragen. Die Reduktion der Sitzungsfrequenz und die gemeinsame funktionalanalytische Betrachtung verschiedener Situationen mit dem Fokus darauf, wie die Person damit umging und welche Strategien möglicherweise besser funktionierten als andere, impliziert bereit das Training flexibleren Handelns.

17.10 Verlaufskontrolle und Therapieende

Verlaufskontrolle findet im Grunde in jeder Therapiesitzung statt, wenn wir prozessbasiert denken und intervenieren. Angelehnt an der »Single Session Therapy«-Haltung findet die Evaluation des Gesamtverlaufs am Anfang der Sitzung statt (*Was hat sich seit der letzten Sitzung verändert und welches Thema bringen Sie heute mit?*), die Evaluation der hiesigen Stunde am Ende derselben (*Was hat Ihnen unsere Sitzung heute gebracht und was nehmen Sie mit?*).

Das Monitoring des Behandlungserfolgs kann aber auch mit Hilfe von Selbstbeobachtungsinstrumenten (Protokolle, Arbeitsblätter und wenn verfügbar computerbasierte EMA), Fragebögen und psychologischen Tests erfolgen.

> Eine Therapie endet nicht, wenn alle Ziele erreicht wurden. Sie endet, wenn eine Veränderungsdynamik in Gang gesetzt wurde, die auch ohne externe Hilfe fortschreiten und sich stabilisieren wird. Ab diesem Zeitpunkt werden wir nicht mehr gebraucht und können der Person durch die weitere Reduktion der Fre-

quenz oder Beendigung der Behandlung implizit signalisieren, dass sie jetzt ausreichend in der Lage ist, ohne fremde Hilfe für sich selbst, ihre psychische Gesundheit und v. a. ihre Lebenszufriedenheit zu sorgen.

18 Therapeutische Interaktionsprozesse

Im deutschsprachigen Raum ist das Modell der »motivierenden Beziehungsgestaltung« von Klaus Grawe (Stucki und Grawe, 2007) gut bekannt. Dabei orientiert sich die Gestaltung an emotionalen Grundbedürfnissen, ähnlich wie beispielsweise das Modell der begrenzten Nachbeelterung von Jeff Young in der ST. Es gibt darüber hinaus sehr viele Modelle zur Darstellung von Interaktionsprozessen und Psychotherapiepublikationen beschäftigen sich methodenunabhängig sehr häufig mit der Beziehungsgestaltung – und das mit gutem Grund.

> Eine intakte therapeutische Allianz wirkt sich positiv auf das Behandlungs-Outcome aus, wie zahlreiche Studien belegen. Die konkreten Mechanismen und Prozesse sind dahingegen nicht gut untersucht.

Für die Konzeptualisierung von Interaktionsprozessen möchte ich Ihnen eine Variation der ▶ Abb. 15.2 zeigen, die wir uns bereits in ▶ Kap. 15 angeschaut hatten. Diese Grafik stellt eine Dimension zwischen reaktiver Konfliktlösung und proaktiv-prosozialem Interaktionsverhalten vor dem Hintergrund von Panksepps sieben motivationalen Systemen im Sinne emotionaler Grundbedürfnisse dar.

Schauen Sie sich bitte ▶ Abb. 18.1 an. Die obere Hälfte der Grafik repräsentiert die Interaktionsbühne, auf der sich Menschen proaktiv und konstruktiv begegnen. Im Idealfall ist dies der Bereich, in dem wir mit unseren Patienten interagieren.

18.1 Proaktive Prozesse in der Beziehungsgestaltung

In einer Psychotherapie findet primär eine Arbeitsbeziehung statt: Eine Person mit einem psychischen Leidensdruck sucht unsere professionelle Hilfe und die Rollen sind zunächst klar verteilt.

Sinnbildlich befinden wir und unsere Patienten uns dabei im oberen Bereich der Grafik auf der proaktiv-kooperativen Interaktionsbühne. Unsere Rolle ist jedoch aktiver: Die schnelle Etablierung einer emotionalen Beziehung hilft dem Therapieprozess im Allgemeinen und es liegt an uns, diese Beziehung zu modellieren und in eine therapeutische Bahn zu lenken. *Spätestens jetzt können wir in Prozessen denken: Was können wir konkret tun, um die Beziehung positiv zu beeinflussen? Wie*

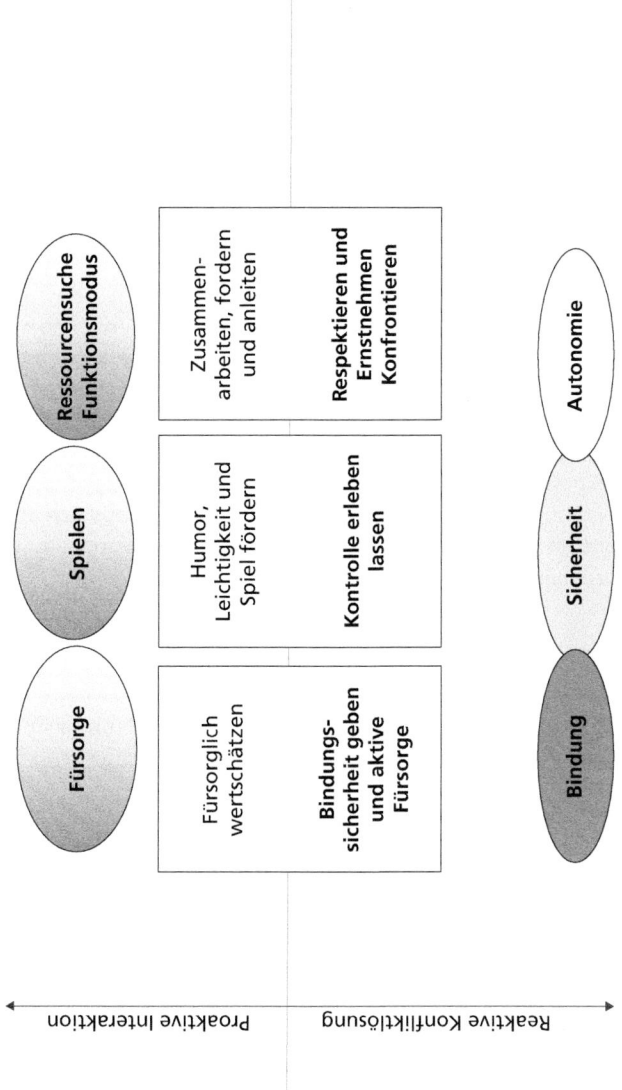

Abb. 18.1: Interaktionsprozesse in der Psychotherapie

können wir dafür sorgen, dass die Person Fürsorge, Sicherheit und Autonomie erlebt, sodass keine »Alarmzeichen« ausgelöst werden?

Fürsorglich Wertschätzen

Die fürsorgliche, annehmende und bindungsorientierte Wertschätzung unseres Patienten ist ein zentrales Beziehungsangebot und möglicherweise das Fundament einer therapeutischen Beziehung. Das ST-Konzept der begrenzten Nachbeelterung in der Behandlung von Patienten mit Persönlichkeitsstörungen meint unter anderem genau diese Haltung einer angemessenen Fürsorge. Das Ziel von Interventionen ist die Stärkung des Erlebens einer sicheren Bindung seitens des Patienten.

> Fürsorge und bedingungslose Annahme der Person (um es mit Carl Rogers berühmtem Begriff zu formulieren) ist jedoch nicht zu verwechseln mit Entmündigung oder »Adoptieren« eines Menschen.

Marsha Linehan spricht dabei über eine Dialektik zwischen Annehmen und Verändern, Eckhard Roediger (Roediger & Valente, 2025) im ähnlichen Sinne über die »Schuld-Wut-Wippe«, die eine notwendige Balance zwischen Bindung und Autonomie dynamisch erklärt.

Das Konzept der therapeutischen Wertschätzung von Rogers bringt diese Balance etwas besser auf den Punkt: Wir benötigen wann immer möglich Augenhöge und hohen Respekt vor dem Selbstbestimmungsrecht unserer Patienten – sofern sie intellektuell, emotional und psychiatrisch in der Lage sind, für sich angemessen zu sorgen. Ansonsten übernehmen wir zeitweise und komplementär zu den Fähigkeiten des Patienten eine aktivere Rolle.

Leichtigkeit, Spontaneität und Spiel fördern

> Psychotherapie darf auch Spaß machen. Leichtigkeit und Humor sind Elemente, von denen sowohl Patienten als auch wir profitieren.

Pointiert gesagt: Das Leben kann schwer genug sein, in der Therapie darf die Person auch etwas anderes erleben. Viele spezifische Techniken, wie etwa kognitive Defusion, paradoxe Interventionen, Rollenspiele und auch ein Genusstraining, implizieren bereits diese Form der Beziehungsgestaltung. Die Haltung geht jedoch darüber hinaus. Auch während der Arbeit mit deutlich »ernsteren« Techniken, wie etwa Traumakonfrontationen oder Expositionsübungen, kann an passenden Stellen Humor und Spontaneität zur Entspannung führen und die Durchführung der Intervention sogar erleichtern.

Zusammenarbeiten, fordern und anleiten

> Psychotherapie befolgt ein Arbeitsziel und die Person vor uns benötigt unsere aktive Anleitung und professionelle Begleitung.

Begleitung ist in diesem Sinne vielleicht ein passendes metaphorisches Bild: Der Patient begibt sich auf einen Weg und wir laufen an seiner Seite, beraten, motivieren und weisen manchmal die Richtung. Wir bekommen einen Vertrauensvorschuss von einem Menschen, der sich auf unsere Techniken und Methoden einlässt. Dies entspricht dem Funktionsmodus im Sinne von Panksepps »SEEKING«-System.

18.2 Reaktive Prozesse in der therapeutischen Beziehung

Die Anwendung psychotherapeutischer Techniken und insbesondere die Interaktion mit uns wird fast zwangsläufig zu komplexen Reaktionen führen, bei denen der Mensch vor uns einen Mangel an Bindung, Sicherheit oder Selbstbestimmung erleben wird. In solchen Fällen benötigen wir Interaktionsprozesse, die komplementär diese Bedürfnisse befriedigen, sodass sich die Interaktion erneut zurück in die obere Hälfte der Grafik verschieben kann. Sinnbildlich stehen wir im oberen Bereich der Grafik und reichen dem Patienten die Hand, sodass er einen Weg zurück auf die proaktive soziale Bühne finden kann.

Bindungssicherheit geben und aktive Fürsorge

Wenn sich die Person vor uns einsam, traurig und nicht gebunden fühlt, dann benötigt sie komplementär ein aktiv-fürsorgliches Verhalten. Wir setzen dabei unser eigenes CARE-System in Panksepps Systematik ein, um mitfühlend auf den emotionalen Schmerz der Person einzugehen.

Dies kann natürlich in Kombination mit der gemeinsamen Anwendung einer spezifischen Technik geschehen, wie etwa während Übungen zur emotionalen Wahrnehmung und Akzeptanz oder im Rahmen von Stühle-Dialogen.

Kontrolle erleben lassen

Wenn sich ein Mensch nicht sicher fühlt, dann ist die Wahrscheinlichkeit groß, dass emotionale »Alarmzeichen« anspringen, automatisierte Bewältigungsreaktionen aktiv werden und der Therapieverlauf gehindert wird. Die Transparenz in allem, was wir tun, trägt zum Gefühl der Sicherheit bei. Ebenfalls der Einbezug des Patienten in die Festlegung von Therapiebausteinen, Zielen und Interventionen.

Auch hier benötigen wir unser Fürsorge-System, um mit der Angst und Unsicherheit der Person vor uns empathisch mitzufühlen.

Respektieren und Ernstnehmen

»Widerstand« als Ausdruck von Autonomieverlust korreliert emotional am stärksten mit Ärger als »Alarmzeichen«. Dabei findet eine sinnbildliche Art »Protest« statt, den wir validierend ernst nehmen können.

Konfrontieren bei Stagnation

Hier geht es um die andere Seite von Linehans dialektischer Wippe. Wir setzen unsere eigene Autonomie/Selbstbehauptung konstruktiv ein, um die Person dazu zu motivieren, ebenfalls die eigene Autonomie zu aktivieren und für sich Verantwortung zu übernehmen. Sowohl die eingesetzten Techniken als auch unsere Haltung verfolgen das Ziel, angemessen zu konfrontieren, idealerweise, ohne zu überfordern und kontextsensitiv genug, um auch kleine Schritte in die erwünschte Richtung zu erkennen und zu verstärken.

18.3 Konfliktlösung in der therapeutischen Beziehung

Wir sind auch Menschen mit eigenen Geschichten, Schemata und Beziehungsmustern. Der untere Teil von ▶ Abb. 15.2 gilt auch für uns, wenn wir unsere therapeutische Rolle verlassen und uns – bewusst oder unbewusst – auf einen Konflikt auf persönlicher Ebene unreflektiert einlassen. Sinnbildlich befinden wir uns beide in diesem Fall im unteren Bereich der Grafik. Wenn das passiert, dann entsteht in aller Regel eine Dynamik, die für die Therapie nicht förderlich ist, und sowohl Patienten als auch uns belastet. ▶ Tab. 18.1 zeigt einen Überblick möglicher Interaktionen dieser Art.

Tab. 18.1: Tanz der Bewältigungsmodi (Valente, 2021)

	Unterwerfung des Therapeuten	Flucht des Therapeuten	Dominanz des Therapeuten
Unterwerfung des Patienten	Freundliche Kooperation, jeder möchte es dem anderen recht machen.	P bemüht sich, T bleibt distanziert. Die Bedürfnisse des P bleiben unerfüllt, die Therapie stagniert.	T dominiert, P erduldet und versucht, es recht zu machen und nicht zu enttäuschen.
Flucht des Patienten	T bemüht sich und »schwitzt«, P lässt sich nicht auf die Beziehung ein.	Kein Kontakt, keine emotionale Aktivierung. Keine Veränderung, in vielen Fällen aber auch kein Leidensdruck.	T frustriert sich, dominiert und überfordert oder schikaniert den P sogar.
Dominanz des Patienten	P dominiert/ entwertet/ kontrolliert, T ordnet sich unter und leidet.	P fühlt sich ungesehen, ärgert sich und versucht zu dominieren (schikanieren, passive Aggressivität, dramatisches Auftreten).	T und P gehen in einen Konkurrenzkampf um Kontrolle, Dominanz, Überlegenheit.

Lassen Sie uns gleich mit einer Selbsterfahrungsübung weitermachen. Denken Sie bitte an eine Interaktion mit einem Patienten in letzter Zeit, in der eine solche Dynamik – wenn auch nur ansatzweise oder nur für eine kurze Zeit – stattfand.

> **Selbsterfahrungsübung**
>
> Stellen Sie sich vor, Sie haben in diesem Moment eine Sitzung mit dieser Person und der Konflikt beginnt jetzt. Gehen wir alle Prozessstühle gemeinsam durch: Was passiert mit Ihrer Aufmerksamkeit? Kommen Ihnen ggf. alte Erinnerungsbilder in den Sinn? Was fühlen Sie und wie gehen Sie damit um? Was denken Sie und wie gehen Sie mit diesen Gedanken um? Wie finden Sie sich selbst? Was fehlt Ihnen gerade, was motiviert Sie? Wie reagieren Sie dann auf der Handlungsebene? (Bitte machen Sie eine kleine Pause).
>
> Stellen Sie sich jetzt bitte für einen Moment vor, Sie sind nicht Sie selbst in dieser Interaktion, sondern die andere Person. Vielleicht spulen Sie etwas zurück: Wie lange fahren Sie, um diese Therapiesitzung wahrzunehmen? Stellen Sie sich vor, Sie befinden sich auf dem Weg zur Praxis. Stellen Sie sich jetzt bitte vor, in diesem Augenblick sind die Probleme und das Leiden dieser Person Ihre eigenen. Sie fahren zur Therapiesitzung, in der diese Probleme thematisiert werden. Dort werden Sie zumindest teilweise damit konfrontiert und auch emotional leiden. Wie fühlen Sie sich? Wie reagiert Ihr Körper, wenn Sie sich in diese Situation hineinversetzen? Gehen Sie auch hier bitte alle Dimensionen durch.

Wir haben fast immer den einfacheren Part in einer Therapiesitzung. Und an dieser Stelle würde ich gerne eine Metapher zitieren, die ich bei Dr. Rainer Sonntag, bei dem ich das Glück hatte, mich in ACT fortzubilden, lernte.

> Jeder Kontakt mit einem Menschen (in der Patientenrolle oder im Allgemeinen) ist wie ein Sonnenaufgang: Man mag die Sonne möglicherweise bereits 100 oder 1.000 Mal aufgehen gesehen haben, doch jeder Sonnenaufgang ist einzigartig.

Egal wie »getriggert« wir sind und wie sehr wir uns in dieser schwierigen Situation als eine Art »Opfer« der dysfunktionalen Bewältigung oder der Symptome unseres Patienten vorkommen: Dieser Mensch kommt mit hoher Wahrscheinlichkeit nicht in unsere Sitzung, nur um uns zu ärgern, frustrieren, provozieren oder gar quälen. Irgendwas geschieht jedoch auf dem Weg zu uns oder sogar in unserer Anwesenheit, sodass ihm nichts anderes übrigbleibt, als dieses Verhalten zu zeigen. Und dieses »Irgendwas« hat möglicherweise nichts mit uns persönlich zu tun – aber möglicherweise mit unserem Verhalten, der Art ihn zu empfangen oder auch unserer nicht ausreichenden Wertschätzung in der Situation.

Unser Ziel wird in der Regel darin bestehen, den Weg zurück zu einer konstruktiven Interaktion, wie oben geschildert, zu finden. Dafür benötigen wir Interventionen, die reflektierte und flexiblere Alternativen zu unseren automatisierten Reaktionen anbieten und die Person vor uns ebenfalls dazu »einlädt«, mit uns gemeinsam den Weg auf den oberen Teil der Grafik zu suchen. Auch hier geht es um eine ausgewogene Mischung aus Bindung, Sicherheit und Autonomie auf beiden Seiten.

19 Wie können Sie praktisch beginnen?

Wir haben eine lange Reise hinter uns! Ich danke Ihnen sehr, dass Sie die letzten 18 Kapitel mit mir gearbeitet und sich auf so viele Selbsterfahrungsübungen und teilweise Umdenkaufgaben eingelassen haben. So wie am Ende eines Einführungsworkshops in ACT oder ST viele Teilnehmerinnen und Teilnehmer wissen möchten, wie man damit die ersten praktischen Erfahrungen in der eigenen Praxis sammeln könnte, werden Sie sich in diesem Moment auch mit einer ähnlichen Frage beschäftigen. Lassen Sie uns dafür einen kleinen Plan erstellen (nochmal zur Erinnerung: Meine Arbeitsblätter in der unmittelbar aktuellen Version finden Sie in der Rubrik Arbeitsmaterial meiner Internetseite www.schematherapie-stuttgart.de bzw. www.integrative-psychotherapie.org).

1. Denken Sie in der Praxis biopsychosozial und versuchen Sie, immer wieder die VSRK-Prinzipien als Denkrahmen heranzuziehen, sowohl in Diagnostik als auch während Interventionen.
2. Übersetzen Sie Ihre gewohnten methodenspezifischen Konzepte in EEMM-Konzepte.
3. Drucken Sie das Arbeitsblatt mit dem Schachbrett aus und kategorisieren Sie Ihre Lieblingstechniken nach Prozessdimension. Verschaffen Sie sich ein Überblick über das eigene Repertoire. Falls Ihnen keine Techniken für eine bestimmte Dimension einfallen, dann schließen Sie die Lücke und lernen Sie passende Interventionen.
4. Drucken Sie die Grafik mit dem Wohngebäude der biopsychosozialen Prozesse aus und verwenden Sie sie in Einzel- oder Gruppensitzungen, um Situationen makroanalytisch besser zu verstehen und Probleme/Ressourcen in Kontext zu sehen. Dabei spielen die VSRK-Schritte eine wichtige Rolle, aber Sie werden sich inzwischen dran gewöhnt haben.
5. Machen Sie mit ausgewählten Patienten Mikroanalysen (mit Stühlen, in der Imagination oder auch als Besprechung) entlang der EEMM-Kategorien. Dafür können Sie das Arbeitsblatt mit Schachbrett als Orientierung ausdrucken. Welche Methoden auch immer Sie ansonsten anwenden, funktionale Analysen sind immer integrierbar.
6. Erstellen Sie mit ausgewählten Patienten Netzwerkmodelle und denken Sie daran, dass Sie nicht die Gesamtheit eines komplexen Falles, sondern nur eine bestimmte Störungs- oder Veränderungsdynamik darstellen und funktionalanalytisch verstehen wollen.
7. Arbeiten Sie mit ausgewählten Patienten einige Sitzungen nach dem »Single Session Therapy«-Konzept: Führen Sie mit dem mitgebrachten Anliegen eine

Problemanalyse durch, erstellen Sie eine knappe Mikroanalyse oder ein Netzwerkmodell und leiten Sie die konkreten Interventionen davon in einer Lösungsanalyse ab, die Sie in der Sitzung anwenden werden.
8. Führen Sie eine Therapie von Beginn an mit einem prozessbasierten Ansatz.
9. Wenn Sie sich für Technik interessieren, schauen Sie sich die verschiedenen Provider an, die Möglichkeiten für die Arbeit mit EMA anbieten und experimentieren Sie damit.

Ich wünsche Ihnen und den Menschen in Ihrer Praxis viel Spaß und Erfolg!

IV Anhang

Literatur

Abatista, A.G.F., Cova, F. (2023). Are Self-transcendent Emotions One Big Family? An Empirical Taxonomy of Positive Self-transcendent Emotion Labels. Affec Sci.
Arias, J.A., Williams, C., Raghvani, R. et al. (2020). The neuroscience of sadness: A multidisciplinary synthesis and collaborative review. Neurosci Biobehav Rev. 111, 199–228.
Arntz, A. (2010). Schematherapie bei Cluster-C-Persönlichkeitsstörungen. In Roediger, E., Jacob, G. (Hrsg.) Fortschritte der Schematherapie. Göttingen: Hogrefe. S. 146–182.
Attneave, F. (1954). Informational aspects of visual perception. Psychological Review, 61(3), 183–193.
Bauer, C.C., Whitfield-Gabrieli, S., Díaz, J.L. et al. (2019). From State-to-Trait Meditation: Reconfiguration of Central Executive and Default Mode Networks. eNeuro. 4;6.
Beck, A.T. (1967). Depression. Causes and Treatment. Philadelphia: University Press.
Becker, E.S., Hoyer, J. (2005). Generalisierte Angststörung. Göttingen: Hogrefe.
Benecke, C., Brauner, F. (2017). Motivation und Emotion. Stuttgart: Kohlhammer.
Bischoff, C., Traue, H.C. (2004). Kopfschmerzen. Göttingen: Hogrefe.
Bohus, M. (2002). Borderline-Störung. Göttingen: Hogrefe.
Boltzmann, L. (1884). Über eine von Hrn. Bartoli entdeckte Beziehung der Wärmestrahlung zum zweiten Hauptsatze. Annalen der Physik, 258(5), 31–39.
Boterhoven de Haan, K.L., Lee, C.W., Fassbinder, E. et al. (2020). Imagery rescripting and eye movement desensitisation and reprocessing as treatment for adults with post-traumatic stress disorder from childhood trauma: randomised clinical trial. The British Journal of Psychiatry. 217(5), 609–615.
Bremer, B., Wu, Q., Mora Álvarez, M.G. et al. (2022). Mindfulness meditation increases default mode, salience, and central executive network connectivity. Sci Rep. 12(1), 13219.
Brosch, T., Sander, D. (2013). Comment: The Appraising Brain: Towards a Neuro-Cognitiv Model of Appraisal Processes of Emotion. Emotion Review 5(2), 163–168.
Brosch, T., Coppin, G., Scherer, K.R. et al. (2011). Generating value(s): Psychological value hierarchies reflect context- dependent sensitivity of the reward system. Social Neuroscience, 6, 198–208.
Brosch, T., Coppin, G., Schwartz, S. et al. (2012). The importance of actions and the worth of an object: Dissociable neural systems repre- senting core value and economic value. Social Cognitive and Affective Neuroscience, 7, 497–505.
Bruijniks, S.J.E., Hollon, S.D., Lemmens, L.H.J.M. et al. (2024). Long-term outcomes of once weekly v. twice weekly sessions of cognitive behavioral therapy and interpersonal psychotherapy for depression. Psychological Medicine. 54(3), 517–526.
Bryant, R.A., Galatzer-Levy, I., Hadzi-Pavlovic, D. (2023). The Heterogeneity of Posttraumatic Stress Disorder in DSM-5. JAMA Psychiatry. 80(2), 189–191.
Caspar, F., Grawe, K. (1982). Vertikale Verhaltensanalyse (Forschungsbericht). Bern: Huber.
Chaput, J.P., McHill, A.W., Cox, R.C. et al. (2023). The role of insufficient sleep and circadian misalignment in obesity. Nat Rev Endocrinol 19, 82–97.
Ciarrochi, J., Sahrda, B., Hofmann, S. et al. (2022). Developing an item pool to assess processes of change in psychological interventions. The process-based assessment tool (PBAT). Journal of Contextual Behavioral Science, 23, 200–213.
Clark, A., Chalmers, D. (1998). The extended mind, in: ANALYSIS, 58(1), 7–19 (Oxford Journals).

Costa, P.T. Jr., McCrae, R.R. (1992). Revised NEO Personality Inventory and NEO Five-Factor Inventory. Odessa, FL: Psychological Assessment Ressources.

Dalgleish, T., Black, M., Johnston, D., Bevan, A. (2020). Transdiagnostic approaches to mental health problems: Current status and future directions. J Consult Clin Psychol 88(3), 179–195.

Davis, K.L., Montag, C. (2019). Selected Principles of Pankseppian Affective Neuroscience. Front. Neurosci. 12, 1025.

De Araujo, I.E., Rolls, E.T., Velazco, M.I. et al. (2005). Cognitive modulation of olfactory processing. Neuron 46(4), 671–679.

Downing, G. (1996). Körper und Wort in der Psychotherapie. München: Kösel Verlag.

Dweck, C.S. (2017). From needs to goals and representations: Foundations for a unified theory of motivation, personality and development. Psychological Review, 124, 689–719.

Eddy, C.M. (2016). The junction between self and other? Temporo-parietal dysfunction in neuropsychiatry. Neuropsychologia, 89.

Ehlers, A. (1998). Posttraumatische Belastungsstörung. Göttingen: Hogrefe.

Ehret, A. (2019). Impulskontrollstörungen in der VT. Weinheim: Beltz.

Ekman, P. (2003). Emotions revealed: Recognizing faces and feelings to improve communication and emotional life. New York: Times Books.

Engel, G.L. (1976). Psychisches Verhalten in Gesundheit und Krankheit. Bern: Huber.

Eysenck, H.J. (1967). The biological basis of personality. Springfield: Thomas.

Fava, G.A. (2018). Well-Being Therapy (WBT): Eine Kurzzeittherapie zur psychischen Stabilisierung. Behandlungsmanual – Arbeitsmaterialien – Klinische Anwendungen. Stuttgart: Schattauer.

Feng, B., Luo, F., Chen, Y. et al. (2024). Exploring the sports participation, muscle-strengthening exercise and active commuting with comorbidity of depression and anxiety among Chinese children and adolescents: a cross-sectional study. Front. Psychol. 15, 1338190.

Fiedler, P. (1995). Persönlichkeitsstörungen. Weinheim: Beltz.

Fiedler, P. (2001). Persönlichkeitsstörungen. Weinheim: Beltz.

Fiske, D.W. (1949). Consistency of factorial structures of personality ratings from different sources. Journal of Abnormal and social psychology, 44, 329–344.

Forbush, K.T., Swanson, T.J., Chen, Y. et al. (2022). Generalized network psychometrics of eating-disorder psychopathology. International Journal of Eating Disorders, 55(11), 1603–1613.

Fried, E.I., Nesse, R.M. (2015). Depression is not a consistent syndrome: an investigation of unique symptom patterns in the STAR* D study. Journal of affective disorders, 172, 96–102.

Frijda, N.H. (2007). The laws of emotion. Mahwah, NJ: Erlbaum.

Frontera, J.L., Sala, R.W., Georgescu, I.A. et al. (2023). The cerebellum regulates fear extinction through thalamo-prefrontal cortex interactions in male mice. Nat Commun 14, 1508.

Gál, É., Ştefan, S., Cristea, I.A. (2021). The efficacy of mindfulness meditation apps in enhancing users' well-being and mental health related outcomes: a meta-analysis of randomized controlled trials. J Affect Disord. 279, 131–142.

Gilbert, P. (2009). The compassionate Mind (Compassion Focused Therapy). London: Constable & Robinson.

Gilbert, P. (2010). Compassion Focused Therapy: Distinctive Features. The CBT Distinctive Features Series. London, New York: Routledge.

Gloster, A.T., Block, V.J., Klotsche, J. et al. (2021). PsyFlex: A contextually sensitive measure of psychological flexibility. Journal of Contextual Behavioral Science, 22, 13–23.

Grabenhorst, F., Rolls, E.T., Bilderbeck, A. (2008). How cognition mod- ulates affective responses to taste and flavor: top down influ- ences on the orbitofrontal and pregenual cingulate cortices. Cereb Cortex 18, 1549–1555.

Grawe, K., Donati, R., Bernauer, B. (1994). Psychotherapie im Wandel: Von der Konfession zur Profession. Göttingen: Hogrefe.

Guan, F., Liu, G., Pedersen, W. et al. (2021). Neurostructural correlates of dispositional self-compassion- Neuropsychologia, 160.

Gunderson, J.G., Shea, M.T., Skodol, A.E. et al. (2000). The Collaborative Longitudinal Personality Disorders Study: development, aims, design, and sample characteristics. J Pers Disord 14(4), 300–315.
Hamilton, J.P., Farmer, M., Fogelman, P., Gotlib, I.H. (2015). Depressive Rumination, the Default-Mode Network, and the Dark Matter of Clinical Neuroscience. Biol Psychiatry. 78(4), 224–230.
Harris, R. (2019). ACT made simple: an easy-to-read primer on acceptance and commitment therapy. 2. Aufl. Oakland, CA: New Harbinger Publications.
Hauser, N.C., Herpertz, S.C., Habermeyer, E. (2021). Das überarbeitete Konzept der Persönlichkeitsstörungen nach ICD-11: Neuerungen und mögliche Konsequenzen für die forensisch-psychiatrische Tätigkeit. Forens Psychiatr Psychol Kriminol 15, 30–38.
Hautzinger, M. (1998). Depression. Göttingen: Hogrefe.
Hayes, S.C., Ciarrochi, J., Hofmann, S.G. et al. (2022). Evolving an idionomic approach to processes of change: Towards a unified personalized science of human improvement. Behaviour Research and Therapy, 156, 104155.
Hayes, S.C., Hofmann, S.G. (eds.) (2018). Future directions in CBT and evidence-based therapy. In Process-based CBT: The science and core clinical competencies of cognitive behavioral therapy. Oakland, CA: New Harbinger; S. 427–438.
Hayes, S. (2019). A Liberated Mind: How to Pivot Toward What Matters. New York: Avery.
Hayes, S.C., Hofmann, S.G., Ciarrochi, J. (2023). The Idionomic Future of Cognitive Behavioral Therapy: What Stands Out From Criticisms of ACT Development. Behavior Therapy, 54(6), 1036–1063.
Hofmann, S.G., Hayes, S.C., Lorscheid, D.N. (2021). Learning Process Based Therapy. Oakland, New Harbinger Publications.
Hofmann, S.G. (2008). Acceptance and commitment therapy: New wave or Morita therapy? Clinical Psychology: Science and Practice, 15(4), 280–285.
Hofmann, S.G., & Hayes, S.C. (2018). The Future of Intervention Science: Process-Based Therapy. Clinical Psychological Science, 7(1), 37–50.
Hornstein, S., Forman-Hoffman, V., Peiper, N.C., Rantala, M.J. (2021). Heterogeneity in Symptoms in Depression – A replication study in a Digital Mental Health Intervention using the PHQ-9 Questionnaire. JMIR Preprints. 25/06/2021:31560.
Hoyt, M.F., & Talmon, M. (Hrsg.) (2014). Capturing the Moment. Single Session Therapy and Walk-In Services. Bancyfelin, UK: Crown House.
Hwang, Y.G., Pae, C., Song, C.R. (2023). Self-compassion is associated with the superior longitudinal fasciculus in the mirroring network in healthy individuals. Sci Rep 13, 12264.
Jacobi, F., Höfler, M., Strehle, J. et al. (2015). Twelve-months prevalence of mental disorders in the German Health Interview and Examination Survey for Adults – Mental Health Module (DEGS1-MH): a methodological addendum and correction. Int J Methods Psychiatr Res 24(4), 305–313.
Jacobs, T.P., McConnell, A.R. (2022). Self-transcendent emotion dispositions: Greater connections with nature and more sustainable behavior, Journal of Environmental Psychology, 81.
Kabat-Zinn, J. (2003). Yoga der Achtsamkeit. Yoga aktuell, 6, 45–50.
Kabat-Zinn, J. (2019). Gesund durch Meditation. Das große Buch der Selbstheilung mit MBSR. 2. Aufl. München: Knauer.
Kanfer, F.H., Reinecker, H., Schmelzer, D. (2012). Selbst-Management-Therapie. 5. Aufl. Berlin: Springer.
Kavaliers, M., Ossenkopp, K.P., Tyson, C.D. et al. (2022). Socialfactors and the neurobiology of pathogen avoidance. Biol. Lett. 18, 20210371.
Kazantzis, N., Luong, H.K., Usatoff, A.S. et al. (2018). The processes of cognitive behavioral therapy: A review of Metaanalyses. Cogn Ther Res 42(4), 349–357.
Klaus, J., Schutter, D.J. (2020). Functional topography of anger and aggression in the human cerebellum. Neuroimage. 226, 117582.
Kool, M., Van, H., Arntz, A. et al. (2024). Dosage effects of psychodynamic and schema therapy in people with comorbid depression and personality disorder: four-arm pragmatic RCT. Br J Psychiatry, 225(1), 274–281.

Kröger, F., Valente, M., Harr, H. (2010). Diagnosen in der stationären Psychosomatik und Psychotherapie. Ärztliche Psychotherapie, 5, 48–53.
Lakatos, A., & Reinecker, H. (2007). Kognitive Verhaltenstherapie bei Zwangsstörungen. Göttingen: Hogrefe.
Lambert, M.J. (2017). Maximizing psychotherapy outcome beyond evidence-based medicine. Psychother Psychosom, 86, 80–89.
Lazarus, R.S., & Folkman, S. (1984). Stress, appraisal and coping. New York: Springer.
Levine, P.A. (2011). In an unspoken voice: how the body releases trauma and restores goodness. Berkley CA: North-atlantic Books.
Liew, S.C., Aung, T. (2021). Sleep deprivation and its association with diseases- a review. Sleep Medicine, 77.
Linden, M., Hautzinger, M. (2022). Verhaltenstherapiemanual – Erwachsene. 9. Aufl. Berlin: Springer.
Linehan, M. (1996). Dialektisch-Behaviorale Therapie der Borderline-Persönlichkeitsstörung. München: CIP-Medien.
Longe, O., Maratos, F.A., Gilbert, P. et al. (2010). Having a word with yourself: Neural correlates of self-criticism and self-reassurance. Neuroimage, 49,1849–1856.
Louis, J.P., Wood, A.M., Lockwood, G. et al. (2018). Positive clinical psychology and schema therapy (ST): The development of the Young Positive Schema Questionnaire (YPSQ) to complement the Young Schema Questionnaire 3 Short Form (YSQ-S3). Psychol Assess, 30(9), 1199–1213.
McCabe, C., Rolls, E.T., Bilderbeck, A., McGlone, F. (2008). Cognitive influences on the affective representation of touch and the sight of touch in the human brain. Soc Cogn Affect Neurosci, 3, 97–108.
McCullough, J.P. Jr. (2000). Treatment of Chronic Depression. Cognitive Behavioral Analysis System of Psychotherapy. New York: Guilford Press.
McEwen, B.S., & Gianaros, P.J. (2011). Stress- and Allostasis-Induced Brain Plasticy. Annual Review of Medicine, 62, 431–445.
Menon, V. (2023). 20 years of the default mode network: A review and synthesis. Neuron, 111(16), 2469–2487.
Metcalfe, J., & Mischel, W. (1999). A hot/cool-system analysis of delay of gratification: Dynamics of willpower. Psychological Review, 106, 3–19.
Molenaar, P.C.M. (2004). A Manifesto on Psychology as Idiographic Science: Bringing the Person Back Into Scientific Psychology, This Time Forever. Measurement: Interdisciplinary Research and Perspectives, 2(4), 201–218.
Multmeier, J., Tenckhoff, B. (2014). Autonomere Therapieplanung kann Wartezeiten abbauen. Dtsch Arztebl, 111(11), 438–440.
Panksepp, J. (1998). Affective Neuroscience: The Foundations of Human and Animal Emotions. New York, NY: Oxford University Press.
Pessoa, L., & Adolphs, R. (2010). Emotion processing and the amygdala: From a »low road« to »many roads« of evaluating biological significance. Nature Reviews Neuroscience, 11, 773–783.
Piaget, J. (1976). Die Äquilibration der kognitiven Strukturen. Stuttgart: Klett.
Porges, S.W. (2010). Die Polyvagal-Theorie. Neurophysiologische Grundlagen der Therapie. Paderborn: Junfermann.
Reusch, Y., & Valente, M. (2015). Störungsspezifische Schematherapie: Anwendungen im stationären Setting. Weinheim: Beltz.
Roediger, E., & Valente, M. (2025). Schematherapie: Kontextuell – prozessbasiert – interpersonal. 4., überarbeitete und erweiterte Auflage. Stuttgart: Schattauer.
Roy, M., Shohamy, D., Wager, T.D. (2012). Ventromedial prefrontal- subcortical systems and the generation of affective meaning. Trends in Cognitive Sciences, 16, 147–156.
Sachse, R. (2008). Klärungsorientierte Schemabearbeitung. Dysfunktionale Schemata effektivverändern. Göttingen: Hogrefe.
Sahdra, B.K., Ciarrochi, J., Fraser, M.I. et al. (2023). The Compassion Balance: Understanding the Interrelation of Self- and Other-Compassion for Optimal Well-being. Mindfulness 14, 1997–2013.

Scheffer, M., Carpenter, S.R., Lenton, T.M. et al. (2012). Anticipating critical transitions. Science, 338(6105), 344–348.
Scherer, K.R. (2001). Appraisal Considered as a Process of Multilevel Sequential Checking. In K. R. Scherer, A. Schorr, & T. Johnstone (Eds.). Appraisal Processes in Emotion: Theory, Methods, Research (pp. 92–120), Oxford University Press.
Schneider, S., & Margraf, J. (1998). Agoraphobie und Panikstörung. Göttingen: Hogrefe.
Schumacher, M. (2018). »Netzwerkanalyse«. In forTEXT. Literatur digital erforschen. (https://fortext.net/routinen/methoden/netzwerkanalyse, Zugriff am 30.03.2025).
Seligman, M.E. (2011). Flourish: A Visionary New Understanding of Happiness and Wellbeing. New York: Free Press Diagnosis and Mental Health Treatment. Oakland, CA: New Harbinger. 225–251.
Sezer, I., Pizzagalli, D.A., Sacchet, M.D. (2022). Resting-state fMRI functional connectivity and mindfulness in clinical and non-clinical contexts: A review and synthesis. Neurosci Biobehav Rev, 135, 104583.
Sidiropoulos, K. (2023). Intrinsische Bereitschaftsnetzwerke. In Sidiropoulos, K. (Hrsg.) EEG-Neurofeedback bei ADS und ADHS. Springer, Berlin, Heidelberg.
Siegel, E.H., Sands, M.K., Van den Noortgate, W. et al. (2018). Emotion fingerprints or emotion populations? A metaanalytic investigation of autonomic features of emotion categories. Psychol. Bull. 144, 343–393.
Skinner, B.F. (1953). Science and human behavior. Macmillan.
Smith, C.A., & Kirby, L. (2000). Consequences require antecedents: Toward a process model of emotion elicitation. In J. P. Forgas (Ed.), Feeling and Thinking: The role of affect in social cognition (pp. 83–106): Cambridge University Press.
Smith, J.L., Allen, J.W., Haack, C. et al. (2021). The Impact of App-Delivered Mindfulness Meditation on Functional Connectivity and Self-Reported Mindfulness Among Health Profession Trainees. Mindfulness (N Y), 12(1), 92–106.
Stangier, U. (2019). Prozessbasierte KVT. Psychother J, 18, 236–244.
Stangier, U., Clark, D.M., Ehlers, A. (2006). Soziale Phobie. Göttingen: Hogrefe
Stangier, U., Strauß, B., Rief, W. et al. (2024). Prozessbasierter Ansatz in der Psychotherapie. Psychotherapie 69, 15–23.
Stieglitz, R.D., Freyberger, H.J. (2018). Diagnostik von Persönlichkeitsstö- rungen in ICD-10/-11 und DSM-5. Z Psychiatr Psychol Psychother, 66(2), 71–83.
Stucki, C., Grawe, K. (2007). Bedürfnis- und Motivorientierte Beziehungsgestaltung. Psychotherapeut, 52, 16–23.
Svitak, M., Hofmann, S.G. (2022). Prozessbasierte Psychotherapie. Individuelle Störungsdynamiken verstehen und verändern. Göttingen: Hogrefe.
Uddin, L.Q., Yeo, B.T.T., Spreng, R.N. (2019). Towards a Universal Taxonomy of Macro-scale Functional Human Brain Networks. Brain Topogr, 32(6), 926–942.
Uysal, S., & Altuncevahir, I. (2023). Nutrition and Mental Health: Understanding the Connection. Biomedical Journal of Scientific & Technical Research, 54.
Valente, M., Reusch, Y. (2017). Selbstregulation und Impulskontrolle durch Schematherapie aufbauen. Weinheim: Beltz.
Valente, M. (2021). Schematherapie: Ein Leitfaden für die Praxis. Stuttgart: Kohlhammer.
Valente, M., An Voort, I., Mazurczyk, L. et al. (voraussichtlich 2025). Inpatient schema therapy: Results of a multiple baseline case series study.
Wager, T.D., Kang, J., Johnson, T.D., et al. (2015). A Bayesian Model of Category-Specific Emotional Brain Responses. PLOS Computational Biology 11(4), e1004266.
Yeghiazarians, Y., Jneid, H., Tietjens, J.R. et al. (2021). Obstructive sleep apnea and cardiovascular disease: a scientific statement from the American Heart Association. Circulation, 144(3), e56–67.
Young, J.E., Klosko, J.S., Weishaar, M.E. (2005). Schematherapie – ein praxisorientiertes Handbuch. Paderborn: Junfermann.

Sachwortregister

A

ACT   79
– Kognitive Defusion   75
– Prozesse   81
– Sehnsüchte   179
– Selbst-als-Kontext   170
– Werte   175
Annäherungsmotivation   175

B

Basisemotionen   102, 157
– Angst   105
– Ärger   104
– Ekel   105
– Freude   106
– Trauer   106
Behandlung
– Allgemeine Empfehlungen   224
– Modulares Vorgehen   230
– Planung   222
– Single Session Therapy   231
– Sitzungsstruktur   229
– Störungsspezifische Manuale   35
– Struktur   230
– Therapielänge   227
– Transdiagnostisch   36
– Überblick Techniken   240
Beziehungsgestaltung   250
Bezugsrahmentheorie   143
– Beispiel   146
– Forschung   145
– Selbsterfahrungsübung   144
Biopsychosoziales Modell   50

D

Diagnostik
– Anamnese   197
– Fragebögen   198
– Funktionale Analyse   33, 57, 83, 85, 90, 113, 201
– Kategorial   21
– Komorbidität   23
– Komplexe Störung   27
– Lösungsanalyse   215
– Validität ICD/DSM   22, 32
Dynamische Netzwerke
– Erstellung   209
– Fallbeispiel   31, 61, 63, 162, 167, 172, 173, 214
– Netzwerktheorie   25, 220
– Stabilität   217

E

Ernährung   117
Evolutionstheorie
– EEMM   44, 69
– Kontext   69, 75, 248
– Konzepte   68
– Psychotherapieverständnis   69
– Retention   68, 75, 246
– Schemata   138
– Selektion   68, 74, 246
– Variation   68, 74, 233
– Veränderungsprozesse   75, 231
Exposition   208

F

Forschung
– Ergodizität   39
– Ideografisch   40
– Idionomisch   41, 44
– Neurobiologisch   91
– Nomothetisch   37
– Psychologische Flexibilität   78
– Wirksamkeit Psychotherapie   38
Funktionaler Kontextualismus   79, 154

G

Gedankenzwang   166
Grübeln   71, 166
Grundbedürfnisse

- ACT 179
- Bindung, Sicherheit und Autonomie 186
- Biologisch 177
- Dweck 178
- OPD 179

I

Imaginationsübung 208, 216
Impulskontrolle 110
Interaktionsverhalten als Dimension 190

K

Kognitive Umstrukturierung 75

M

Mikro- und Makroebene 83

N

Nach außen gerichtete Emotionen 187
Nach außen orientierte Emotionen 158
Neuronale Netzwerke 96
- Default Mode Network 97
- Executive Control Network 98
- Salience Network 99
- Triple Network Model 100

P

Panksepp 108, 185
Persönlichkeit 130
- Big-Five-Modell 131
- Prozessbasiert 132
- Zweidimensionales Modell 130
Polyvagal-Theorie 109
Predictive Coding 135
Protocol for Syndroms Game 38
Prozess
- Aufmerksamkeits- 100, 151
- Beispiele 56
- Biophysiologisch 116
- Definition 49
- Ebenen 51
- Eigenschaften 54
- Emotional 58, 102, 156
- Handlungs- 183
- Interaktion 65, 250
- Kognitiv 58, 163
- Motivational 107, 175

- Psychologische Dimensionen 52
- Selbst 168
- Soziokulturell 53, 122
- Störungs- 59, 71
- Vearbeitungs- 129
- Veränderungs- 62, 74, 231
Psychologische Flexibilität 78, 81, 192
Psychotherapierichtlinie 15

R

Regelgesteuertes Verhalten 143
Relationales Respondieren 143

S

Schema
- Bilder 139
- Definition 136
- Entstehung 138
- Kontextuelles Verständnis 141
- Selbsterfahrungsübung 141
Schematherapie 137
- Bewältigungsmodi 188
- Innerer Kritiker 171
- Schemaverständnis 137
Schlaf und Erholung 116
Schmerz 119
Selbstmitgefühl 169
Selbstreflexive Emotionen 157, 187
- Neid 157
- Scham 157
- Schuld 157
- Stolz 157
Selbstvertrauen und Selbstwert 169
Situationsbewertungstheorien 90
SORC-Modell 85
- Arbeitsblatt 89, 217
- Erweitert 88
- Interpersonal 66
- Kategorien 57
- Netzwerkdarstellung 211
- Neurobiologisch 96
- O-Variable 73, 129
- Rückkopplungsschleife 87
- Stimulus 125
Sorgen 166
Sportliche Aktivität 118
Störungsdynamik
- Aufmerksamkeit 154
- Emotion 160
- Handlung 189
- Kognition 165
- Körper 116
- Makro-Kontext 123

- Mikro-Kontext 125
- Motivation 181
- Selbst 171
- Verarbeitung 150

Stuhldialog 75, 207, 215

V

Veränderungsdynamik 223
- Aufmerksamkeit 234
- Emotional 235
- Handlung 239
- Kognitiv 236
- Körper 239
- Motivation 238
- Netzwerkanalyse 63
- Prozess und Techniken im Überblick 240
- Selbst 237
- Verarbeitung 233

Veränderungsmediation und -moderation 42

Vermeidungsmotivation 177

W

Wohlbefinden und Entspannung 116